国家卫生健康委员会全科医学规划教材
供全科医生学历继续教育、转岗培训、农村订单定向医学生培养使用

全科医生手册

第3版

主　编　方力争

副主编　姚晨姣　刘力戈

人民卫生出版社
·北　京·

图书在版编目（CIP）数据

全科医生手册 / 方力争主编. —3 版. —北京：
人民卫生出版社，2023.7（2024.3重印）
国家卫生健康委员会全科医学规划教材
ISBN 978-7-117-34200-1

Ⅰ. ①全… Ⅱ. ①方… Ⅲ. ①家庭医学 – 职业培训 –
教材 Ⅳ. ①R499

中国版本图书馆 CIP 数据核字（2022）第 240937 号

人卫智网	www.ipmph.com	医学教育、学术、考试、健康， 购书智慧智能综合服务平台
人卫官网	www.pmph.com	人卫官方资讯发布平台

全科医生手册
Quanke Yisheng Shouce
第 3 版

主　　编：方力争
出版发行：人民卫生出版社（中继线 010-59780011）
地　　址：北京市朝阳区潘家园南里 19 号
邮　　编：100021
E - mail：pmph @ pmph.com
购书热线：010-59787592　010-59787584　010-65264830
印　　刷：三河市宏达印刷有限公司
经　　销：新华书店
开　　本：710×1000　1/16　印张：28.5
字　　数：624 千字
版　　次：2012 年 4 月第 1 版　　2023 年 7 月第 3 版
印　　次：2024 年 3 月第 2 次印刷
标准书号：ISBN 978-7-117-34200-1
定　　价：79.00 元
打击盗版举报电话：010-59787491　E-mail：WQ @ pmph.com
质量问题联系电话：010-59787234　E-mail：zhiliang @ pmph.com
数字融合服务电话：4001118166　E-mail：zengzhi @ pmph.com

出版说明

为了贯彻落实党的二十大精神，充分发挥教育、科技、人才在全面建设社会主义现代化国家中的基础性、战略性支撑作用，全面推进健康中国建设，加快全科医学人才培养，健全公共卫生体系，加强重大疫情防控救治体系和应急能力建设，加强重大慢性病健康管理，提高基层防病治病和健康管理能力，在对上版教材深入调研和充分论证的基础上，人民卫生出版社组织全国相关领域专家对"全科医学规划教材"进行第三轮修订。

本轮教材的修订和编写特点如下：

1. 旨在为基层培养具有高尚职业道德和良好专业素质，掌握专业知识和技能，能独立开展工作，以人为中心、以维护和促进健康为目标，向个人、家庭与社区居民提供综合性、协调性、连续性的基本医疗卫生服务的合格全科医生。

2. 由国内全科医学领域一线专家编写，编写过程紧紧围绕全科医生培养目标；注重教材编写的"三基""五性""三特定"原则；注重整套教材的整体优化与互补。

3. 为积极应对人口老龄化的国家战略，结合全科医学发展、全科医生能力培养、重大传染病防控等方面的需求，本次修订新增2种教材（社区卫生服务管理、全科老年病临床实践），共计11种教材。

4. 充分发挥富媒体优势，配备电子书，通过随文二维码形式与纸质内容紧密结合，满足全科医生移动阅读的需求；同时，开发中国医学教育题库子题库——全科医学题库，满足当前全科医生多种途径培养和考核的需求。

5. 可供全科医生学历继续教育、转岗培训、农村订单定向医学生培养等各类全科医生培训使用。

本轮教材修订是在全面实施科教兴国战略、人才强国战略，培养和建设一支满足人民群众健康需求和适应新时代医疗要求的全科医生队伍的背景下组织编写的，力求编写出符合医学教育规律、服务医学教育改革与发展、满足基层工作需要的优秀教材，希望全国广大全科医生在使用过程中提供宝贵意见。

融合教材使用说明

■ 本套教材以融合教材形式出版，即融合纸书内容与数字服务的教材，读者阅读纸书的同时可以通过扫描书中二维码阅读电子书。

如何激活电子书?

第①步：刮开二维码涂层

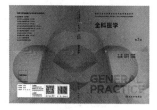

1. 找到图书封底的"蓝色二维码"
2. 刮开带有涂层的二维码

第②步：微信扫一扫，点击"立即领取"

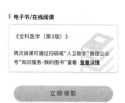

1. 微信"扫一扫"扫描二维码
2. 在新页面点击"立即领取"

第③步：授权并登录

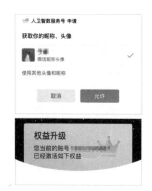

1. 根据页面提示，选择"允许"，允许人卫智数服务号获取相应信息
2. 在新页面点击"微信用户一键登录"
3. 新用户需要输入手机号、验证码进行手机号绑定

第④步：点击"查看"开始阅读

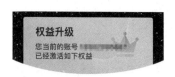

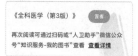

1. 点击"查看"即可阅读电子书
2. 再次阅读电子书可通过"人卫助手"微信公众号、微信小程序、App，在"我的图书"查看

主编简介

方力争　　主任医师，硕士研究生导师，浙江大学医学院全科医学科学术带头人，浙江大学全科学位点负责人。中华医学会全科医学分会副主任委员，中国医师协会全科医师分会副会长，浙江省医学会全科医学分会主任委员，中国医师协会毕业后医学教育专家委员会委员，中国医师协会全科医生教育培训专家委员会副主任委员，《中国毕业后医学教育》常务编委，《中华全科医学》《中华全科医师》《中国全科医学》《全科医学临床与教育》《英国家庭医学》等多个期刊编委。

主编及副主编6部国家卫生健康委员会全科医学规划教材，近5年来连续4次主持省医药卫生重点科研项目，发表SCI及核心期刊论文60余篇。荣获浙江省教学成果奖一等奖、浙江省科学技术进步奖二等奖、浙江省医药卫生科技奖二等奖、浙江大学医学院教学成果奖一等奖、浙江大学教学成果奖一等奖、中国医师协会"住院医心中的好老师"称号等荣誉。

副主编简介

刘力戈　　　主任医师，教授，博士研究生导师，首都医科大学附属北京朝阳医院党委常委、副院长。曾任首都医科大学附属北京友谊医院教育处处长、医务处处长，北京儿童医院副院长等职务。现任中国医师协会全科医师分会副会长，北京医学会全科医学分会副主任委员，中华医学会全科医学分会委员，北京市住院医师规范化培训专业委员会全科医学专业副主任委员。

培养全科医学专业硕/博士研究生10余名。一直以来以课题研究为支撑，积极探索全科医学人才培养模式和培训基地精细化管理。倡导医联体"专加全"联合创新服务。近五年发表论文20余篇。

姚晨姣　　　主任医师，教授，博士研究生导师。中南大学湘雅三医院毕业后医学教育办公室主任、全科专业基地主任。任中华医学会全科医学分会委员兼信息管理学组副组长，中国医师协会全科医师分会常务委员，中国医师协会毕业后医学教育专业委员会委员，吴阶平基金会模拟医学部副主任委员，海峡两岸医药卫生交流协会全科医学专业委员会常务委员，湖南省医师协会全科医师分会会长，湖南省医学会全科医学分会副主任委员，全科医学家庭健康智慧管理湖南省工程研究中心主任。湖南省高层次卫生人才全科医学学科带头人。美国俄亥俄州立大学、耶鲁大学、英国皇家全科医学院高级访问学者。

发表SCI和国家核心期刊论文60余篇，主持科研课题27项，获省级科学技术进步奖二等奖1项、三等奖2项，获评中国医师协会"百名住院医师心中好老师"。

前　言

　　健康的维护，有赖于良好健全的医疗体系，而良好健全的医疗体系则需要不同层面的医疗机构来共同维系。在这中间，全科医生作为健康的"守门人"，向个人、家庭与社区提供连续、综合、便捷的基本医疗服务，对社区常见的健康问题及时作出正确的诊断并给予适当处理，从而有效地减轻患者的痛苦，恢复和维护大众健康，让有限的医疗资源得到充分的运用。

　　本书主要介绍了社区常见的健康问题和疾病的基本特征、问诊要点、诊疗路径、处理原则，以及转诊注意事项，还介绍了临床急救技术、妇幼保健、肿瘤筛查等诊疗技术、相关医学数据和药物等。本书图文并茂，可操作性和实用性强，是"3+2"助理全科医生、转岗全科医生和基层社区医生必备的工具书。

　　在编写过程中，相关专家对本书的编写给予了大力支持和关注，他们是：齐齐哈尔医学院附属第三医院孙文才、闫忠伟、林秀英，首都医科大学附属北京友谊医院沈絮华，对此我们表示衷心的感谢！在此也向所有参加编写的各位编委同仁表示真挚的谢意！

方力争

2023 年 3 月

目　录

第一章 全科医学和全科医生

一、全科医学的定义

全科医学是一个面向社区与家庭，整合临床医学、预防医学、康复医学以及人文社会学科相关内容于一体的综合性医学专业学科；是以人为中心、以维护和促进健康为目标，向个人、家庭为与社区提供连续、综合、便捷的基本卫生服务的新型医学的学科。其范围涵盖了各种年龄、性别、各个器官系统以及各类疾病。

二、全科医学的基本原则

1. 注重个人，提供以健康为目标等人性化等服务。
2. 综合性服务。
3. 连续性服务。
4. 协调性服务。
5. 可及性服务。

三、全科医疗与专科医疗的区别（表1-0-1）

表1-0-1 全科医疗与专科医疗的区别

区别点	全科医疗	专科医疗
就医	大多数就医活动是由患者寻求的	大多数就医活动是由医生安排的
责任范围	医生为患者协调医疗保健的所有方面（预防、诊断、治疗和康复）	医生的责任仅限于患者医疗保健的某些方面（以诊断治疗为主）
预防	有机会做一级、二级、三级预防	有机会做二级、三级预防
治疗	治疗计划通常与患者一起制订	通常仅由医生作出治疗决定
医患关系	医患关系可以延伸许多年，涉及不同类型的疾病	医患关系通常仅限于一定类型疾病的一段时期
了解程度	患者及其家庭可能很了解医生	患者及其家庭很少了解医生
心身疾病	心身疾患很多	心身疾患较少
疾病种类	大多数疾病是自限性的	许多疾病有潜在的严重后果
	许多疾病处于早期未分化阶段，时间可作为诊断工具	疾病处于进展阶段，已高度分化
检查	为了最初的筛查，大多数做简单的无创性试验	为了明确诊断，需做更多昂贵的有创性检查
循证	研究较少，有逐渐增多的趋势	已做大量的研究

四、全科医疗的基本特征

1. 全科医疗是以第一线的、以社区中全体居民为对象的最基本的初级医疗保健服务。

2. 全科医疗是以门诊服务为主体的初级卫生保健服务。

3. 全科医疗服务体现全科医学关于以人为中心，以健康为目标，提供综合性、持续性、协调性、可及性、人性化和个体化的医疗服务原则。

4. 全科医疗以家庭为单位。

5. 全科医疗立足于社区，以社区为服务范围。

6. 全科医疗以生物-心理-社会医学模式为基础。

7. 全科医疗采用以预防为导向的服务模式。

8. 全科医疗采用团队合作的方式。

9. 全科医疗强调医患关系的重要性。

10. 全科医疗要求医生做患者及其家庭的朋友。

五、全科医生的定义

全科医生是全科医疗的主要协调者和执行者，他们所受的训练和经验使其能从事内、外、儿科等相对广泛领域的服务。对于社区居民，不论其性别、年龄或所发生的躯体、心理及社会方面问题的类型，均能以其独特的态度和技能，为个人及家庭提供连续性和综合性的医疗保健服务。

六、全科医生与专科医生的区别（表1-0-2）

表1-0-2 全科医生与专科医生的区别

区别点	全科医生	其他专科医生
训练范围	同时接受立足社区的全科医学专门训练	接受以医院为导向的病房教学训练
医学模式	采纳以生物-心理-社会医学模式为基础	趋于以生物医学模式为基础
诊疗模式	采用以患者为中心的服务模式	采用以疾病为中心的诊疗模式
宗旨	注重于人、伦理、生命的质量和患者的需要	注重于病、病理、诊断和治疗
服务对象	不仅为就诊的患者服务，也为未就诊的患者或健康的人服务	只为就诊患者服务
	主动为社区全体居民服务	在医院门诊等待患者
	提供个体化、人性化的服务	提供机械的、以疾病为中心的服务
治疗重点	注重于预防、治疗、保健、康复健康教育计划生育等一体化服务，为健康的全过程负责	注重疾病的治疗，只对医疗的某些方面、过程负责

区别点	全科医生	其他专科医生
治疗重点	提供连续的、整体性的服务	仅提供片段的、暂时的专科化服务
	个人、家庭、社区兼顾	只为个人服务
医患关系	医患关系密切	医患关系疏远
疾病类型	以处理早期未分化的问题为主	以处理高度分化的疾病为主
医学人文	善于处理心理、社会方面的问题	不善于处理心理、社会方面的问题
治疗手段	以物理学检查为主，以满足患者的需要为目标，以维护患者的最佳利益为准则	依赖高级的仪器设备，以诊断和治疗疾病为目标，注重个人的研究兴趣

七、全科医生应具备的能力

1. 处理常见疾病与病患的能力。

2. 处理个人问题方面的能力。

3. 处理家庭问题方面的能力。

4. 处理社区工作方面的能力。

5. 处理社会与伦理学方面的能力。

6. 自我与事业发展方面。

八、全科医生的应诊特点

（一）全科医生在应诊中的4项主要任务

1. 确认并处理现患问题。

2. 管理连续性问题。

3. 适时提供预防性照顾。

4. 改善患者的就医、遵医行为。

（二）以患者为中心的接诊模式（LEARN模式）

1. L（listen）——倾听 以开放式的问句形式询问病史，让患者表达疾病发生的始末，收集语言表达以外的信息，更利于发现症状背后的问题所在。

2. E（explain）——解释 遵循生物—心理—社会医学模式，用平易、通俗的用语，向患者解释说明疾病可能的诊断及病因。

3. A（acknowledge）——容许 医生解释病情后，应询问患者有无疑问，以了解彼此对病情的看法是否存在差异；当双方的看法有不同时，根据具体情况，选择尊重患者想法或消除认知误差。

4. R（recommend）——建议 医生应兼顾患者的主观看法及疾病医疗的合理性，提出具体的检查及治疗计划并详细告知患者。

5. N（negotiate）——协商 最后需询问患者对医生建议的检查及治疗计划有无疑问，让患者充分理解并接受疾病的诊疗过程。

（方力争）

第二章 预防保健与肿瘤筛查

第一节 围产期保健

围产期保健，即围生育期保健，是指一次妊娠从妊娠前、妊娠期、分娩期、产褥期（哺乳期）到新生儿期为孕母和胎婴儿的健康所进行的一系列保健措施。产前常规检查要求至少7次，时间分别是：妊娠6~13^{+6}周、14~19^{+6}周、20~24周、24~28周、30~32周、33~36周、37~41周。孕晚期及有高危因素者，酌情增加次数。

一、各孕周健康教育及指导的具体内容（表2-1-1）

表2-1-1 各孕周健康教育及指导的具体内容

孕周	健康教育及指导
6~13^{+6}周	1. 流产的认识和预防
	2. 营养和生活方式的指导
	3. 继续补充叶酸0.4~0.8mg/d至孕3个月
	4. 避免接触有毒有害物质，避免密切接触宠物
	5. 慎用药物和疫苗
	6. 改变不良的生活习惯；避免高强度、高噪声环境和家庭暴力
	7. 保持心理健康
14~19^{+6}周	1. 妊娠生理知识
	2. 孕中期胎儿染色体非整倍体筛查的意义
	3. 血红蛋白<105g/L，血清铁蛋白<12μg/L，补充元素铁60~100mg/d
	4. 开始补充钙剂，600mg/d
20~24周	1. 早产的认识与预防
	2. 营养和生活方式的指导
	3. 胎儿系统B型超声筛查的意义
24~28周	妊娠期糖尿病筛查的意义
30~32周	1. 开始注意胎动
	2. 母乳喂养指导
	3. 新生儿护理指导
	4. 分娩方式指导

孕周	健康教育及指导
33~36周	1. 分娩前生活方式的指导
	2. 分娩相关知识（临产的症状、分娩方式指导、分娩镇痛）
	3. 新生儿疾病筛查
	4. 抑郁症的预防
37~41周	1. 新生儿免疫接种指导
	2. 产褥期指导
	3. 胎儿宫内情况的监护
	4. 妊娠≥41周，住院并引产

二、各孕周的常规保健内容

（一）各孕周的常规保健内容（表2-1-2）

表2-1-2　各孕周常规保健内容

孕周	常规保健
6~13^{+6}周	1. 建立孕期保健手册
	2. 仔细询问月经情况，确定孕周，推算预产期
	3. 评估孕期高危因素。孕产史，本人及配偶家族史和遗传病史。有无妊娠合并症，本次妊娠有无阴道出血，有无可能的致畸因素
	4. 体格检查。包括测量血压、体质量（身高、体重），计算体重指数（BMI）；常规妇科检查（孕前3个月未做者）；胎心率测定（采用多普勒听诊，妊娠12周左右）
14~19^{+6}周	1. 分析首次产前检查的结果
	2. 询问阴道出血、饮食、运动情况
	3. 体格检查，包括血压、体质量（身高、体重），评估孕妇体质量增长是否合理；宫底高度和腹围，评估胎儿体质量增长是否合理；胎心率测定
20~24周	1. 询问胎动、阴道出血、饮食、运动情况
	2. 体格检查，同妊娠14~19^{+6}周产前检查
24~28周	1. 询问胎动、阴道出血、宫缩、饮食、运动情况
	2. 体格检查，同妊娠14~19^{+6}周产前检查
30~32周	1. 询问胎动、阴道出血、宫缩、饮食、运动情况
	2. 体格检查，同妊娠14~19^{+6}周产前检查
	3. 胎位检查
33~36周	1. 询问胎动、阴道出血、宫缩、皮肤瘙痒、饮食、运动
	2. 分娩前准备情况
	3. 体格检查，同妊娠30~32周产前检查

孕周	常规保健
37~41周	1. 询问胎动、宫缩、见红等 2. 体格检查，同妊娠30~32周产前检查 3. 行宫颈检查及宫颈成熟度评分（Bishop评分）

（二）各孕周必查项目（表2-1-3）

表2-1-3　各孕周必查项目

孕周	必查项目
6~13⁺⁶周	血常规、尿常规、血型（ABO和Rh）、肝功能、肾功能、空腹血糖、乙型肝炎（HBsAg）、梅毒螺旋体、人类免疫缺陷病毒（HIV）筛查、心电图等（注：孕前6个月已查的项目，可以不重复检查）
14~27⁺⁶周	孕中期非整倍体母体血清学筛查（妊娠14~27⁺⁶周）
20~24周	1. 胎儿系统超声筛查（妊娠18~24周），筛查胎儿的严重畸形 2. 血常规、尿常规
24~28周	1. 妊娠糖尿病筛查 2. 血常规、尿常规
30~32周	1. 血常规、尿常规 2. 超声检查：胎儿生长发育情况、羊水量、胎位、胎盘位置
33~36周	血常规、尿常规
37~41周	1. 超声检查：评估胎儿大小、羊水量、胎盘成熟度、胎位和脐动脉收缩期峰值和舒张末期流速之比等 2. 血常规、尿常规 3. 无刺激胎心监测检查（每周1次）

（三）孕期不推荐常规检查的内容

1. 骨盆外测量。

2. 弓形虫、巨细胞病毒和单纯疱疹病毒血清学筛查。

3. 细菌性阴道病筛查。

4. 宫颈阴道分泌物检测及超声宫颈评估检查。

5. 甲状腺功能筛查。

6. 结核病筛查。

7. 妊娠期不宜进行常规细菌性阴道病（bacteria vaginosis，BV）筛查。但BV与早产发生有关，早产高危孕妇可筛查BV。

第二节　健康儿童和青少年保健

一、儿童和青少年各年龄分期与特点

（一）儿童和青少年各年龄分期与特点（表2-2-1）

表2-2-1　儿童和青少年年龄分期与特点

年龄分期	时间	特点
胎儿期	从受精卵形成到小儿出生为止，共40周（280日）	1. 胎儿依赖母体生存 2. 孕妇健康直接影响胎儿的存活与生长发育 3. 最初12周易受外界因素影响而出现夭折或先天畸形、遗传性疾病
围生期	胎龄≥28周至出生后7日内	此期发病率与死亡率最高
新生儿期	从胎儿娩出断脐时起到刚满28日	1. 开始独立生存 2. 适应环境能力差 3. 发病率及死亡率仍高
婴儿期	生后第1年内（包括新生儿期）	1. 生长发育最快 2. 消化紊乱与营养紊乱性疾病多见 3. 免疫功能未发育成熟，感染性疾病多见
幼儿期	1~3岁	1. 体格生长速度逐渐减慢 2. 智能发育较快，语言、思维、理解与表达能力加速发育，能自由活动 3. 饮食由乳类向成人饮食过渡 4. 意外事故多
学龄前期	3岁后至入学前6~7岁	1. 体格生长较为缓慢，但稳步增长 2. 性格形成关键时期 3. 意外事故多见，其他疾病减少
学龄期	入学后（6~7岁）至11~12岁	1. 各器官已接近成人（生殖器官除外） 2. 学习重要时期 3. 心理、行为问题增多，其他疾病发病率较低
青春期	第二性征出现到生殖系统基本发育成熟、身高停止增长（女孩11~18岁；男孩13~20岁）	1. 身高增长显著加速，出现第二次高峰 2. 第二性征及生殖系统逐渐成熟，性别差异明显 3. 易出现心理、生理、行为问题及神经-内分泌紊乱疾病

（二）儿童和青少年各年龄期的保健与管理

1. 儿童和青少年各年龄期保健与管理内容（表2-2-2）

表2-2-2 儿童和青少年各年龄期保健与管理内容

各年龄期	保健与管理内容
胎儿期及围生期	1. 预防遗传性疾病与先天性畸形 2. 保证充足营养 3. 给予良好的生活环境 4. 避免妊娠期合并症，预防流产、早产、异常分娩的发生 5. 预防感染 6. 加强对高危新生儿的监护
新生儿期	1. 出生时的保健 2. 新生儿日常生活保健
婴儿期	1. 合理喂养、促进感知觉发育 2. 生长监测、定期健康检查 3. 体格锻炼、预防接种、预防常见病
幼儿期	1. 合理安排膳食 2. 早期教育及培养良好的生活习惯 3. 定期健康检查 4. 预防接种、防治常见病 5. 预防意外事故
学龄前期	1. 合理膳食 2. 学前教育 3. 合理安排日常活动 4. 定期健康检查及预防接种 5. 预防疾病及意外事故
学龄期	1. 培养良好卫生习惯及正确姿势 2. 预防近视眼及体育锻炼 3. 健康检查 4. 预防疾病及意外事故
青春期	1. 加强营养及体育锻炼 2. 卫生保健、生理卫生教育 3. 预防疾病及意外事故

2. 儿童和青少年各年龄期预防接种程序（表2-2-3）

表2-2-3 儿童和青少年各年龄期预防接种程序表

年龄段	接种疫苗
出生时	卡介苗、乙肝疫苗
1月龄	乙肝疫苗
2月龄	脊髓灰质炎三价混合疫苗
3月龄	脊髓灰质炎三价混合疫苗、百白破混合制剂
4月龄	脊髓灰质炎三价混合疫苗、百白破混合制剂
5月龄	百白破混合制剂
6月龄	乙肝疫苗
8月龄	麻疹疫苗
1.5~2.0岁	百白破混合制剂复种
4岁	脊髓灰质炎三价混合疫苗复种
6岁	麻疹疫苗复种、百白破混合制剂复种

二、健康儿童的生长发育

（一）健康儿童生长发育规律

健康儿童的正常生长发育可以用如下歌谣的方式记忆：

1. 小儿动作发育规律歌　二抬四翻六会坐，七滚八爬周会走。
2. 小儿神经发育规律歌　一哭三笑四认母，七抓八语周逗人。
3. 小儿语言发育规律歌　一哭三笑三发声，四咿五呀六爸妈，七八模仿九会意，一岁娃娃会说话。

（二）健康儿童体格生长发育常用指标

1. 体重（weight，W）（表2-2-4）

表2-2-4 正常儿童体重估计公式

年龄段	体重/kg
0~6月龄	W=出生体重+月龄×0.7
7~12月龄	W=6+月龄×0.25
2岁	W=12
2~12岁	W=年龄（岁）×2+8

2. 身高（height，H）（表2-2-5）

表2-2-5 正常儿童身高估计公式

年龄段	身高 /cm
足月新生儿	H=50
≤6月龄	H=50+月龄 ×2.5
>6月龄	H=65+（月龄 –6）×1.5
12月龄	H=75
2~12岁	H=年龄（岁）×7+75

3. 头围

（1）测量方法：经眉弓上方、枕骨结节左右对称绕头一周。

（2）新生儿初生时头围约34cm，出生后的前3个月和后9个月头围均增长6cm，1岁时约46cm，2岁时约48cm，5岁时约50cm，15岁接近成人，54~58cm。

4. 胸围

（1）初生时胸围约32cm。

（2）1岁时与头围相等约46cm。

（3）1岁以后胸围超过头围，大小约为（头围+年龄 –1）cm。

5. 上臂围 1岁以内增长迅速，1~5岁增长1~2cm。上臂围可初步反映小儿营养状况（表2-2-6）。

表2-2-6 上臂围测量筛查与营养状况关系（5岁以下小儿）

左上臂围长度 /cm	营养状态
>13.5	良好
12.5~13.5	中等
<12.5	不良

（三）健康儿童其他系统生长发育指标

1. 头颅骨的发育

（1）前囟大小以两个对边中点连线的长短表示，在出生时1.5~2.0cm，6个月后逐渐骨化变小，最迟于2岁闭合。

（2）后囟出生时很小或已闭合，最迟于生后6~8周闭合。

2. 脊柱的发育

（1）3月龄抬头时出现颈椎前凸（第一个生理弯曲）。

（2）6月龄会坐时出现胸椎后凸（第二个生理弯曲）。

（3）1岁会行走时出现腰椎前凸（第三个生理弯曲）。

（4）6~7岁时韧带发育后这些弯曲才固定下来。

3. 牙齿发育

（1）乳牙总数20个，恒牙28~32个。

（2）乳牙多于4~10月龄萌出，若13月龄未出为异常。

（3）3岁前出齐，2岁以内乳牙的数目为月龄减4~6。

（4）恒牙6岁萌出，6~12岁以恒牙代换乳牙。

（5）12岁出第二磨牙，18岁出第三磨牙，20~30岁出齐。

4. 儿童血压　收缩压（mmHg）=80+（年龄×2），舒张压是收缩压的2/3。

（四）婴儿营养与喂养

1. 婴儿营养

（1）婴儿能量需要量：1岁内婴儿需要量为110kcal/（kg·d），各营养物质需要量见表2-2-7。

表2-2-7　婴儿营养物质的需要量

营养物质	生长各时期需要能量
蛋白质	1.5~3.0g/（kg·d）
脂肪	4~6g/（kg·d）
碳水化合物	10~15g/（kg·d）
水	150ml/（kg·d）

（2）婴儿能量消耗：包括基础代谢、食物特殊动力代谢作用、活动所需、生长发育、排泄消耗。

2. 婴儿的母乳喂养

（1）母乳喂养优于人工喂养，尤适用于6月龄以下的婴儿。

（2）母乳喂养时间：产后15分钟至2小时内开奶。据婴幼儿睡眠规律，可每2~3小时喂1次，逐渐延长3~4小时1次，夜间逐渐停1次。每次哺乳15~20分钟。

（3）婴儿4~6月龄可添加辅助食品做断奶准备，12月龄时可完全断奶，最迟延长至1.5~2.0岁。

3. 婴儿的人工喂养

（1）婴儿配方奶粉配制：标准一平勺配方奶粉（4.4g）加温开水30ml，或标准一平勺配方奶粉（8.8g）加温开水60ml，冲调成乳汁。

（2）奶量计算法：婴儿每日能量需要量为110kcal/kg，每日水需要量为150ml/kg。婴儿配方奶粉1g供能5kcal（1kcal=4.184kJ），含8%糖的全牛奶1g供能100kcal。根据年龄的能量需要量计算出每日总需要量。

（3）过渡期食物添加原则：由少到多，由软到硬，由细到粗，由一种到多种，见表2-2-8。

表2-2-8　婴儿辅食添加时间及食物种类

小儿年龄	添加食物种类
1~3月龄	汁状食物：水果汁、青菜汤、鱼肝油、钙剂
4~6月龄	泥状食物：米汤、米糊、稀粥、蛋黄、鱼泥、菜泥、果泥
7~9月龄	末状食物：粥、烂面、蛋、鱼、肉末、豆腐、馒头、面包片
10~12月龄	碎状食物：粥、软饭、豆制品、碎菜、碎肉、水果

（五）儿童营养状况评估

通过如下4方面内容综合评估：

1. 临床表现　如头发改变（稀、黄），皮肤改变（菲薄、晦暗）等。

2. 体格发育　评价见小儿生长发育。

3. 膳食调查　可通过膳食调查方法或膳食评价法初步了解营养素提供情况。

4. 实验室检查　通过实验方法测定小儿体液或排泄物中各种营养素及其代谢产物或其他有关的化学成分，进一步了解营养素的吸收利用，以及机体对某些营养素的贮存、缺乏水平。

第三节　成人健康保健

成人免疫接种

疫苗是一种生物制剂，接种后可使机体产生针对疫苗相关疾病的免疫力，疫苗接种是预防传染病感染及其并发症的最有效手段。我国常见疫苗的使用情况见表2-3-1。

表2-3-1 常见疫苗的使用及接种禁忌

疫苗名称	预防疾病	接种剂次数	接种年龄/对象	接种部位	接种途径	接种剂量/剂次	接种禁忌及注意事项	不良反应	备注
新型冠状病毒灭活疫苗（Vero细胞）	新型冠状病毒感染所致的疾病	2剂（间隔2~4周）	3岁以上人群	上臂三角肌	肌内注射	0.5ml	已知对疫苗任何成分过敏者，既往发生过疫苗严重过敏反应者；正在发热，急性疾病及慢性疾病急性发作者；患有未控制的癫痫和其他严重神经系统疾病；妊娠期妇女	接种部位疼痛、肿胀；全身反应可出现无力，发热，肌痛，腹泻，恶心，头痛，咳嗽，流涕	—
流感病毒裂解疫苗	流行性感冒	1剂/年	3岁以上人群	上臂三角肌	皮下或肌内注射	0.5ml	发热，患急性疾病、慢性疾病的急性发作及感冒者；有吉兰-巴雷综合征病史者；对鸡蛋过敏者或有其他过敏史者；妊娠期妇女	接种部位红、肿、痛、触痛、过敏反应；肌痛、关节痛、头痛、发热、皮疹	—
重组乙型肝炎疫苗（酵母）	乙型肝炎	3剂（成人接种程序为0,1,6个月，每次20μg）；60μg/1ml，接种1或2剂次	18岁以上成人	上臂三角肌	肌内注射	10μg/0.5ml、20μg/1ml、60μg/1ml	发热，急性或慢性严重疾病患者；对疫苗任何成分过敏者；以往接种重组乙型肝炎疫苗后出现过敏症状者	接种部位疼痛、红肿或中、低度发热，一般无须特殊处理，可自行缓解，必要时可对症治疗	60μg/1ml接种第2剂时至少同隔4周

疫苗名称	预防疾病	接种剂次数	接种年龄/对象	接种部位	接种途径	接种剂量/剂次	接种禁忌及注意事项	不良反应	备注
23价肺炎球菌多糖疫苗	23种最常见血清型引起的肺炎球菌感染性疾病	1剂	2岁以上高危人群	上臂三角肌	肌内或皮下注射	0.5ml	对任何疫苗成分过敏者；除接种对象项目中所列适用者外，均禁止接种本品	接种部位疼痛、红肿、硬结，一般可自行缓解，必要时对症治；少数接种者可出现短暂的全身发热、过敏反应	
二价人乳头状瘤病毒吸附疫苗	HPV16/18型相关宫颈癌	3剂（第0/1/6个月各接种1剂）；9~14岁可接种2剂（第0、6个月各1次）	女性9~45岁	上臂三角肌	肌内注射	0.5ml	对疫苗活性成分或任何辅料成分过敏、中重度疾病集器，严重免疫缺陷病的急性期	接种部位疼痛、充血、肿胀、针刺痛、瘀斑和出血等；最常见全身不良反应有疲劳、发热、胃肠道症状和头痛	
四价人乳头状瘤病毒疫苗（酿酒酵母）	HPV6/11/16/18型相关宫颈癌	3剂（第0、2、6个月各接种1剂）	女性20~45岁 男性20~45岁	上臂三角肌	肌内注射	0.5ml	同二价人乳头状瘤病毒疫苗	同二价人乳头状瘤病毒疫苗	

续表

疫苗名称	预防疾病	接种剂次数	接种年龄/对象	接种部位	接种途径	接种剂量/剂次	接种禁忌及注意事项	不良反应	备注
九价人乳头状瘤病毒疫苗（酿酒酵母）	HPV6/11/16/18/31/33/45/52/58型相关宫颈癌	3剂（第0、2、6个月各接种1剂）	女性9~26岁 男性9~26岁	上臂三角肌	肌内注射	0.5ml	同二价人乳头状瘤病毒疫苗	同二价人乳头状瘤病毒疫苗	
人用狂犬病疫苗（Vero细胞）	狂犬病	2-1-1免疫程序：咬伤者0（当）天（左右上臂各接种1剂），7、21日各1剂；5针免疫程序：咬伤者于0,1,3,7,28日各1剂	所有人群	上臂三角肌/幼儿可在大腿前外侧肌	肌内注射	0.5ml	已知对该疫苗所含任何成分，包括辅料及抗生素过敏者；患急性疾病、严重慢性疾病、慢性疾病急性发作期和发热者；患其他控制的癫痫和其他进行性神经系统疾病者	接种部位红肿、疼痛、发痒、一般不需处理即可自行消退；少数接种者可出现轻度发热、无力、头痛、眩晕、关节痛、肌痛、呕吐、腹痛等，一般不需处理即可消退	
水痘疫苗	水痘	2剂次（成人，至少间隔3个月）	≥1岁人群	上臂外侧三角肌下缘	皮下注射	0.5ml	对疫苗成分过敏；严重疾病患者、发热者；免疫缺陷者；妊娠期妇女	不良反应总发生率较低，注射后偶见低热和轻微皮疹，可自行消失	

疫苗名称	预防疾病	接种剂次数	接种年龄/对象	接种部位/接种途径	接种剂量/剂次	接种禁忌及注意事项	不良反应	备注
吸附无细胞百白破、灭活脊髓灰质炎和b型流感嗜血杆菌（结合）联合疫苗	百日咳、白喉、破伤风、脊髓灰质炎（脊灰）和b型流感嗜血杆菌引起的侵袭性疾病	4剂次（1、2、3剂之间每剂次间隔不少于28天，1~2年后加强免疫1次）	2月龄及以上的人群	上臂外侧三角肌（成人）肌内注射	0.5ml	已知对该疫苗及其所含任何成分过敏者和其他严重不良反应者；患急性疾病、严重慢性疾病、慢性疾病的急性发作期和发热者；患脑病、未控制的癫痫和其他进行性神经系统疾病者；注射百日咳、白喉、破伤风疫苗后发生神经系统反应者	接种部位红斑、肿胀；部分接种者可出现发热、呕吐、腹泻、食欲不振、嗜睡、睡眠障碍等	
麻风腮疫苗（MMR）	麻疹、风疹、流行性腮腺炎	2剂次（成人，第1剂接种后28天及以上接种第2剂）	≥8月龄人群	上臂外侧三角肌下缘皮下注射	0.5ml	过敏体质者；患急性疾病、严重慢性疾病、慢性疾病的急性发作期和发热者；免疫缺陷、免疫功能低下或正在接受免疫抑制剂治疗者；患脑病、未控制的癫痫和其他进行性神经系统疾病者	可出现接种局部短时间疼痛和触痛；少数接种者1~2周内可出现一过性发热反应以及散在皮疹及皮疹，一般可自行缓解，极罕见出现过敏性皮疹、过敏性休克	

续表

疫苗名称	预防疾病	接种剂次数	接种年龄/对象	接种部位	接种途径	接种剂量/剂次	接种禁忌及注意事项	不良反应	备注
乙脑疫苗	流行性乙型脑炎	减毒活疫苗，共2剂次（成人初次免疫接种1针，约1年后加强免疫接种1次）	8月龄以上健康儿童和由非疫区进入疫区的儿童和成人	上臂外侧三角肌下缘	皮下注射	0.5ml	过敏体质；患急性疾病、或其他严重疾病；免疫缺陷或接受免疫抑制治疗；身体不适，腋温超过37.5℃；患脑病、未控制的癫痫和其他神经系统疾病者；妊娠期妇女	接种部位疼痛、触痛，一过性发热，一般1~2日可自行缓解；散在皮疹、过敏性紫癜、过敏性休克	
甲肝疫苗	甲型肝炎	甲肝灭活疫苗，共2剂次（成人按0、6月免疫程序共接种2剂）	≥18月龄人群	上臂三角肌	肌内注射	1.0ml	过敏体质；身体不适，腋温超过37.5℃；患急性传染病或其他严重疾病；免疫缺陷或接受免疫抑制治疗	接种部位疼痛、触痛，呕吐，发热、食欲不振、皮疹、结膜炎	
皮上划痕用鼠疫活疫苗	鼠疫	每年接种1次，遇有疫情，疫区人员在第1次接种后6个月再种1次	用于疫区或经过疫区的2~60岁人群	上臂外侧三角肌处	皮肤划痕接种严禁注射	0.05ml	患严重疾病、免疫缺陷病，及用免疫抑制剂患者；妊娠期或哺乳期妇女	接种后反应轻微，个别患者体温稍有升高，一般可自行消退。少数人划痕处会出现浸润，一般不影响活动	

第四节　肿瘤筛查

一、胃癌筛查

（一）筛查对象

1. 年龄40岁以上，男女不限。

2. 胃癌高发地区人群。

3. 幽门螺杆菌感染者。

4. 既往患有慢性萎缩性胃炎、胃溃疡、胃息肉、手术后残胃、肥厚性胃炎、恶性贫血等胃癌前疾病。

5. 胃癌患者一级亲属。

6. 存在胃癌的其他高危因素（高盐、腌制饮食，吸烟，重度饮酒等）。

（二）筛查方法

1. 血清筛查方法　癌胚抗原（carcinoembryonic antigen，CEA）、糖类抗原19-9（carbohydrate antigen 19-9，CA19-9）、糖类抗原72-4（carbohydrate antigen 72-4，CA72-4）糖类抗原12-5（carbohydrate antigen 12-5，CA12-5）等肿瘤标志物，血清胃蛋白酶原（pepsinogen，PG）检测，促胃液素-17（gastrin-17），血清幽门螺杆菌（HP）抗体检测。

2. 尿素呼吸实验

3. 内镜筛查方法　电子胃镜、磁控胶囊胃镜。

4. 其他筛查方法　蔗糖渗透性测定、尿液游离氨基酸检测。目前我国尚没有一套完善的胃癌筛查策略，结合日本的经验，可依据不同地区胃癌发生率进行筛查。对于低发地区，通过血清幽门螺杆菌抗体和PG联合检测（ABC法）初筛检出高危人群，之后行胃镜诊断性筛查；对于高发地区，40岁以上人群均应行胃镜筛查。

（三）筛查间隔

1. 血清胃蛋白酶原（PG）　血清PG稳定，可每3~5年重复进行检测。

2. 胃镜　萎缩性胃炎和肠化生期胃病患者每2~3年筛查1次，高危人群每6~12个月筛查1次。

（四）筛查流程（图2-4-1）

（五）实践要点

1. 对胃癌高危地区及高危人群有计划地开展社区健康教育活动。

2. 我国近六成胃癌与HP感染有关，重视血清HP抗体和PG联合检测。

3. 胃癌报警症状　上腹不适、上腹肿块、贫血、消化道出血、呕吐、消瘦。

4. 胃癌保护因素　水果和蔬菜、膳食纤维、维生素C、类胡萝卜素、维生素E及微量元素硒。

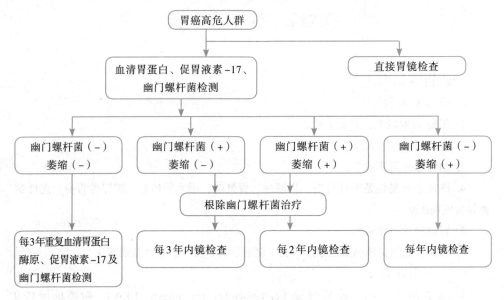

图 2-4-1 早期胃癌筛查流程图

二、大肠癌筛查

（一）筛查对象

1. 一般风险人群　年龄 40~74 岁。

2. 高危人群结直肠癌筛查　有结直肠腺瘤家族史、结直肠癌家族史和炎性肠病者。

（二）筛查方法

1. 常用筛查方法　肛门指检、粪便潜血试验（faecal occult blood test，FOBT）、问卷调查表、纤维结肠镜。

问卷调查表的具体内容：

（1）一级亲属大肠癌病史。

（2）本人肠息肉史。

（3）慢性便秘、慢性腹泻、黏液血便、慢性阑尾炎史。

2. 其他筛查方法　双重对比钡剂灌肠法（double contrast barium enema，DCBE）。

（三）筛查间隔

1. 粪便潜血试验　间隔 1~2 年筛查 1 次，连续 3 次阴性者可延长筛查时间，但不应超过 3 年。

2. 纤维结肠镜　每 3~5 年筛查 1 次。

（四）筛查流程（图 2-4-2、图 2-4-3）

（五）实践要点

1. 对 FAP 和 HNPCC 大肠癌高危人群有计划地开展社区健康教育活动。

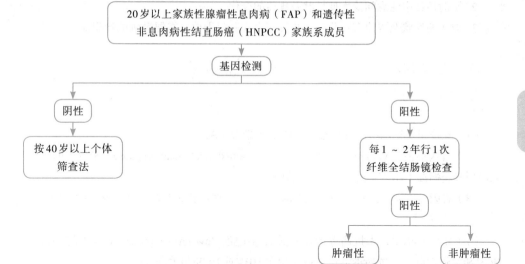

图2-4-2　20岁以上FAP和HNPCC家族系成员大肠癌基因筛查流程图

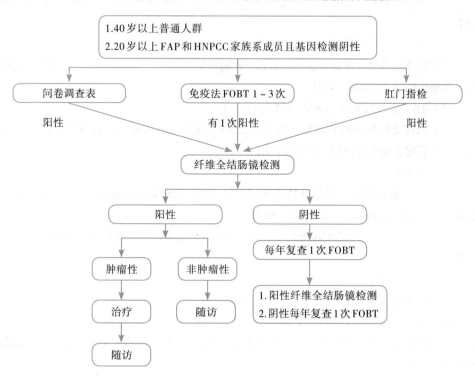

图2-4-3　普通人群大肠癌筛查流程图

2. 平时巡诊中注意问诊大便性状及规律的变化。

3. 对大便性状及规律有变化者，在社区完成肛门指检、粪便潜血试验筛查。

三、肝癌筛查

（一）筛查对象

1. 低危人群

（1）免疫耐受期乙型肝炎病毒（HBV）感染者（AI）。

（2）抗病毒治疗获得持续病毒应答率（sustained virological response，SVR）的HBV或丙型肝炎病毒（HCV）感染相关慢性肝炎。

（3）谷丙转氨酶（alanine transaminase，ALT）、血小板正常的非病毒性肝病（BI）。

2. 中危人群

（1）年龄<40岁，未抗病毒治疗或低病毒血症（low-level viremia，LLV）的HBV或HCV相关慢性肝炎；抗病毒治疗获得SVR的HBV或HCV相关肝硬化（BI）。

（2）ALT正常非病毒性肝硬化或ALT异常慢性非病毒性肝炎。

3. 高危人群

（1）未抗病毒治疗或抗病毒治疗后LLV的HBV或HCV相关肝硬化（AI）。

（2）非病毒性肝硬化患者伴糖尿病或/和一级亲属肝癌家族史（BI）。

（3）男性，年龄>40岁；女性，年龄>50岁未抗病毒治疗HBV/HCV相关慢性肝炎（BI）。

4. 极高危人群

（1）腹部超声检查肝脏结节（1~2cm）或病理学为低度异型增生结节（LGDN）或高度异型增生结节（HGDN）（AI）。

（2）HBV或HCV相关肝硬化结节（<1cm）。

（3）未接受抗病毒药物治疗，治疗后LLV的HBV或HCV相关肝硬化伴糖尿病或一级亲属有肝癌家族史等协同危险因素（BI）。

（二）筛查方法

1. 检查　肝脏超声、腹部计算机体层成像（computed tomography，CT）、腹部磁共振成像（magnetic resonance imaging，MRI）。

2. 血清标志物　血清甲胎蛋白（alpha fetal protein，AFP）、微小RNA（microRNA，miRNA）。

（三）筛查间隔

1. 肝癌低危人群，1年或以上1次常规筛查监测。

2. 肝癌中危人群，1年1次筛查监测。

3. 肝癌高危人群，3个月1次常规监测，6~12个月增强CT或MRI检查1次，以提高早期肝癌诊断率。

（四）肝癌的筛查流程（图2-4-4）

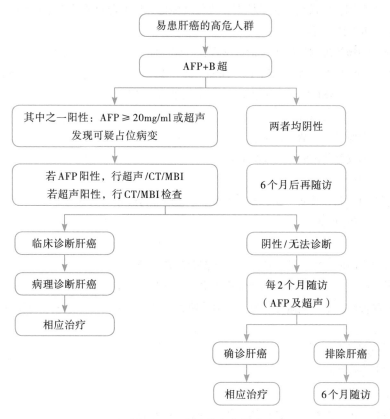

图 2-4-4　肝癌筛查流程图

（五）实践要点

1. 对乙肝病毒感染者和肝炎患者有计划地开展社区健康教育活动。

2. 平时巡诊中注意问诊肝炎病史和饮酒史。

3. 肝炎病毒感染的常规体检筛查。

四、肺癌筛查

（一）筛查对象

年龄≥40岁且具有以下任一危险因素者：

1. 吸烟≥400年支（或20包年），或曾经吸烟≥400年支（或20包年），戒烟时间<15年。

2. 有环境或高危职业暴露史（如石棉、铍、铀、氡等接触者）。

3. 合并慢性阻塞性肺疾病（chronic obstructive pulmonary disease，COPD）、弥漫性肺纤维化或既往有肺结核病史者。

4. 既往罹患恶性肿瘤或有肺癌家族史者，尤其是一级亲属家族史。

（二）筛查方法

1. 痰液检测，包括痰细胞学检查、痰免疫标记、痰聚合酶链反应（polymerase chain reaction，PCR）技术等。

2. 血清肿瘤标志物检测，包括胃泌素释放肽前体（ProGRP）、癌胚抗原（CEA）、细胞角质片段抗原21-1（CYFRA21-1）、鳞癌抗原（SCCAG）、组织多肽抗原（TPA）、神经特异性烯醇化酶（NSE）、肌酸磷酸激酶-BB（CPK-BB）等。

3. 低剂量CT（LDCT）。

4. 分子影像学，如纳米技术。

5. 弥散加权磁共振成像（DW-MRI）。

（三）筛查间隔

低剂量CT：每年检查一次，至少持续3年（最佳持续年限尚不清楚）。

（四）肺癌的筛查流程（图2-4-5）

（五）实践要点

1. 对肺癌高危人群有计划地开展社区健康教育活动。

2. 平时巡诊中注意问诊长期肺部疾病史、工种和吸烟史。

3. 肺癌警惕症状　刺激性咳嗽、痰血或咯血、气短或喘鸣、发热和体重下降等。

五、乳腺癌筛查

（一）筛查对象

1. 45~70岁女性。

2. 年龄>70岁女性，身体健康、预期寿命>10年且有意愿。

3. 乳腺癌高危人群筛查初始年龄可提前至35岁，见表2-4-1。

表2-4-1　乳腺癌高危人群

序号	高危因素
1	未育或≥35岁初产
2	月经初潮≤12岁或行经≥42年
3	一级亲属在50岁前患乳腺癌
4	两个以上一级亲属或二级亲属在50岁后患乳腺癌
5	乳腺X线间质类型Ⅱb、Ⅲc、Ⅳc*
6	对侧乳腺癌史或活检证实重度非典型增生或乳管内乳头状瘤
7	胸部放射治疗史（≥10年）
8	至少1位一级亲属携带已知BRCA1/2基因致病性遗传突变
9	自身携带有乳腺癌致病性遗传突变

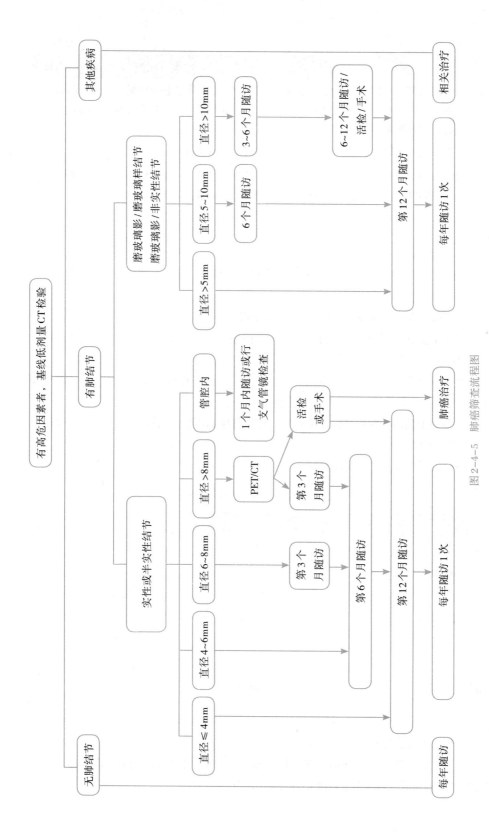

图 2-4-5　肺癌筛查流程图

序号	高危因素
10	一级亲属中有遗传性肿瘤综合征［如遗传性乳腺及卵巢综合征、考登（Cowden）综合征、利-弗劳梅尼（Li-Fraumeni）综合征、波伊茨-耶格（Peutz-jeghers）综合征和林奇综合征等］
11	曾患乳腺导管、小叶中重度不典型增生或小叶原位癌

注：*正常乳腺分为致密型（Ⅰ）、透亮型（Ⅱ）、索带型（Ⅲ）、混合型（Ⅳ），每一型又分为不同的亚型，其中Ⅲc、Ⅳc为乳腺癌高危组，亦称高危型乳腺。

（二）筛查方法

乳腺自查，乳腺触诊，乳腺X线检查，乳腺超声检查、乳腺磁共振。`

（三）筛查间隔

1. 一般风险女性，推荐每2年1次乳腺X线筛查。

2. 对有早发乳腺癌家族史且自身携带有乳腺癌致病性遗传突变的乳腺癌高危风险女性，推荐每年一次乳腺磁共振检查。

3. 对40~44岁无早发乳腺癌家族史或不携带有乳腺癌致病性遗传突变的其他乳腺癌高危风险女性，推荐每年一次乳腺超声检查。

4. 45岁以上其他乳腺癌高危风险女性，推荐每年1次乳腺X线联合乳腺超声筛查。

（四）筛查方案

1. 一般人群筛查方式及间隔时间（表2-4-2）

表2-4-2　一般人群筛查方式及间隔时间

筛查方式	年龄/岁	间隔时间
1. 乳腺自查	≥20	每月1次
2. 乳腺临床体检	20~29	3年1次
	≥30	每年1次
3. 乳腺X线检查	35（高危人群）	来年1次
	40~59	1~2年1次
	≥60	2~3年1次
4. 乳腺超声检查	30~39	每年1次
	≥40	2年1次

2. 一般人群筛查流程（图2-4-6）。

3. 高危人群筛查方案　鼓励乳腺自检，20岁以后每年乳腺临床体检1次，30岁以后每年1次乳腺超声及X线检查，必要时半年随访1次。

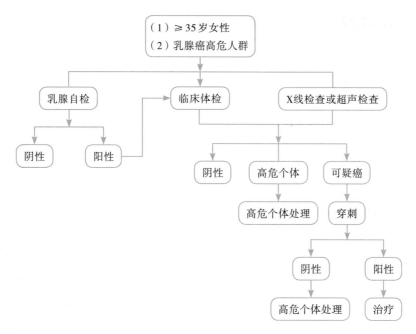

图2-4-6　一般人群筛查流程

4. 可疑病变的处理

（1）乳腺结节的处理见附件（图2-4-7）。

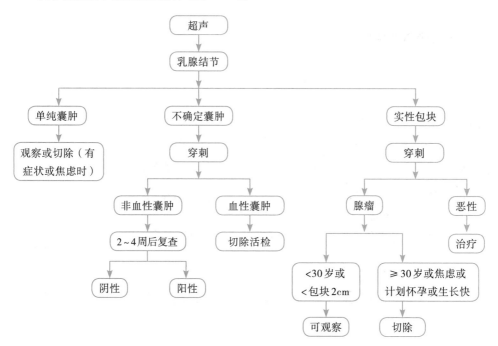

图2-4-7　乳腺结节处理流程图

（2）乳头溢液的处理见附件（图2-4-8）。

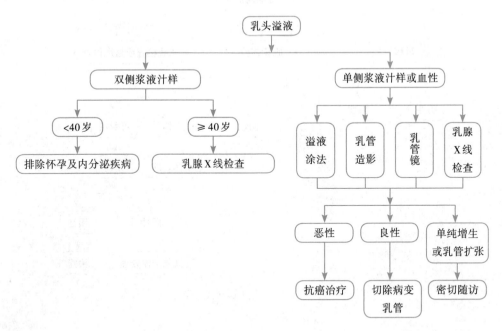

图2-4-8 乳头溢液处理流程图

（3）乳腺X线筛查结果异常的处理流程（图2-4-9）。

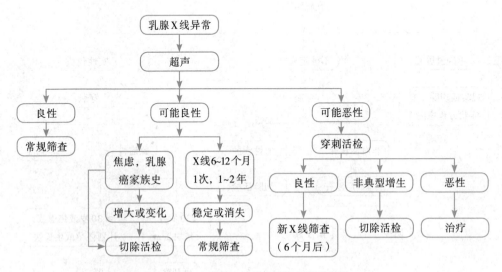

图2-4-9 乳腺X线检查异常处理流程图

（五）实践要点

1. 对乳腺癌高危人群有计划地开展社区健康教育活动。

2. 乳腺自查方法的科学培训。

六、宫颈癌筛查

（一）筛查对象

1. 一般人群　首次性生活后3年以上的女性，应持续到70岁。

2. 高危妇女人群　多个性伴侣、性生活过早、人类免疫缺陷病毒（human immunodeficiency virus，HIV）感染、人乳头瘤病毒（HPV）感染、免疫功能低下、实体器官或干细胞移植受者或正在接受免疫抑制剂治疗、卫生条件差/性保健知识缺乏的女性。

3. 不需要宫颈癌筛查人群　因其他良性疾病切除子宫后的妇女。

4. 可终止宫颈癌筛查（合理推荐）

（1）先前足够的阴性筛查目前定义为在过去10年中2次连续主要HPV检测阴性、或2次连续联合检测阴性、或3次连续仅细胞学检查阴性，且最近1次筛查在建议间隔时间内（排除有异常筛查结果患者）。

（2）年龄大于65岁且无预期寿命有限人群，如果先前没有足够的阴性筛查记录，需继续筛查直到符合终止标准。

（3）对于预期寿命有限的任何年龄的个体中，均可终止宫颈癌筛查。

（二）筛查方法

1. 常用的筛查方法　传统巴氏细胞学涂片、液基细胞学、HPV DNA检测、肉眼检查、阴道镜检查。根据不同地区卫生水平条件选择不同的方法。

2. 其他方法　子宫颈摄片法、荧光镜检法。

（三）筛查间隔

1. 一般人群　每年1次细胞学筛查，连续2次均为正常者，可适当延长筛查间隔时间至2~3年查1次。若连续2次HPV和细胞学筛查均为正常者，可延长筛查间隔时间。

2. 高危妇女人群　筛查间隔时间应较短，最好每年筛查1次。

（四）筛查方案

1. 最佳筛查方案　最佳筛查方案为HPV检测和液基细胞学组合，如下：

（1）HPV阴性同时细胞学正常的对象，随访间隔可以延至3~5年。

（2）HPV阳性但细胞学正常的对象，每年追踪随访1次。

（3）对于HPV阳性同时细胞学异常，应进行阴道镜检查并取多点活检病理检查。

2. 一般筛查方案　HPV检测和传统巴氏涂片组合。该方案适宜我国中等发展地区和高危妇女的筛查。

3. 最基本筛查方案　仅用肉眼观察方法［冰醋酸染色法（VIA）或碘液染色法（VILI）］来筛查。适于卫生资源缺乏的贫穷落后地区。

（五）筛查流程见附件（图2-4-10）

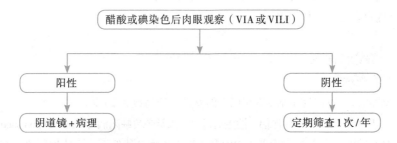

图2-4-10　基本筛查流程图

VIA.冰醋酸染色法；VILI.碘液染色法。

（六）实践要点

1. 对高危人群，尤其是有HPV感染史者有计划地开展社区健康教育活动。

2. 在社区开展传统巴氏涂片初筛。

七、前列腺癌筛查

（一）筛查对象

预期寿命>10年且伴有下列危险因素中一项：

1. 年龄>50岁的男性。

2. 年龄>45岁且有前列腺癌家族史的男性。

3. 年龄>40岁且基线PSA大于1μg/L的男性。

4. 携带 *BRCA2* 基因突变且>40岁的男性。

（二）筛查方法

1. 一般筛查方法　直肠指检（DRE）、前列腺特异性抗原（PSA）、前列腺磁共振成像（MRI）、经直肠超声检查。

2. 其他　前列腺健康指数、PSA密度、PSA速率。

（三）筛查间隔

每2年进行一次PSA筛查。

（四）筛查方案

1. 对于一般人群　对身体状况良好，且预期寿命10年以上的男性开展基于血清PSA检测的前列腺癌筛查，血清PSA检测每2年进行1次，根据受试者的年龄和身体状况决定PSA检测的终止时间。

2. 对于前列腺癌高危人群　要尽早开展血清PSA检测，高危人群包括：年龄>50岁的男性，年龄>45岁且有前列腺癌家族史的男性，年龄>40岁时PSA>1μg/L的男性，携带 *BRCA2* 基因突变且年龄>40岁的男性。

3. PSA筛查后的随访　当受试者PSA<4μg/L时，建议进行每2年1次的随访；当受试者PSA≥4μg/L时，应及时通知到受试者本人或家属，并建议受试者转诊至医院进行进一步诊断、治疗和随访。

（五）筛查及转诊流程（图2-4-11、图2-4-12）

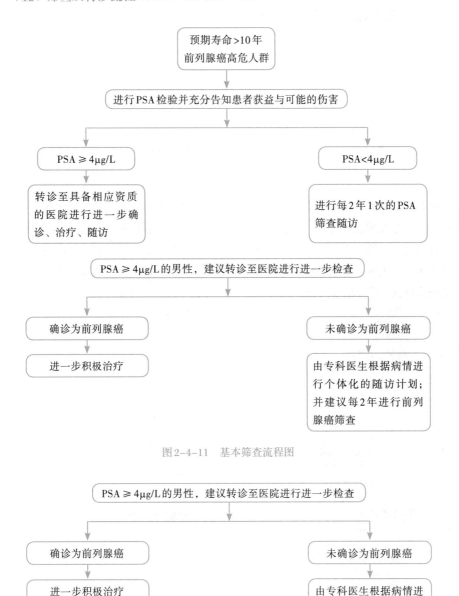

图2-4-11　基本筛查流程图

图2-4-12　转诊流程图

（六）实践要点

1. 对前列腺癌高危人群开展社区健康教育活动。

2. 前列腺癌警惕症状有下尿路刺激症状、排尿梗阻症状、局部侵犯症状或骨痛、骨折、贫血等全身症状。

3. 对于高危人群进行PSA的常规体检筛查。

（廖晓阳）

第五节　疫 情 防 控

针对甲类传染病或者具有高度传染性的乙类甲管传染病的预防与控制工作，医疗机构实施以"早发现、早报告、早隔离、早治疗"为策略的感染防控措施。基层医疗机构处在社区防控一线，实行全科医生首诊负责制，要切实筑牢疫情防控社区网底。一旦所在县（区）发生本土疫情，根据流行病学调查结果、疫情形势及扩散风险严格配合执行当地疫情应急处置要求采取相应防控措施。本节内容供参考，具体以当地防疫政策为准。

一、接诊流程

（一）普通门诊就诊流程（图2-5-1）

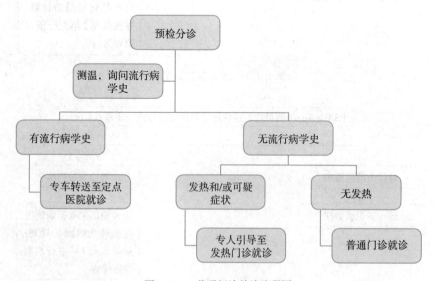

图2-5-1　普通门诊就诊流程图

二、个人防护要求及穿脱防护服流程

（一）不同岗位个人防护要求（表2-5-1）

表2-5-1 不同岗位个人防护用品的类别

区域（人员）	医用外科口罩	医用防护口罩	工作帽	手套	隔离衣	防护服	护目镜/防护面屏	鞋套/靴套
医院入口	+	−	±	−	−	−	−	−
预检分诊	+	−	±	±	±	−	−	−
引导患者去发热门诊人员	+	−	±	±	±	−	−	−
常规筛查标本采样人员	−	+	+	+	+	−	+	−
有流行病学史或疑似患者标本采样人员	−	+	+	+	+	±	+	+
门急诊窗口（非侵入性操作）	+	−	±	−	−	−	−	−
门急诊窗口（侵入性操作，如采血）	+	−	+	±	−	−	±	−
门诊 患者佩戴口罩	+	−	±	−	−	−	−	−
门诊 患者需摘除口罩或有血液体液暴露	+	±	+	+	±	−	±	±
病区* 普通病区	+	−	±	+	±	−	−	±
病区 过渡病区（室）	+	±	+	+	±	±	±	±
病区 确诊病例定点收治隔离病区	−	+	+	+	+	−	+	+
手术室 常规手术	+	−	+	−	−	−	±	±
手术室 急诊疑似患者或确诊患者手术	−	+	+	+	−	+	+	+
发热门诊 诊室	−	+	+	+	±	±	±	+
发热门诊 检查	−	+	+	+	±	±	±	+
发热门诊 留观病室	−	+	+	+	−	+	±	+
疑似患者或确诊患者转运	−	+	+	+	±	±	±	±
行政部门	+	−	−	−	−	−	−	−

注：1. "+"指需采取的防护措施。

2. "±"指根据工作需要可采取的防护措施；隔离衣和防护服同时为"±"，应二选一。

3. 医用外科口罩和医用防护口罩不同时佩戴；防护服和隔离衣不同时穿戴；防护服如已有靴套则不需另加穿。

4. 餐饮配送、标本运送、医废处置等人员防护按所在区域的要求选用。

5. 为疑似患者或确诊患者实施气管切开、气管插管时可根据情况加用正压头套或全面防护型呼吸防护器。

*：普通病区可选项取决于患者是否摘除口罩或有血液、体液暴露。

（二）穿脱防护服流程（图2-5-2、图2-5-3）

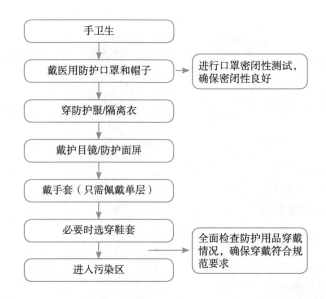

图2-5-2 穿防护服流程图

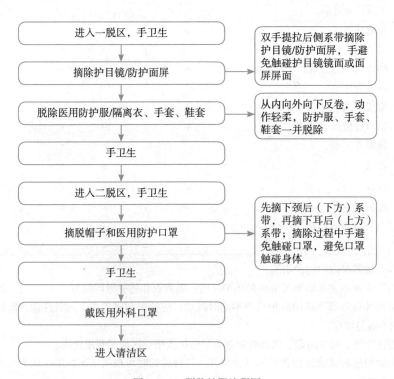

图2-5-3 脱防护服流程图

三、标本采样技术

（一）采集方法

根据临床需要采集标本，如呼吸道标本，包括上呼吸道标本（首选鼻咽拭子等）或下呼吸道标本（呼吸道吸取物、支气管灌洗液、肺泡灌洗液、深咳痰液等），大便标本、物品和环境标本等。

（二）采集技术

1. 鼻咽拭子　采样人员一手轻扶被采集人员的头部，一手执拭子贴鼻孔进入，沿下鼻道的底部向后缓缓深入，由于鼻道呈弧形，不可用力过猛，以免发生外伤出血。待拭子顶端到达鼻咽腔后壁时，轻轻旋转一周（如遇反射性咳嗽，应停留片刻），然后缓缓取出拭子，将拭子头浸入含2~3ml病毒保存液的管中。

2. 口咽拭子　被采集人员头部微仰，嘴张大，露出两侧咽扁桃体，将拭子越过舌根，在被采集者两侧咽扁桃体稍微用力来回擦拭至少3次，然后再在咽后壁上下擦拭至少3次，将拭子头浸入含2~3ml病毒保存液的管中，尾部弃去，旋紧管盖。

3. 肛拭子　用消毒棉拭子轻轻插入肛门3~5cm，再轻轻旋转拔出，立即放入含有3~5ml病毒保存液的15ml外螺旋盖采样管中，弃去尾部，旋紧管盖。

4. 物体表面标本　参考《农贸（集贸）市场新型冠状病毒环境监测技术规范》（WS/T776—2021）推荐的方法，采样拭子充分浸润病毒保存液后在表面重复涂抹，将拭子放回采样管浸润，取出后再次涂抹采样，重复3次以上。对表面较大的物体进行多点分布式采样。

第三章　常见症状

第一节　发　　热

发热（fever）是指机体在致热原或各种原因作用下引起体温调节中枢的功能障碍时，体温升高超过正常范围。正常体温由体温调节中枢调控，并通过神经、体液因素使产热和散热过程呈动态平衡，保持体温在恒定的范围内。正常体温一般为36~37℃左右。腋窝温度36~37℃，口腔温度（舌下温度）36.3~37.2℃，直肠温度（肛表温度）36.5~37.7℃。体温可随年龄与性别有生理性变异，如老年人因代谢率较低，体温低于青壮年。

发热的分度　按发热的高低（口腔温度）可分为：

1. 低热　37.3~38.0℃。

2. 中等度热　38.1~39.0℃。

3. 高热　39.1~41.0℃。

4. 超高热　41℃以上。

（一）询问病史要点

1. 起病　时间、缓急、诱因。

2. 发热分度　低热、中等度热、高热、超高热。

3. 频度　间歇性、持续性、持续时间、发热类型（稽留热、弛张热、间歇热、波状热、回归热、不规则热）。

4. 有无畏寒、寒战、大汗或盗汗。

5. 伴随症状　咳嗽、咳痰、咯血、胸痛；腹痛、恶心、呕吐、腹泻；尿频、尿急、尿痛；皮疹、出血、头痛、肌肉关节痛等。

6. 诊疗经过　药物、剂量、疗效（特别是抗生素、退热药、糖皮质激素、抗结核药等进行合理药效评估）。

7. 患病以来一般情况　精神状态、食欲、体重改变、睡眠及大小便情况。

8. 既往病史　恶性肿瘤、心、肝、肾等各系统疾病史。

9. 传染病接触史、过敏史、旅游史、动物和昆虫暴露史、免疫接种史等。

（二）体格检查

1. 生命体征　体温、心率、血压、呼吸、脉搏、血氧饱和度。

2. 一般情况检查　有无贫血貌、皮疹、黄染、浅表淋巴结有无肿大。

3. 全身各系统均需仔细检查。

（三）辅助检查

1. 血常规、尿常规、大便常规检查。

2. 血生化包括肝肾功能、心肌酶学等。

3. C反应蛋白、降钙素原、G试验、血沉、结缔组织全套等。

4. 病毒全套、支原体、衣原体、结核、寄生虫全套等。

5. 血培养、尿培养、大便培养、真菌培养等。

6. 胸部X线片和腹部超声，必要时胸腹部CT、头部CT或MRI等。

（四）发热的病因与分类

临床上可分为感染性与非感染性两大类，前者为多见。

1. 感染性发热　各种病原体，如病毒、细菌、支原体、立克次体、螺旋体、真菌、结核、寄生虫等均可出现发热。

2. 非感染性发热

（1）无菌性坏死物质的吸收

1）大手术后组织损伤。

2）血管栓塞或血栓形成引起的脏器梗死或肢体坏死。

3）组织坏死与细胞破坏：如癌、白血病、淋巴瘤、溶血反应。

（2）抗原-抗体反应：如风湿热、血清病、药物热、结缔组织病等。

（3）内分泌与代谢疾病：如甲状腺功能亢进症、重度脱水等。

（4）皮肤散热减少：广泛性皮炎、鱼鳞癣、慢性心力衰竭等。

（5）体温调节中枢功能失常：特点是高热无汗

1）中暑、日射病。

2）重度安眠药中毒。

3）脑出血、脑震荡、颅骨骨折。

（6）自主神经紊乱。

（五）发热的诊疗流程（图3-1-1）

（六）发热转诊指征

1. 高度怀疑传染性疾病的患者需隔离及上报。

2. 明确专科疾病，需要治疗原发病。如肺结核、获得性免疫缺陷症、白血病、淋巴瘤、实体肿瘤、结缔组织病、甲状腺功能亢进症等疾病。

3. 明确具有外科手术指征的感染性疾病。

4. 病情复杂，诊断困难。

5. 积极抗感染治疗后，体温仍无明显好转。

（七）实践要点

1. 感染性发热应积极寻找感染病灶及明确病原体，予以针对性抗感染治疗。

2. 考虑传染性发热的患者应注意患者隔离并上报。

3. 只有排除感染性发热，才能确诊为非感染性发热。

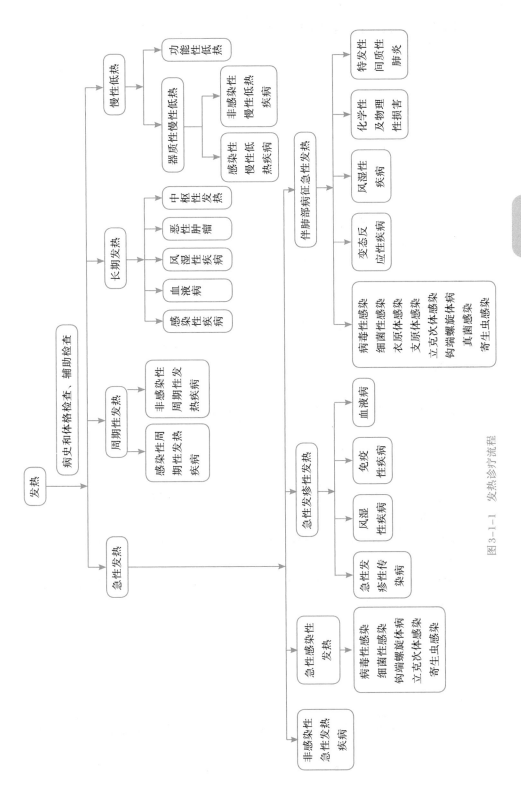

图 3-1-1 发热诊疗流程

4. 维持水、电解质平衡等对症支持治疗等。

（姚晨姣）

第二节 头 晕

头晕（dizziness）：是指头脑昏沉、头重脚轻、头胀、眼花等感觉。

眩晕（vertigo）：是指平衡觉障碍或空间定向觉障碍，患者感到外周环境或自身在旋转、移动或摇晃，是一种运动幻觉或错觉。

（一）询问病史要点

1. 起病方式　急性、慢性。

2. 特点　自身或环境运动感；昏沉感、不稳感。

3. 持续时间　发作性，瞬间、数秒；持续性，持续数小时或更长。

4. 诱因　头部运动、激动、惊恐、疼痛、发热。

5. 伴随症状　头痛、恶心、呕吐、耳聋、耳鸣、焦虑、睡眠障碍。

6. 用药史　酒精摄入、药物滥用、镇静药、抗癫痫药等。

7. 全身性疾病　高血压、贫血、低血压、休克和心律失常等。

8. 感染接触史、外伤史。

（二）体格检查

1. 一般情况　有无贫血貌、急性病容、脉搏不齐、心动过缓等。

2. 血压测量（卧位、立位）。

3. 神经系统　视力、眼球震颤和眼底；听力、Weber征、Rinne征和Dix-Hallpike试验；共济失调；颈项强直。

4. 辅助检查　血常规、血糖和颈椎片；动态心电图、听力测定、脑干听觉诱发电位、视觉诱发电位、眼震颤图、旋转试验、头颅CT、MRI等。

（三）头晕的鉴别诊断

周围性眩晕与中枢性眩晕的鉴别诊断（表3-2-1）

表3-2-1　周围性眩晕与中枢性眩晕的鉴别诊断

临床特征	周围性眩晕	中枢性眩晕
病变部位	前庭感受器及前庭神经颅外段	前庭神经颅内段及以上相关联的结构
程度	发作性、症状重	持续性、症状轻

临床特征	周围性眩晕	中枢性眩晕
持续时间	较短，数小时至数日，最多数周	较长，可数月以上
眼球震颤	幅度小、多水平旋转性，眼震快相向健侧	幅度大、形式多变、眼震方向不一致
神经系统体征	无或仅有听力改变	脑干、小脑及顶颞叶损害体征
前庭功能试验	减弱、消失	可正常
自主神经症状	恶心、呕吐、出汗、面色苍白	较少见

（四）头晕或眩晕的诊疗流程（图3-2-1）

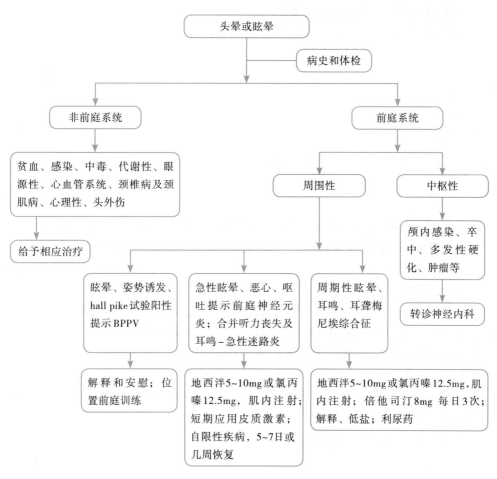

图3-2-1 头晕诊疗流程

BVVP.良性阵发性位置性眩晕。

（五）急诊转诊指征

1. 儿童眩晕。

2. 创伤后的眩晕。

3. 化脓性中耳炎治疗后仍有眩晕。

4. 病毒性迷路炎治疗3个月后仍有眩晕。

5. 梅尼埃病保守治疗无效。

6. 良性阵发性位置性眩晕（benign paroxysmal positional vertigo，BPPV）治疗后仍持续存在超过12个月。

7. 存在后循环缺血的证据。

8. 合并严重精神或心理异常（如自伤、自杀倾向）建议转诊精神专科。

（六）实践要点

1. 眩晕最常见的原因是BPPV、前庭神经元炎和急性病毒性迷路炎。

2. 牢记心律失常可引起急性头晕或眩晕。

3. 药物可诱发头晕或眩晕，如抗癫痫药苯妥英钠等。

（张拥波）

第三节　头　　痛

头痛（headache）：是指外眦、外耳道与枕外隆突连线以上部位的疼痛。主要由三叉神经、面神经、舌咽神经、迷走神经和颈1~3神经支配。分为原发性头痛和继发性头痛。

（一）询问病史要点

1. 起病方式　急性、亚急性、慢性。

2. 部位及程度　前额、头顶、颞侧、后枕部或整个头部；轻、中和重度。

3. 性质　爆炸样或霹雳性、针刺样、钝痛、压迫感、搏动性。

4. 持续时间及频率、放射性、诱因、加重及缓解因素。

5. 先兆　闪光、盲点、火花、偏盲。

6. 伴随症状　头晕、恶心、呕吐、畏光、恐声、发热、颈项强直、意识障碍、精神行为改变和抽搐等。

7. 既往史、用药史及家族史。

（二）体格检查

1. 注意全身　有无发热、贫血、高血压等；观察意识或精神行为的改变。

2. 头面部检查　颞动脉触痛；眼压、视力、视野、瞳孔、光反射、眼球运动以及有无视乳头水肿等。

3. 躯干四肢及有无脑膜刺激征。

4. 辅助检查　血常规、血沉；鼻窦摄片、颈椎片、脑电图；头颅CT及MRI、腰椎穿刺、头颈CTA或脑血管造影等。

（三）头痛的分类及主要鉴别诊断

国际头痛协会（IHS）2013年第三版头痛疾患分类

1. 原发性头痛

（1）偏头痛。

（2）紧张性头痛。

（3）三叉自主神经性头痛。

（4）其他原发性头痛。

2. 继发性头痛

（1）头和/或颈部外伤引起。

（2）头和或颈部血管疾病引起。

（3）非血管性颅内疾病引起。

（4）某一物质或其戒断引起。

（5）感染引起。

（6）代谢疾病引起。

（7）头、颈、眼、耳、鼻、鼻窦、牙齿、口腔或其他面或颅脑结构疾患引起。

（8）精神障碍引起。

3. 脑神经痛、中枢性原发面痛以及其他头痛

（1）脑神经痛、中枢性面痛。

（2）其他头痛、脑神经痛、中枢性或原发性面痛。

（四）头痛的诊疗流程（图3-3-1）

（五）急诊转诊指征

1. 发作频繁或突发剧烈头痛。

2. 伴有神经系统体征者，如意识障碍、抽搐和肢体瘫痪等。

（六）实践要点

1. 突发剧烈头痛和颈项强直要注意是否有蛛网膜下腔出血。

2. 呼吸道的感染和发热是导致儿童头痛的常见原因。

3. 中、老年人出现异常的头痛要考虑是否有颞动脉炎、脑肿瘤或者硬膜下血肿。

4. 频繁使用麦角胺、镇痛药或者麻醉药会导致慢性发作性头痛。

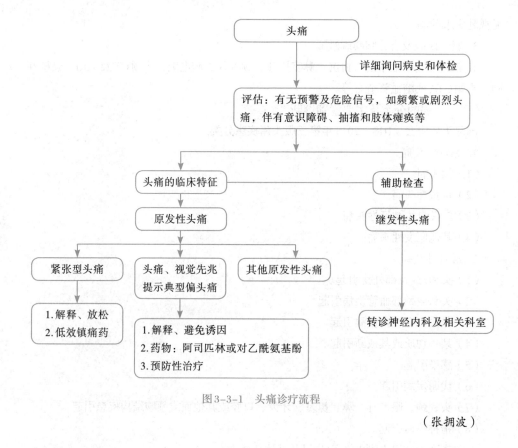

图 3-3-1　头痛诊疗流程

（张拥波）

第四节　晕　厥

　　晕厥（syncope）是指因短暂性的全脑低灌注而导致的一过性意识丧失（transient loss of consciousness，TLOC）、突然肌张力消失、跌倒，以发作迅速、持续时间短和自发完全恢复为特点。发病机制为脑血流中断（6~8秒）或一过性收缩压降低（通常低于60mmHg）。若TLOC时间超过20秒，可发生抽搐。晕厥患者的评价在于寻找病因及加强对患者危险分层的识别。

　　晕厥的常见类型：神经反射性、直立性低血压性和心源性。神经反射性晕厥是最常见的病因，尤其是年轻人；心源性晕厥次之，多见于老年人和心脏病患者；直立性低血压多见于老年人。

　　（一）询问病史要点

　　1. 患者的性别和年龄。

　　2. 临床症状　意识丧失、肌张力消失、时间短暂、完全自行恢复且无后遗症。

3. 发生速度　突然、迅速。

4. 发作持续时间　瞬间、数秒、数分钟。

5. 先兆症状　心慌、出汗、头晕、恶心、呕吐、面色苍白、发绀等。

6. 体位　站位、坐位、卧位。

7. 诱发因素　不良情绪或情景的刺激，如悲哀、恐惧、剧痛、焦虑、晕针、晕血等；过久站立、体位改变、疲劳、咳嗽、排尿、排便等。

8. 用药史　扩血管药、抗心律失常药、利尿药、抗精神病药和降糖药等。

9. 伴随症状　面色苍白、出汗、恶心、呕吐、心悸、发绀、抽搐、舌咬伤、大小便失禁、手足发麻等。

10. 有无心脏病、脑血管病、神经变性病等病史。

11. 既往类似发作史。

（二）体格检查

1. 一般情况　有无发绀、呼吸困难、面色苍白、呼吸缓慢而不规则。

2. 血压　测量不同体位的血压、两上肢血压差。

3. 血管杂音　颈动脉、锁骨下、眶上及颞区。

4. 心脏　心律失常、心脏是否增大、有无心脏杂音等。

5. 神经系统检查　有无神经系统体征。

6. 辅助检查　血常规、血糖、电解质、12导联心电图、颈椎摄片和脑电图等；必要时行头颅CT或MRI检查及相关试验。

（1）颈动脉窦按摩（carotid sinus massage，CSM），适用于年龄大于40岁者。

（2）超声心动图，有心脏病或继发于心血管事件的晕厥。

（3）实时心电监测，怀疑心律失常而导致晕厥。

（4）卧立位试验或直立倾斜试验，与体位有关或疑有反射性晕厥。

（5）非晕厥性TLOC时，可做神经或血液系统检查。

（三）晕厥的病因分类（表3-4-1）

表3-4-1　晕厥的病因分类

分类	病因
神经反射性晕厥	● 血管迷走神经性：情绪异常，包括恐惧、疼痛、晕血 ● 情景性：咳嗽、打喷嚏、胃肠道刺激、排尿后、运动后、饱餐后 ● 颈动脉窦性晕厥 ● 非典型性晕厥（诱因不明和/或症状不典型）
直立性低血压性晕厥	● 原发自主神经异常：单纯自主神经衰竭、多系统萎缩、帕金森病合并自主神经衰竭等 ● 继发性自主神经异常性：糖尿病、淀粉样变性、尿毒症、脊髓损伤等 ● 药物致体位性低血压：酒精、血管扩张剂、利尿剂、吩噻嗪类药物、抗抑郁药等 ● 血容量不足：出血、腹泻、呕吐等

分类	病因
心源性晕厥	● 心律失常：心动过缓、房室交界区异常、室上性或室性心动过速和药物性心律失常等 ● 器质性病变：心室流出道与流入道阻塞，包括主动脉狭窄、肥厚型心肌病、二尖瓣狭窄、心房黏液瘤、肺动脉栓塞、Fallot四联症、肺动脉高压。泵衰竭：心肌梗死、人工心脏瓣膜功能异常、全心缺血等

（四）晕厥的诊疗流程（图3-4-1）

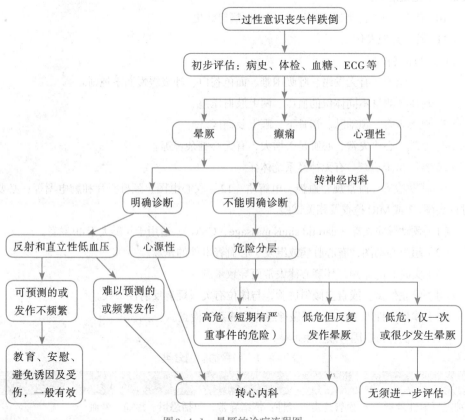

图3-4-1　晕厥的诊疗流程图

（五）急诊转诊指征

1. 严重的器质性心脏病或冠心病（心力衰竭、左室射血分数降低或陈旧性心肌梗死）。

2. 有家族性心脏性猝死（SCD）家族史。

3. 非持续性室性心动过速。

4. 双束支阻滞或其他室内传导阻滞伴QRS波时限≥120毫秒。

5. 窦性心动过缓（<50次/min）或窦房传导阻滞。

6. 预激综合征。

7. Q-T间期延长或缩短。

8. 伴V1~V3导联ST段抬高的右束支传导阻滞（Brugada综合征）。

9. 严重并发症，包括严重贫血和电解质紊乱。

（六）实践要点

需要紧急心脏评价的危险信号

1. **主要危险因素** 异常心电图（electrocardiogram，ECG）、心脏病、收缩压小于90mmHg和心力衰竭。

2. **次要危险因素** 年龄超过60岁、呼吸困难、贫血、高血压、脑血管病、家族猝死病史（小于50岁）、卧位、活动、无先兆性晕厥。

（张拥波）

第五节　胸　痛

胸痛是指位于胸前区的不适感，包括闷痛、针刺痛、烧灼、紧缩、压榨感等，有时可放射至面颊及下颌部、咽颈部、肩部、后背部、上肢或上腹部，表现为酸胀、麻木或沉重感等。根据胸痛的风险程度可将胸痛分为致命性胸痛和非致命性胸痛，也可分为心源性胸痛和非心源性胸痛。胸痛的分类与常见病因见表3-5-1。

表3-5-1　胸痛的分类与常见病因

分类	常见病因
致命性胸痛	
心源性	急性冠脉综合征、主动脉夹层、心脏压塞、心脏挤压伤（冲击伤）、急性肺栓塞等
非心源性	张力性气胸
非致命性胸痛	
心源性	稳定型心绞痛、急性心包炎、心肌炎、肥厚性梗阻性心肌病、应激性心肌病、主动脉瓣疾病、二尖瓣脱垂等
非心源性	—
胸壁疾病	肋软骨炎、肋间神经炎、带状疱疹、急性皮炎、皮下蜂窝织炎、肌炎、肋骨骨折、血液系统疾病所致骨痛（急性白血病、多发性骨髓瘤）等

分类	常见病因
呼吸系统疾病	肺动脉高压、胸膜炎、自发性气胸、肺炎、急性气管–支气管炎、胸膜肿瘤、肺癌等
消化系统疾病	胃食管反流病（包括反流性食管炎）、食管痉挛、食管裂孔疝、食管癌、急性胰腺炎、胆囊炎、消化性溃疡和穿孔等
心理精神源性	抑郁症、焦虑症、惊恐障碍等过度通气综合征、颈椎病等
其他	过度通气综合征、颈椎病等

资料来源：《胸痛基层诊疗指南（2019年）》。

（一）问诊要点

1. 胸痛多长时间了？既往有过类似的症状吗？

2. 疼痛主要在什么位置？

3. 胸痛的性质是什么？针刺样疼痛还是压榨性疼痛？持续性的还是阵发性的？

4. 疼痛向其他部位放射吗？

5. 什么情况下会诱发加重？

6. 体力劳动会加重吗？深呼吸会使疼痛加重吗？上臂活动时会引起胸痛吗？改变体位疼痛会加重吗？疼痛和进食有关系吗？

7. 发作后如何能缓解？缓解时间？

8. 伴有发热吗？伴有咳嗽、咯血吗？伴有喘憋、呼吸困难吗？伴有心慌、头晕、黑矇、晕厥吗？

9. 诊治情况如何？

（二）体格检查

1. 生命体征　体温、脉搏、呼吸、血压——新出现的双上肢血压不对称或下肢血压明显低于上肢应警惕主动脉夹层。

2. 一般情况　心肌梗死的患者可无临床体征，部分患者可出现面色苍白、皮肤湿冷、发绀等，主动脉夹层和大面积肺栓塞常伴有烦躁、面色苍白、大汗、四肢厥冷等休克表现。

3. 颈部　心肌梗死和肺栓塞患者可出现颈静脉充盈或异常搏动。

4. 检查胸壁、低位颈椎和胸椎　如存在局限性触/压痛，应注意排除肋骨骨折、脊柱病变、胸壁如有沿肋间神经走行分布的簇状疱疹，可能是带状疱疹引起的胸痛。

5. 胸部　气管移位、听诊一侧呼吸音消失、叩诊为过清音、触觉语颤减弱，提示气胸；听到胸部摩擦音，提示胸膜炎；局部听到管状呼吸音或中小水疱音，提示大叶性肺炎。

6. 心脏检查　出现心音低钝、奔马律、收缩期杂音应警惕急性心肌梗死；听到心包摩擦音提示心包炎症，主动脉瓣新出现舒张期杂音应警惕升主动脉夹层累及主动脉根部；突然出现的肺动脉第二心音亢进或三尖瓣收缩期杂音应警惕急性肺栓塞。

7. 颈部、锁骨上窝、背部、腹部听到血管杂音，应警惕主动脉夹层的可能；颈静脉扩张提示有右心负荷加重表现，应注意除外肺栓塞。

8. 腹部触诊　右上腹部有触痛，提示可能存在胆囊疾病或消化性溃疡；突发肝大提示右心衰竭可能，见于急性肺栓塞。

9. 下肢存在静脉曲张及水肿，应警惕下肢深部静脉血栓引发急性肺栓塞。

（三）胸痛的临床表现与危险性评估

1. 面对主诉胸痛就诊的患者，首要任务是快速查看生命体征，简要收集临床病史，判别是否存在危险性或者具有潜在的危险性，以决策是否需要立即对患者实施抢救。

2. 对于生命体征异常的胸痛患者，包括神志模糊和/或意识丧失、面色苍白、大汗及四肢厥冷、低血压［血压 <90/60mmHg（1mmHg=0.133kPa）］、呼吸急促或困难、低氧血症（SpO_2<90%），提示为高危患者，需马上紧急处理。在抢救同时，积极明确病因，并在条件允许的情况下迅速转诊。对于无上述高危临床特征的胸痛患者，需警惕可能潜在的危险性。

3. 对于生命体征稳定的胸痛患者，详细的病史询问是病因诊断的基石。大多数情况下，结合临床病史、体格检查以及特定的辅助检查，可以准确判断患者胸痛的原因。需要强调的是，临床医生面对每一例胸痛患者，均需优先排查致命性胸痛（图3-5-1）。

（四）辅助检查

1. 心电图　是诊断心绞痛和心肌梗死的重要手段，对诊断肺栓塞和急性心包炎有一定帮助。标准18导联心电图有助于识别心肌缺血部位。典型NSTE-ACS的心电图特点为：同基线心电图比较，至少2个相邻导联ST段压低≥0.1mV或者T波改变，并呈动态变化。原心电图T波倒置在症状发作时"伪正常化"也具有诊断意义。变异型心绞痛可表现一过性的 ST 段抬高。aVR导联ST段抬高超过0.1mV，提示左主干或三支血管病变。初始心电图正常，不能除外NSTE-ACS，如胸痛持续不缓解时，需每间隔5~10分钟复查1次心电图。

ST段抬高型心肌梗死（ST elevation myocardial infarction，STEMI）患者典型心电图为：除V2、V3导联外，2个或以上连续导联J点后的ST段弓背向上抬高 >0.1mV；V2、V3导联ST段，女性抬高≥0.15mV，≥40岁男性抬高≥0.2mV，<40岁男性抬高≥0.25mV考虑诊断STEMI。新发的左束支传导阻滞也提示STEMI；心电图表现为缺血相关导联的T波高耸提示为STEMI超极性期。在既往合并束支传导阻滞的患者中，对比发病前的心电图有重要的鉴别意义。

肺栓塞异常心电图表现为：包括V1~V4导联及Ⅱ、Ⅲ、aVF导联的T波改变及ST段异常；部分患者可有SⅠTⅢQⅢ征（Ⅰ导联S波加深，Ⅲ导联出现Q波及T波倒置）；其他心电图改变包括右束支传导阻滞、肺型P波、电轴右偏等右心室负荷增加的表现。

急性心包炎心电图表现为多导联ST弓背向下抬高。

2. X线　胸片用于诊断气胸、骨折、肺炎、胸膜炎；对于肺栓塞多数患者胸片缺乏特异性诊断价值。脊柱X线检查：有助于诊断颈椎、胸椎疾病。

3. 超声心动图（UCG）　用于诊断心包积液、心肌梗死；经胸壁和/或食管超声心动

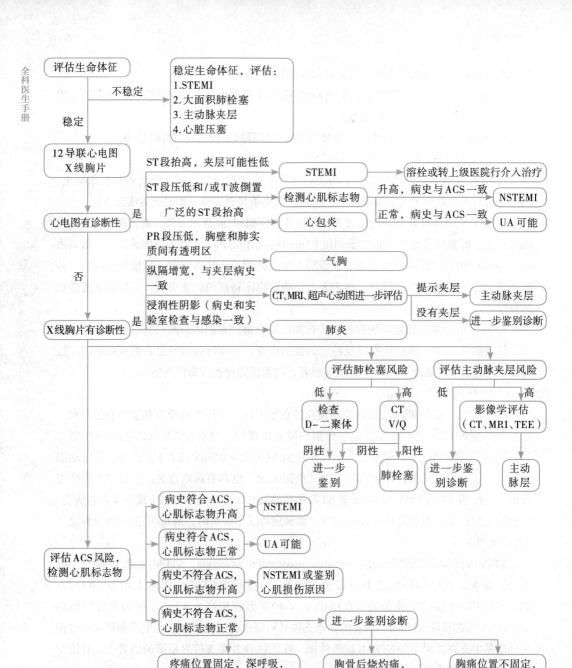

图 3-5-1　胸痛临床评估与诊断流程

STEMI.ST 段抬高型心肌梗死；NSTE-ACS.非 ST 段抬高型急性冠脉综合征。

图可辅助诊断部分累及主动脉根部的主动脉夹层患者；超声心动图对提示诊断、鉴别诊断及危险分层与预后判断均有重要价值，肺栓塞面积较大的多数患者可见间接征象，包括右心室壁局部运动幅度减弱、右心房和/或右心室扩大、室间隔左移（右心室呈"D"字形）、近端肺动脉扩张、三尖瓣反流流速增加；少数患者可以直接发现肺动脉近端血栓或右心血栓。部分主动脉夹层患者的胸片可见纵隔增宽。

4. 心肌坏死标志物　传统心肌损伤标志物包括 cTn、CK-MB、肌红蛋白等一系列反映心肌细胞坏死的生物分子。近年来，多种新型生物标志物如缺血修饰蛋白、心型脂肪酸结合蛋白等也逐渐应用于临床，但是至今为止，cTn 由于其良好的敏感性及特异性，获得广泛认可，2008年《推荐在我国采用心肌梗死全球统一定义》将 cTn 列为 ACS 定义与分型的主要标志物。倘若无 cTn 检测条件，建议使用 CK-MB 作为替代的心肌损伤标志物。需要注意的是，cTn 不是心肌梗死特有的标志物，cTn 水平升高仅提示心肌细胞受损，可以导致心肌细胞受损的缺血与非缺血性因素均可出现 cTn 升高。

5. 血气分析、D-二聚体　多数急性肺栓塞患者血气分析 $PaO_2 < 80mmHg$ 伴 $PaCO_2$ 下降。血浆 D-二聚体 $<500\mu g/L$，可以基本除外急性肺栓塞。cTn、B 型利钠肽（BNP）、N 末端 B 型利钠肽前体（NT-proBNP）对于急性肺栓塞并无诊断价值，但可用于危险分层及判断预后。

对于通过上述辅助检查仍不能明确诊断的胸痛患者，可转至有条件的医院进一步检查，常用的包括：

1. CT　包括肺 CT、肺动脉 CT、主动脉 CT 等。用于诊断肺肿瘤、肺栓塞、主动脉夹层。

2. 食管检查　包括胃镜检查、钡餐透视、食管测压法；用于诊断如胃食管反流、食管炎、食管裂孔疝、食管癌。

3. 血管造影术　冠状动脉 CT 及冠状动脉造影评估冠状动脉情况；用于诊断冠状动脉疾病。

4. 运动试验　包括运动平板试验、核素心肌显像、负荷超声心动图；运动诱发心肌缺血，有助于诊断缺血性胸痛。

（五）胸痛的鉴别诊断及处理原则

常见胸痛的鉴别及基层处理原则见表3-5-2、表3-5-3。

表3-5-2　突发胸痛的鉴别

诊断	临床特点	辅助检查	基层处理
急性心肌梗死	有心血管病危险因素，突发心前区与胸骨后剧烈疼痛，伴有濒死感和恐惧感，持续时间长，服硝酸甘油无效，可伴有休克、心力衰竭、心律失常等	心电图 ST 段抬高；或 ST 段显著降低伴心肌坏死标志物升高	做好院前处理（见ACS 处理），急救人员护送转院

诊断	临床特点	辅助检查	基层处理
肺栓塞	有慢性血栓栓塞症的危险因素，突然发生一侧胸痛、呼吸困难、晕厥、发绀、咳嗽、咯血；P_2亢进	心电图出现 S I Q Ⅲ T Ⅲ 改变，或右束支传导阻滞、电轴右偏、顺钟向转位；UCG肺动脉高压、三尖瓣关闭不全	吸氧、监测生命指标，急救人员护送转院
主动脉夹层	中年以上，有高血压动脉硬化史，突然发生胸痛，放射至头、颈、上肢、腰背、中下腹甚至下肢，疼痛剧烈可有休克征象，两上肢血压或上、下肢血压有明显差别；颈部血管或主动脉瓣区出现杂音	心电图改变缺乏特异性 UCG可能看到升主动脉增宽、主动脉出现夹层	止痛镇静（哌替啶 50mg+异丙嗪25mg 肌内注射），控制血压至110/70mmHg，禁止抗凝、抗血小板治疗，急救人员护送转院
自发性气胸	在持重物、深吸气、剧烈咳嗽后突然发病，一侧胸痛、呼吸困难、干咳、肺叩诊过清音、一侧呼吸音减低或消失	胸部X线检查一侧肺压缩	吸氧、急救人员护送转院
肋骨骨折	外伤史，呼吸时疼痛加重，局部有压痛、骨擦感	胸部X线有时可见骨折（也可能不明显）	初步固定处理后转院
心包炎	急性或亚急性发病，青壮年，先有呼吸道感染症状，持久性或间歇性胸痛，吸气与咳嗽可使疼痛加重，伴有发热、气短、心包摩擦音	心电图多导联ST段轻度抬高；超声心动图心包少量积液	安排转院
胸膜炎	急性或亚急性起病，发热、咳嗽、胸痛、气短、有胸膜摩擦音或一侧叩浊、呼吸音减弱	胸部X线可见少量胸腔积液	安排转院
带状疱疹	亚急性发病，一侧剧烈胸痛，胸壁出现疱疹、呈带状分布	心电图、胸部X线未见异常	止痛、局部涂用龙胆紫
胸膜肿瘤	亚急性发病，胸痛伴血性胸腔积液，积液增长迅速，结核中毒症状不明显	胸部X线检查及CT检查、胸腔穿刺生化及细胞学检查	转上级医院
膈下脓肿肝脓肿	亚急性发病，寒战高热，下胸前部、侧胸或背部疼痛，右侧较重、局部有压痛，胸部透视膈运动减弱	血常规、胸部X线、超声检查	转上级医院

注：UCG，超声心动图。

表3-5-3　反复发作性胸痛的鉴别

诊断	临床特点	辅助检查	处理
心绞痛	有心血管病危险因素，发作性胸骨后压榨性疼痛，可放射至心前区、下颌、左上肢，持续数分钟，体力负荷增加诱发，休息或用硝酸酯类药后疼痛可缓解	发作时心电图缺血性ST-T改变	已诊断明确者按心绞痛处理，未明确诊断者转心血管专科门诊
肋软骨炎	可持续数周或数月，呼吸及上臂活动时加重，肋软骨有压痛	心电图、胸部X线未见异常	非甾体抗炎药
肋间神经痛	胸痛为刺痛、串痛并沿肋间神经分布，肋骨下缘可有压痛并沿肋间神经放射	心电图、胸部X线未见异常	非甾体抗炎药
急性白血病	贫血、出血、发热、前胸痛、胸骨压痛	血常规、骨髓检查	转血液科门诊
食管反流性疾病	胸骨后烧灼样疼痛，饱餐后平卧易发生，常于夜间发作	胃镜	转消化科门诊
食管癌	多在吞咽时发作或加剧，常伴有吞咽困难	胃镜	转消化科门诊
纵隔肿瘤	胸痛伴有呼吸困难、咳嗽、声音嘶哑、吞咽困难和上腔静脉阻塞综合征	胸部X线片胸部CT检查	转心胸外科门诊
心脏神经官能症	青年或中年女性，有神经衰弱的症状、胸痛为短暂的刺痛或较久的隐痛、胸闷、气短，与情绪有关，心肺检查正常	心电图、胸部X线片未见异常	必要时转综合医院进一步除外其他疾病

（六）转诊指征

1. 紧急处理　紧急处理包括保持气道通畅，心电监护，吸氧，建立静脉通道，维持呼吸与循环稳定，止痛等对症处理和药物治疗。如病因不明，应重点对症支持处理。严重低血压时可静脉滴注去甲肾上腺素 $0.05\sim0.40\mu g \cdot kg^{-1} \cdot min^{-1}$ 或多巴胺 $5.0\sim20.0\mu g \cdot kg^{-1} \cdot min^{-1}$。如病因明确，应尽早给予原发病药物治疗。ACS无禁忌应给予抗血小板、抗凝、吗啡镇痛、硝酸酯类药物等治疗。急性肺栓塞主要是血流动力学和呼吸支持，并抗凝。主动脉夹层紧急治疗的原则是有效镇痛、控制心率和血压。

（1）镇痛：适当肌内注射或静脉应用阿片类药物（吗啡、哌替啶）。

（2）控制心率和血压：静脉应用β受体阻滞剂（如美托洛尔、艾司洛尔等）是最基础的药物治疗方法，对于降压效果不佳者，可在β受体阻滞剂的基础上联用一种或多种降压药物，目标为控制收缩压至100~120mmHg、心率至60~80次/min。张力性气胸需尽快排气，紧急情况下可用大号针头进行胸腔穿刺直接排气，然后再采用闭式引流排气。

2. 紧急转诊　应重点识别有致命性危险的疾病导致的胸痛，这部分胸痛患者应在紧急处理后及时转往上级医院进行诊治。

3. 普通转诊　慢性稳定性胸痛需要病因诊断、择期检查或治疗等可进行普通转诊。如消化系统疾病需要进行胃镜检查，神经痛或心理精神性疾病需要专科治疗等。

（七）实践要点

1. 面对突发胸痛患者，首先应排除各种致命性疾病：如急性心肌梗死、主动脉夹层、急性肺栓塞和张力性气胸；其次要注意排除其他可能威胁生命的疾病：如急性心肌炎、心包炎、纵隔疾病、肋骨骨折；然后考虑引起胸痛的其他常见原因：包括胸膜及肺脏感染性疾病，神经及骨骼肌肉疾病，在上述疾病都一一排除后，可考虑心理疾病引起的胸痛。

2. 对于慢性反复发作性胸痛，也应首先排除对生命威胁最大的疾病——心绞痛；其次再考虑是否存在其他健康问题：如胃及食管疾病、肝胆性疾病、神经及胸壁疾病；最后考虑精神及心理疾病。

3. 接诊急性胸痛患者应分秒必争，经询问病史及初步体检后，在安排辅助检查的同时，应酌情给予相应的处理：包括吸氧、开放静脉通道、血压不低者可试用硝酸甘油等；辅助检查应本着先简单后复杂、先常规后特殊的原则安排。

4. 对于初步明确或未明确诊断的急性胸痛患者，在等待转诊时，一定要做好院前处理工作，及时与患者及家属进行病情沟通。

（刘力戈）

第六节　慢　性　咳　嗽

慢性咳嗽是指以咳嗽为主要或唯一临床表现，咳嗽时间超过8周，胸部X线检查无明显病变者，即通常所说的慢性咳嗽。此定义包括了临床症状、病程、检查三大要素，缺一不可。中华医学会呼吸病学分会制定了我国咳嗽的诊断与治疗指南，并且进行了修订。

（一）询问病史要点

1. 仔细询问病史对病因诊断具有重要作用。

2. 除了呼吸系统病史外，还要注意耳鼻喉、消化系统病史的询问。

3. 应注意咳嗽诱发因素的询问，如吸烟史、职业史或环境刺激暴露史、血管紧张素转化酶抑制剂（angiotensin converting enzyme inhibitor，ACEI）药物或其他药物等用药史。

4. 注意咳嗽的持续时间、性质、音色、节律、诱发或加重因素、体位影响，伴随症状等；了解痰液量、颜色及性状等。

（二）体格检查

1. 翔实的体格检查有助于病因的确定。

2. 全身各系统均需要仔细检查，包括体型、鼻、咽、喉、气管、肺部等，如气管的位置、颈静脉充盈、咽喉鼻腔情况，双肺呼吸音及有无哮鸣音、湿啰音和爆裂音等。也要注意是否存在心界扩大、早搏、瓣膜区器质性杂音等心脏体征。

（三）慢性咳嗽的主要病因及鉴别诊断（表3-6-1）

表3-6-1　慢性咳嗽的主要病因及鉴别诊断

鉴别	咳嗽变异性哮喘	上气道咳嗽反应综合征	嗜酸性粒细胞性支气管炎	胃食管反流性咳嗽
症状	夜间咳嗽明显	咽喉部滴流感、频繁清喉、流涕	多为刺激性干咳嗽，或伴少量黏痰	咳嗽与进食相关
体征	阴性	咽后壁黏液附着、咽后壁鹅卵石样观	阴性	阴性
支气管激发试验	阳性	阴性	阴性	阴性
治疗反应	支气管扩张剂、糖皮质激素治疗有效	—	糖皮质激素治疗有效	抗反流治疗有效

（四）慢性咳嗽的诊疗流程（图3-6-1）

（五）转诊指征

1. 紧急转诊

（1）气胸。

（2）气管支气管异物。

（3）肺水肿。

（4）肺栓塞。

（5）急性心肌梗死等。

2. 普通转诊

（1）治疗无效。

（2）治疗仅部分有效，或未能排除某些严重或恶性病变。

（3）症状虽缓解，但频繁反复发作，影响患者生活质量。

（4）传染病病例。

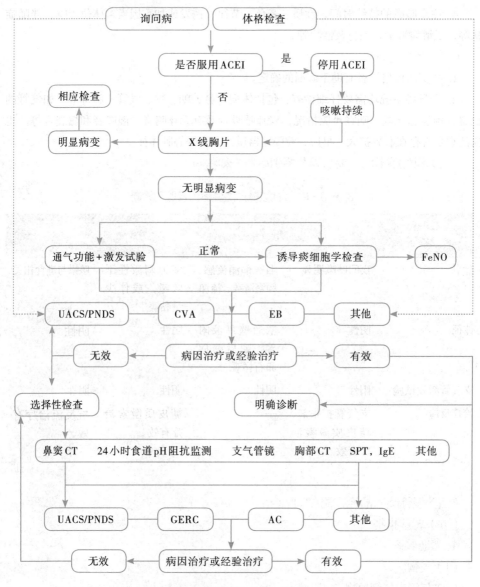

图3-6-1　慢性咳嗽诊疗流程

注：ACEI.血管紧张素转换酶抑制剂；SPT.过敏原皮试；IgE.免疫球蛋白E；
CVA.咳嗽变异性哮喘；UACS.上气道咳嗽综合征；PNDS.鼻后滴漏综合征（鼻炎/副鼻窦炎）；
EB.嗜酸细胞性支气管炎；GER.胃食管反流；AC.变应性咳嗽。

（六）实践要点

1. 慢性咳嗽的病因诊断应遵循以下原则

（1）重视病史，包括耳鼻咽喉和消化系统疾病史。

（2）根据病史、体格检查选择相应的辅助检查，由简单到复杂。

（3）先检查常见病，后少见病。

（4）诊断和治疗两者应同步或顺序进行。

2. 对于经济条件受限或普通基层医院的患者，经验性诊治可以作为一种替代措施，弥补辅助检查手段不足。经验性诊治方法简单方便，利于在基层医院使用，但也存在一些缺陷，治疗目标侧重常见病因，易忽视其他少见病因；缺少全面的辅助检查证据可能会对一些严重疾病造成误诊、漏诊，因此经验性诊治无效者，应及时转诊到有条件的医院进行相关检查明确病因，以免延误病情。

（1）以临床线索为导向的经验性治疗：先根据病史和临床表现推测慢性咳嗽可能的病因，作为针对性治疗的依据，但应注意其症状与病因不一致的局限性。

（2）以病因为导向的经验性治疗：基于慢性咳嗽病因分布特点，优先治疗最常见、治疗简单和见效快的病因，最后处理少见、疗程长和起效慢的病因，适用于疾病特征不典型或多种病因同时存在的情况。

3. 应熟知慢性咳嗽的常见病因，做到有效诊治，尤其能采用正确的经验性治疗方法成功治疗大部分患者，对部分诊断不清或疗效不佳的患者，能把握转诊时机，对在上级医院查明病因并转回的患者，能执行标准的治疗方案并能规范随访管理。

（聂秀红）

第七节　腹　痛

腹痛（abdominal pain）是临床常见的症状，多数由腹腔内脏器疾病引起，腹腔外及全身性疾病也可引起腹痛。腹痛的性质和程度受病变性质和病变严重程度影响，也受神经和心理因素影响。腹痛按起病缓急、病程长短分为急性腹痛和慢性腹痛。慢性腹痛与急性腹痛的病因又往往互相交叉，故在诊断时应相互参考。

根据腹痛的发生机制，可将腹痛分为内脏性疼痛、躯体性疼痛和牵涉性疼痛。

内脏性疼痛的特点是疼痛部位不确切，接近腹中线，疼痛感觉模糊，多为痉挛、不适、钝痛、灼痛，常伴有恶心、呕吐、出汗、面色苍白等表现。躯体性疼痛一般剧烈而持续，定位准确；可伴有局部腹肌的强直、压痛及反跳痛；疼痛可因咳嗽或体位变动而加剧。牵涉性疼痛定位明确，剧烈，有压痛、肌紧张及感觉过敏等。

（一）询问病史要点

1. 腹痛发生与性别、年龄、职业、婚姻等的关系。

2. 腹痛的诱因，起病的缓急。

3. 腹痛性质、部位程度及有无放射、是持续性还是阵发性，加重缓解的因素等。

4. 腹痛是否伴有呕吐、腹胀、便秘、呕血、便血、发热、尿血、阴道出血等。

5. 腹痛与饮食、排便、体位等关系。

6. 既往病史如房颤病史、腹部外伤史、手术史、过敏史及以往有无类似发作病史。

7. 育龄女性应询问月经史。

8. 有无胸痛、心慌、气促及糖尿病和高血压。

（二）体格检查

1. 一般情况　患者神志、体温、心率、呼吸、血压、体位、面容，有无皮肤及巩膜黄染及水肿等。

2. 进行必要的心脏、胸部、脊柱等方面查体，避免遗漏腹腔外疾病。

3. 腹部查体需注意

（1）完全暴露腹部：仔细观察腹部是否隆起，是否有手术瘢痕，是否有肠型、蠕动波等。

（2）腹部是否有压痛、反跳痛及肌紧张，是否可触到肿大的脏器或包块。

（3）肝脏浊音界是否消失，有无移动性浊音。

（4）肠鸣音是否变化，有无振水音，是否可闻及血管杂音及摩擦音。

4. 肛门、外生殖器检查，必要时行妇科检查。

（三）腹痛的病因及鉴别诊断（表3-7-1）

表3-7-1　腹痛的病因及鉴别诊断

原因	指示性所见	诊断方法
胃、十二指肠疾病		
慢性胃炎	腹痛多位于上腹部，饭后加重，伴胃灼热、反酸、恶心等，上腹部可有压痛	胃镜检查
消化性溃疡	腹痛多位于上腹部，为慢性、周期性、节律性腹痛上腹部有压痛。出现穿孔可出现板状腹、压痛、反跳痛、肌紧张，肝浊音界及肠鸣音消失等	胃镜检查。穿孔：X线腹部平片检查
胃癌	腹痛位于上腹部，以隐痛为主，疼痛节律发生改变。伴消瘦、消化道出血等	胃镜检查及活检
憩室及憩室炎	腹痛多位于上腹部，以钝痛、胀痛为主，饭后加重	上消化道X线钡餐或胃镜检查
肠道疾病		
急性阑尾炎	转移性腹痛，最后集中在右下腹，伴有发热，麦氏点有压痛	血常规、腹部超声检查
急性出血坏死性肠炎	腹痛多位于脐周，腹痛逐渐加重，伴有恶心、呕吐、水样血便、休克等可见肠型。脐周和上腹部可有明显压痛	X线腹部平片、钡剂灌肠检查，结肠镜检查
急性胃肠炎	不洁饮食史，腹痛多位于脐周，伴呕吐和腹泻	临床评估
缺血性结肠炎	腹痛位于左上腹，呈持续性疼痛阵发性加重。多见于老年人	结肠镜检查、腹腔动脉造影有助诊断

原因	指示性所见	诊断方法
炎症性肠病（溃疡性结肠炎、克罗恩病）	腹痛多位于下腹部，多在排便前加重，排便后缓解。为黏液脓血便，常伴有肠外表现，下腹部可有压痛	大便常规、结肠镜检查
细菌性痢疾	腹痛、发热，脓血便和里急后重	大便常规
肠结核	右下腹或脐周隐痛，饭后加重、腹泻，伴有消瘦、贫血等结核中毒症状	肠镜检查，结核菌素试验
肠道肿瘤	腹痛伴腹部包块，便血、消瘦	内镜检查及活检，消化道钡餐、钡剂灌肠检查
肠系膜动、静脉栓塞	腹痛位置不固定，常为突然发生，可有恶心、呕吐、便血，后伴有腹膜炎体征 腹部可有压痛，出现腹膜炎刺激征及肠鸣音消失等	超声、CT、MRI、血管造影等有助诊断
肠梗阻	腹痛、腹胀伴呕吐及肛门停止排便、排气 可见胃肠型和蠕动波，腹部压痛明显，肠鸣音亢进等	X线腹部平片

肝脏

肝炎	疲乏、恶心、呕吐、纳差、厌油、黄疸及肝区不适。黄疸及肝大	肝功、肝炎标志物、超声等检查
肝癌	右上腹钝痛，并逐渐加剧，伴消瘦、黄疸、厌油肝脏肿大、质硬，有触痛及叩击痛。伴有黄疸、肝掌、蜘蛛痣等	AFP、腹部超声或CT等
肝脓肿	右上腹疼痛程度，伴发热、恶心、呕吐、消瘦等。肝脏肿大，局部有压痛，右上腹可有叩痛、触痛	腹部超声或CT等

胆道疾病

急性化脓性胆管炎	右上腹部或上腹部疼痛，伴有发冷、发热、黄疸、休克等。 右上腹可有压痛、反跳痛、肌紧张，Murphy征（＋）等	血常规、腹部超声或CT等检查
胆囊炎	右上腹或上腹部持续性疼痛，阵发性加剧，并向右肩胛部放射。可伴有发热、恶心、呕吐等。右上腹可有压痛、反跳痛、肌紧张，Murphy征（＋）	腹部超声或CT检查等
胆道蛔虫	突然发生剑突下钻顶样疼痛，伴大汗淋漓、辗转不安、恶心、呕吐，间歇期如常 发作时，剑突下可有压痛	腹部超声、MRI、ERCP检查
胆囊癌	腹痛、有黄疸、消瘦 右上腹可扪及包块	腹部超声或CT、MRI检查等

原因	指示性所见	诊断方法
胰腺疾病		
胰腺炎	上腹部持续性疼痛，阵发性加剧，向后背、左肩放射。伴恶心、呕吐、黄疸、发热等 腹部压痛、反跳痛、肌紧张，伴有黄疸等	血、尿淀粉酶、腹部超声或 MRI 等有助诊断
胰腺癌	上腹部钝痛并逐渐加重，消瘦，常伴有明显黄疸、上腹部压痛	腹部超声、腹部增强 CT 或 MRI 检查等
泌尿系疾病		
泌尿系统结石	持续性腹痛伴阵发性加重，伴有恶心、呕吐、血尿等肾区叩痛	尿常规，腹部超声、X 线 或 CT 检查等
膀胱炎	下腹部疼痛，伴有尿频、尿急、尿痛等 膀胱区有压痛	尿常规
腹膜疾病		
腹膜炎	全腹疼痛、寒战、发热、恶心、呕吐 全腹压痛，板状腹、反跳痛、肌紧张；肠鸣音消失等	血常规，腹部超声、X 线 或 CT 等检查
妇产科疾病		
异位妊娠破裂	下腹部突发剧烈腹痛，伴有面色苍白、阴道出血等表现。 下腹部压痛，腹部可触及包块，有移动性浊音	尿 hCG、血 hCG、盆腔超声检查
卵巢破裂	多见未婚女性，常发生在排卵期。突发下腹剧烈疼痛，里急后重，多无阴道出血 双合诊卵巢有触痛，附件无包块	尿 hCG、血 hCG、盆腔超声、后穹窿穿刺检查
盆腔炎	下腹持续性疼痛，经前加剧，伴腰酸痛，有白带增多等表现 双合诊盆腔压痛	白带常规、腹部超声检查
全身性疾病		
急性心肌梗死	剑突下或上腹持续性绞痛，伴有大汗淋漓、面色苍白、心慌、呼吸困难	心电图、心肌酶学检查
糖尿病酮症酸中毒	发病前有多饮、多食和多尿或已确诊糖尿病史。先有呕吐后出现腹痛，呈阵发性剧痛，伴腹胀	血糖、尿糖、尿酮体检查

（四）腹痛诊疗流程（图3-7-1）

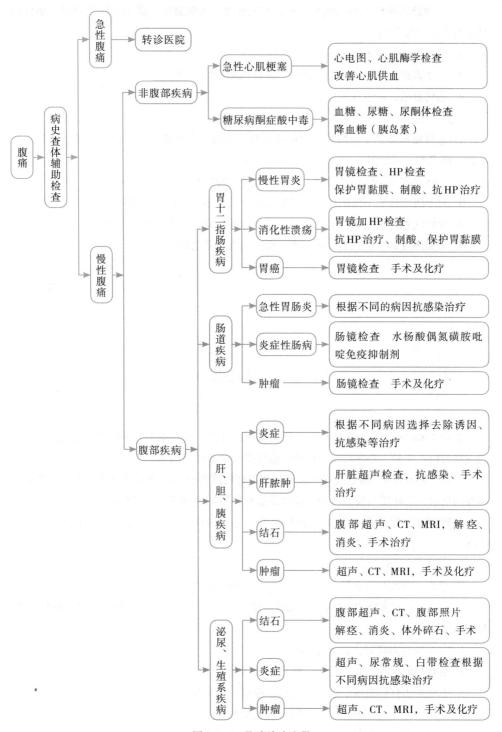

图3-7-1 腹痛诊疗流程

（五）转诊指征

1. 需要急诊外科处理的病例：异位妊娠破裂、内脏破裂、腹主动脉瘤破裂、消化性溃疡穿孔、肠梗阻等。

2. 慢性腹痛原因不明者。

3. 给予常规治疗后，病情无缓解，进行性加重的患者。

4. 病情复杂，病情危重患者。

（六）实践要点

1. 急性腹痛多见于急腹症，包括脏器穿孔破裂、急性腹膜炎、腹内脏器急性炎症性疾病、肠套叠、肠梗阻。

2. 慢性腹痛见于消化性溃疡、慢性胆囊炎、慢性胰腺炎、慢性阑尾炎。

3. 对于腹痛诊断不清的患者，特别是老年人，不能使用强镇痛药物，避免影响诊断。

4. 特别注意儿童及老年人，他们的症状和体征常常不会真实反映其疾病严重度。

5. 当阑尾炎破裂穿孔后，在相当一段时期内腹痛会减轻。

（赵光斌　胡　芳）

第八节　恶心与呕吐

恶心（nausea）为上腹部不适、紧迫欲呕的感觉，可伴有自主神经功能紊乱的表现，如皮肤苍白、头晕、心率增快、出汗、血压降低及心动过缓等。

呕吐（vomiting）指通过胃的强烈收缩迫使胃或部分小肠内容物通过食管、口腔排出体外的现象。呕吐要与反流区别，反流是指食物回流到口腔，不伴有恶心和膈肌收缩。

引起呕吐的原因很多，按发病机制可分为反射性呕吐、中枢性呕吐和前庭障碍性呕吐。

（一）询问病史要点

1. 恶心、呕吐与饮食的关系，有无明显的病因或诱因。

2. 恶心、呕吐的发生时间。清晨时的恶心、呕吐多见于早孕、尿毒症和颅内疾病引起颅内压升高。

3. 呕吐是否为喷射状，有无恶心。

4. 呕吐物的次数、量、性质、颜色、气味等。

5. 呕吐是否伴随腹痛、腹泻、发热、黄疸、头痛和眩晕。

6. 既往病史　有无肝炎、糖尿病、肾病史及手术史。

7. 育龄女性应询问月经史。

（二）体格检查

1. 有无脱水、水肿、发热、贫血、黄疸等。

2. 有无心率增快、心律失常、心力衰竭的表现。

3. 注意腹部有无肠型及胃肠蠕动波，腹部是否有压痛、反跳痛、振水音，肠鸣音是否异常，肝脾是否肿大，是否可触到包块，有无腹腔积液。

4. 检查有无脑膜刺激征，瞳孔是否等大、等圆，眼压是否正常，是否有病理反射等。

5. 女性患者要进行妇科检查。

（三）恶心、呕吐的主要病因及鉴别诊断（表3-8-1）

表3-8-1 恶心、呕吐的主要病因及鉴别诊断

病因	指示所见	诊断
神经性呕吐	见于青年女性，反复发作，呕吐多在饭后立即发生，常不伴恶心。呕吐发生及加重与精神情绪有关	临床评估
颅内占位、脑炎、脑膜炎、肝、肺性脑病	吐为喷射状，量大，伴有明显的头痛及有意识障碍等。神经病理体征阳性、有脑膜刺激征及视神经乳头水肿	脑脊液检查、头颅CT或MRI检查
脑血管疾病	表现为头痛、眩晕、恶心、呕吐，甚至惊厥、昏迷出现脑膜刺激征和神经病理反射阳性，伴有意识障碍	颅脑CT、MRI、眼底等检查
梅尼埃综合征、晕车、晕船	呕吐较重，可呈喷射状，与体位变动有关，伴有旋转性眩晕 眼球震颤	颅脑CT、MRI检查
尿毒症、糖尿病酮症酸中毒	呕吐伴恶心，伴有各种疾病的原发症状。不同疾病查体可出现明显脱水征，呼气有烂苹果或尿味，水肿体征	肾功、血糖、血酮检查
急性青光眼	表现为恶心、呕吐伴剧烈头痛，视力减退、眼压升高，瞳孔散大	测视力、眼压检查
内耳迷路病变	发作时呈旋转型眩晕、眼球震颤、恶心、呕吐、平衡障碍、耳鸣。听力下降	听力检查，头部CT、MRI检查
急性心肌梗死	恶心、呕吐伴有心前区疼痛、心悸、呼吸困难等，全身出冷汗、心动过速	心电、心肌酶谱
食管疾病	恶心、呕吐伴进行性或间歇性吞咽困难。查体无特异性	X线钡餐、胃镜等检查
胃炎、消化性溃疡幽门梗阻等	表现为恶心、呕吐、腹痛、幽门梗阻，呕吐隔日食物 腹部查体可有压痛，胃蠕动波、振水音	腹部X平片、胃镜检查

病因	指示所见	诊断
阑尾炎、肠梗阻、腹膜炎、胃肠穿孔、肠炎等	表现为恶心、呕吐伴腹痛。腹部查体可有压痛、反跳痛、肌紧张。梗阻时可见肠型、胃肠蠕动波、肠鸣音亢进等	血常规、腹部透视、腹部X平片、腹部超声检查
胆囊炎、胆道结石、化脓性胆管炎	恶心、呕吐、腹痛、黄疸、右上腹有压痛和胆绞痛当伴有感染时可有反跳痛，局部肌紧张、Murphy征（＋）等	血常规、腹部超声或CT、ERCP等检查
急性胰腺炎	有暴饮、暴食诱因，恶心、呕吐伴剧烈的上腹部疼痛，向腰背部放射。腹部查体可有压痛、反跳痛、肌紧张	血、尿淀粉酶，腹部超声或CT等检查
肝脏疾病	表现为恶心、呕吐伴乏力、纳差、消瘦、黄疸等黄染、肝脏肿大、有触痛。	肝功、腹部超声或CT等检查
尿路结石	恶心、呕吐伴有剧烈的腹痛，伴向下腹部放射	小便常规、腹部超声、X平片或CT等
生殖系统疾病	育龄期女性，呕吐晨起后呕吐。查体无特殊异常	血、尿妊娠试验

（四）恶心、呕吐诊疗流程（图3-8-1）

（五）转诊的指征

1. 恶心、呕吐等症状进行性加重，常规治疗效果不佳者。

2. 需要急诊手术治疗的患者。

3. 老年患者病情复杂，治疗效果不佳者。

4. 病因不明需要进一步检查明确的。

（六）实践要点

1. 呕吐物中无胆汁，考虑为幽门梗阻，有胆汁考虑为十二指肠球部以下梗阻。

2. 呕出咽下的食物，见于食管狭窄或梗阻。

3. 胃肠道外的其他疾病也可引起呕吐，如颅脑病变、急性泌尿系疾病、急性盆腔炎、异位妊娠破裂、急性心肌梗死早期、心力衰竭、青光眼等，也有可能与药物副作用相关。

4. 对于诊断不明的患者避免长期使用止吐药物。

5. 儿童、婴幼儿不能使用止吐剂。

6. 育龄期女性，需排除妊娠后再给予药物治疗。

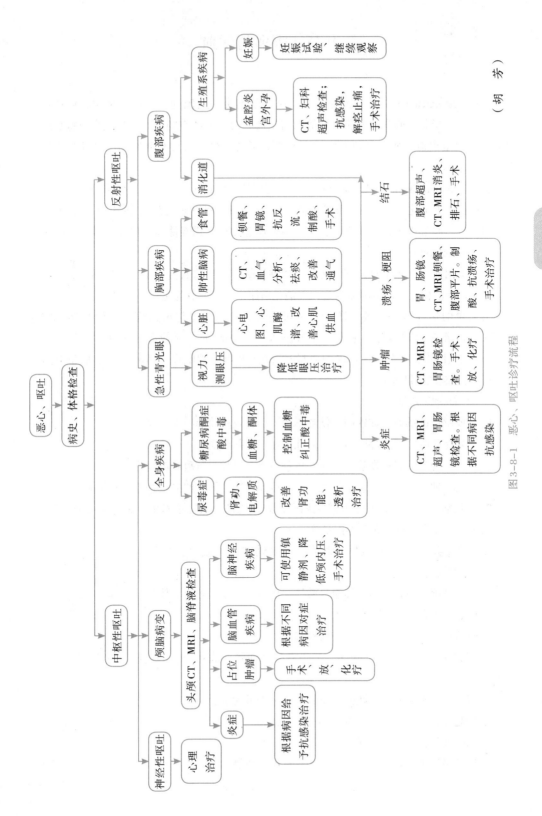

图 3-8-1 恶心、呕吐诊疗流程

（胡 芳）

第九节　呕血与便血

呕血（hematemesis）是指消化道十二指肠悬韧带（屈氏韧带）以上部位，包括食管、胃、十二指肠、胆囊、肝脏、胰腺及胃空肠吻合术后的空肠上段疾病或全身疾病所致的上消化道出血，血液经口腔呕出。常伴有黑便，严重时可有急性周围循环衰竭的表现。

便血（hematochezia）是指消化道出血，血液从肛门排出，出血的部位可位于上消化道，也可位于下消化道（包括空肠、回肠、结肠、直肠及肛门等疾病引的出血）。便血颜色可呈鲜红、暗红或黑色。少量出血不造粪便颜色改变，需经隐血试验才能确定，称为隐血（occult blood）。

消化道出血是临床常见急症，传统上以屈氏韧带为界将其分为上消化道出血和下消化道出血。上消化道出血以呕血为主，下消化道路出血以便血为主。

出血量的估计至关重要，既涉及处理的轻重缓急，也与出血病因及治疗转归密切相关，因此应及时估计失血量。每日出血量5~10ml时，粪便潜血阳性；每日出血50~100ml以上可出现黑便。胃内积血量达250ml时可出现呕血，短时间内出血量超过1 000ml可引起周围循环衰竭。

（一）询问病史要点

1. 询问呕血的诱因：如饮酒、饮食不当、毒物及药物等。

2. 确定是否呕血，排除咯血、鼻后孔出血及牙龈出血。

3. 呕血伴随的症状：发热、腹痛、里急后重、黑矇、黄疸和消瘦等。

4. 呕血、便血的次数、量、颜色，呕血有无食物伴随，便血是否与粪便相混。

5. 既往病史　有无胃肠及肝脏疾病史，有无烧伤、颅脑手术史，是否有心血管病、糖尿病病史，有无结核、支气管扩张等。

6.有无长期服用如阿司匹林、激素、非甾体抗炎等药物史。

（二）体格检查

1. 一般情况　患者神志、体温、脉搏、血压、心率、呼吸、体位、面容，有无黄疸、皮肤出血点、肝掌及蜘蛛痣等。

2. 进行口腔、鼻腔、心肺等方面检查。

3. 观察腹部是否有局部隆起，是否有静脉曲张及曲张静脉的流向、有无皮疹、包块等。

4. 腹部是否有压痛及反跳痛、肌紧张，是否可触及肿大的脏器或包块。

5. 肝脏浊音界是否消失，有无移动性浊音。

6. 肠鸣音是否变化，有无振水音及气过水音。

7. 肛门指检观察有无痔、肛周疾病、直肠包块等。

（三）呕血、便血的主要病因及鉴别诊断（表3-9-1）

表3-9-1 呕血、便血的主要病因及鉴别诊断

病因	指示性所见	诊断方法
食管		
食管溃疡和食管炎	疼痛多位于胸骨后或剑突下，伴有胃灼热、反酸。吞咽梗阻感等	胃镜检查
食管裂孔疝	胸骨后或剑突下烧灼痛，向左肩、颈、前胸放射，伴有胃灼热、反流、嗳气、呕吐等	X线吞钡或胃镜检查
食管损伤	食管异物、误饮强酸、碱等诱因，胸骨后疼痛不适	X线吞钡、胃镜检查
食管贲门黏膜撕裂	有引起胃内压增高的诱因，剧烈呕吐、反胃、呕吐胃内容物后出现呕血	急诊胃镜检查
食管癌	进行性吞咽困难，间断呕血、黑便，伴有消瘦、贫血等	食管钡餐、胃镜检查加活检
食管-胃底静脉曲张出血	有慢性肝病或门静脉高压证据。突然呕血，呕暗红色或鲜红色血液，量大，进展迅速，肝病面容、黄疸、肝掌、蜘蛛痣、腹壁静脉曲张、脾大、腹水等表现	腹部超声、CT、胃镜检查
胃、十二指肠		
急性糜烂出血性胃炎	在急性病变和应激情况下突然发生出血，可出现黑便，伴有反酸、胃灼热、恶心、呕吐等	胃镜检查
消化性溃疡	上腹部慢性、周期性、节律性腹痛。呕吐物多为咖啡色，少数出血量大时呕吐暗红色或鲜红色血液	胃镜检查、X线钡餐
胃癌	上腹部无规律隐痛、消瘦、贫血；慢性、少量出血，可单纯表现为柏油样便。上腹部可触及包块，左锁骨上窝淋巴结肿大	胃镜检查及组织活检
十二指肠憩室	呕血和黑便伴有上腹疼痛	胃镜检查
糜烂性十指肠炎	右上腹，反酸、胃灼热、呕血、便血	胃镜检查
肝、胆、胰		
胆道出血	发热、寒战和上腹绞痛后出现呕血、黑便，出血可自行停止。反复出现，具有周期性。可触及肿大胆囊	腹部超声、CT、胃十二指肠镜检查
胰腺疾病	以呕血为主的反复消化道出血，伴有消化不良、消瘦，上腹部有压痛，可扪及包块	腹部超声、CT、MRI检查

病因	指示性所见	诊断方法
肠道		
小肠血管瘤、血管畸形	青年患者突然出现呕血、便血，便血量＞呕血量	小肠镜检查、出血期间行肠系膜血管造影、放射性核素^{99m}Tc标记红细胞检查
小肠肿瘤	中、老年患者，腹痛、呕血、便血等，伴有腹胀、营养不良等。腹部有压痛、可扪及腹部包块及肠梗阻等体征	X线钡餐、小肠镜检查出血期间可选择性肠系膜血管造影等检查
克罗恩病	右下腹或脐周疼痛，腹泻，多无脓血便及黏液，伴有发热、消瘦及胃肠外等表现下腹部可有压痛，扪及腹部包块，可出现肠梗阻、肠瘘、肛周病变等	大便常规、结肠镜检查+组织活检、腹部X线检查
肠结核	低热、盗汗、消瘦和肠外结核病史，有腹痛、腹泻、便秘等症状。腹部有压痛，可扪及腹部包块等	结肠镜检查+组织活检、腹部X线检查
肠伤寒	急性起病，发热、头昏、乏力、神志淡漠、便血等表现 相对缓脉、肝脾肿大、皮肤出现"玫瑰疹"等	肥达试验和大便培养
急性出血坏死性肠炎	不洁饮食后突然出现发热、腹痛、腹胀、呕吐、腹泻、血便、粪便恶臭等，可见肠型、脐周和上腹部压痛等	大便常规、大便培养、结肠镜及腹部X线检查
溃疡性结肠炎	腹痛多位于下腹部，多在排便前加重，排便后缓解。为黏液脓血便，常伴有肠外表现	大便常规、结肠镜检查
阿米巴病	果酱样黏液便。腹部有压痛	大便常规查阿米巴滋养体、结肠镜检查
急性细菌性痢疾	发热、腹痛、腹泻及脓血便，有里急后重，腹部压痛等	大便常规、培养
缺血性结肠炎	中老年患者，有动脉硬化等病史，突然发生的间歇性腹痛、便血和腹泻，左下腹压痛，直肠指检带血	结肠镜检查+组织活检
结、直肠息肉	间断性便血或多次大便隐血阳性，腹部体征较少	结肠镜检查

病因	指示性所见	诊断方法
结、直肠肿瘤	排便习惯改变伴大便带有黏液和血液，消瘦腹部可扪及肿块，直肠指检可扪及包块、指尖带血等	结肠镜检查+组织活检
肛裂	周期性、规律性肛周局部疼痛及便秘、便后滴血等	一般不宜做直肠指检及肛门镜检查
痔	便时带血或滴血，排便及蹲位时可见痔脱出。直肠指检可扪及包块	直肠指检及肛门镜检查
全身		
主动脉夹层破裂	有胸痛，呼吸困难、突发性呕出大量鲜红色血液。可有胸腔积液、心脏杂音、血压升高等体征	胸部CT、MRI检查
肠系膜上动静脉瘘	外伤、感染和腹部手术后突然出现大量呕血、便血，腹部血管杂音和腹水	腹部超声、腹部CT、和腹部血管造影
过敏性紫癜	有感染、药物、特殊饮食史，腹痛、呕吐、呕血或便血，多变、不固定的腹痛，皮肤可见过敏性紫癜	血常规、内镜检查

（四）呕血、便血诊疗流程（图3-9-1）

（五）转诊指征

1. 需要做急诊内镜检查明确出血原因的患者。

2. 需要做内镜下止血或急诊外科处理的病例。

3. 所有诊断不清的病例。

4. 病因明确，治疗后仍反复出血或者进行性加重者。

（六）实践要点

1. 确定出血是否来自消化道，首先应与口、咽、鼻部位出血进行区别。

2. 食用动物血、骨炭、铁剂、铋剂和某些中成药也可引起黑便，应注意进行区别。

3. 大咯血时，血液咽入消化道，可引起呕血或黑便，应加以鉴别。

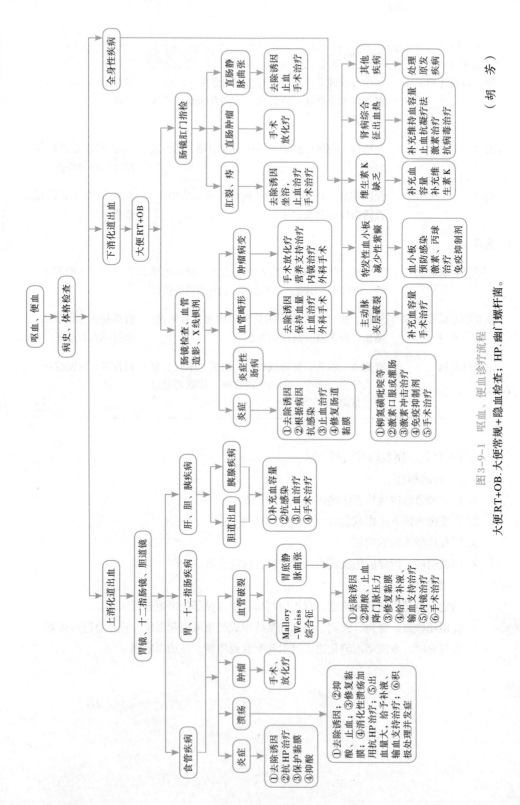

图 3-9-1 呕血、便血诊疗流程

大便 RT+OB. 大便常规+隐血检查；HP. 幽门螺杆菌。

（胡 芳）

第十节 黄 疸

黄疸（jaundice）是指血清中胆红素浓度升高，使巩膜、黏膜、皮肤发黄的症状和体征。正常血清中总胆红素浓度为1.7~17.1μmol/L（0.1~1.0mg/dl），胆红素在17.1~34.2μmol/L（1.0~2.0mg/dl）时，临床不能察觉，称为隐性黄疸。当胆红素浓度>34.2μmol/L（2.0mg/dl）时出现临床可见黄疸。黄疸是许多疾病的一种症状和体征，多见于肝胆胰疾病。

（一）询问病史要点

1. 起病的缓急、年龄、性别和病程的长短等。

2. 黄疸发生的诱因，发生黄疸是否与饮食、饮酒、服药有关系，有无输血及血液制品史。

3. 黄疸是持续性还是间断性，是否反复发生，有无进行性加重和自行消退等。

4. 黄疸伴随症状　是否伴有纳差、腹胀、腹痛、恶心、呕吐、腹泻等症状。

5. 有无发热、消瘦、皮肤瘙痒、紫癜、心悸、头昏、呼吸困难等。

6. 是否有尿、大便的颜色改变，有无肝、脾等脏器肿大及腹水等。

7. 有无肝炎患者接触史，有无血吸虫、钩体病流行地区居住或疫水接触史等。

8. 有无反复发作的胆绞痛或胆道手术史，有无遗传性疾病病史等。

9. 注意患者家族遗传史，女性患者注意询问妊娠史。

（二）体格检查

1. 患者营养状态、体温、脉搏、面容等。

2. 皮肤、巩膜的颜色，皮肤是否有皮疹、紫癜、抓痕、肝掌、蜘蛛痣及出血点。

3. 腹部有无压痛、反跳痛及肌紧张，是否有局部隆起，有无腹壁静脉曲张及曲张的静脉流向。

4. 肝脏、脾脏、胆囊是否肿大，有无触痛，注意质地及表面光滑度等。

5. 检查有无腹水征。

（三）黄疸的主要病因及鉴别诊断（表3-10-1、表3-10-2）

表3-10-1　三种黄疸的鉴别诊断

鉴别	溶血性黄疸	肝细胞性黄疸	胆汁淤积性黄疸
病史	有溶血诱因，有反复发作史	肝炎或肝硬化病史	结石、梗阻
症状及体征	贫血、网织红细胞增加、脾大、血红蛋白尿	肝区不适，消化道症状明显，肝脾大	黄疸波动或进行性加重
胆红素	间接胆红素升高	间接胆红素、直接胆红素均升高	结合胆红素升高

续表

鉴别	溶血性黄疸	肝细胞性黄疸	胆汁淤积性黄疸
CB/TB	≤20%	≥30%	≥60%
尿胆红素	阴性	阳性	明显阳性
尿胆原	增加	轻度增加	减少或缺如
转氨酶	正常	明显增高	可增高
碱性磷酸酶	正常	可增高	明显增高
其他	溶血的实验室表现	肝功能检查异常	有胆道梗阻等表现

注：CB，结合胆红素；TB，总胆红素。

表3-10-2 黄疸的主要病因与鉴别诊断

病因	指示性所见	诊断方法
先天性非溶血性黄疸		
新生儿生理性黄疸	成熟儿出生后24小时出现黄疸，2~3日达高峰，持续1周左右消退。早产儿出生后48小时出现黄疸，4~5日达高峰，持续10~15日消退。黄疸在躯干、四肢、全身均有，以头面部较明显	血胆红素明显升高，以未结合胆红素升高为主
旁路性高胆红素血症	青少年出现慢性间歇性黄疸、贫血，伴有脾大。脾大明显，肝大者少见	肝脏生化功能、血清胆红素、网织红细胞检查
Gilbert综合征	无症状的慢性或间歇性黄疸，劳累、感冒及饮酒后加重。10~20岁发病	肝脏生化功能检查，血清中非结合胆红素升高为主，胆汁酸、ALP正常，肝脏活检正常，葡糖醛酸转移酶活性降低
Dubin-Johnson综合征	常染色体隐性遗传病。25岁以下发病，多有家族性，慢性或间歇黄疸。饮酒、劳累、感染、手术后加重。可有轻度肝、脾大	血清结合胆红素升高为主，胆汁酸、ALP正常，胆囊造影不显影；肝脏活检发现肝细胞内有粗大褐色颗粒
Crigler-Najjar综合征	常染色体遗传病。常表现为重度黄疸。见于出生后1周婴儿。皮肤重度黄染，可出现肌震颤	血清非结合胆红素明显升高，肝功血液学、常规肝功能检查正常

病因	指示性所见	诊断方法
溶血性黄疸		
遗传性球形红细胞增多症	常染色体显性遗传病，表现为贫血、黄疸、贫血及脾大体征	血涂片球形红细胞增多，网织红细胞增高，红细胞脆性试验阳性，Coombs试验阴性
葡糖-6-磷酸脱氢酶（G6PD）缺乏症	是一种伴有不完全显性遗传病。以药物、蚕豆、感染等为诱因，表现为贫血、黄疸及脾大。可有家族史，反复发作。皮肤巩膜黄染、贫血、脾大	红细胞G6PD酶活性测定
珠蛋白生成障碍性贫血	珠蛋白合成障碍所引起的一组遗传性溶血性贫血，贫血，轻到中度黄疸，肝脾大。小细胞低色素性贫血、骨髓象呈红细胞系统增生明显活跃，以中、晚幼红细胞占多数	外周血象、骨髓象检查
阵发性睡眠性血红蛋白尿（PNH）	全血细胞减少伴网织红细胞增，血红蛋白尿伴黄疸，查体无特殊	外周血细胞及网织红细胞检查、酸溶血试验、糖水试验、蛇毒因子溶血试验或尿含铁血黄素试验
血型不合输血反应	发热、黄疸、血红蛋白尿、脾大。急性输血反应出现呼吸困难和血压下降	血型鉴定、Coombs试验、血浆游离血红蛋白
药物、感染、生物毒素等引起溶血	表现为黄疸。血红蛋白尿、溶血性贫血	病史、诱因及溶血相关检查
肝细胞性黄疸		
病毒性肝炎	表现为乏力、纳差、厌油、肝区不适、黄疸、肝脏肿大、肝区叩痛、肝病面容、肝掌等	肝炎病毒标志物、肝功能、HBV DNA、凝血功能、腹部超声
肝硬化	乏力、纳差、消瘦、腹胀、肝区不适、肝病面容、肝掌、蜘蛛痣、肝脏变硬缩小、腹壁静脉曲张、腹水、脾大等	肝炎标志物、HBV DNA、肝功能、出凝血时间、血小板、AFP、肝脏超声、CT、MRI、胃镜
妊娠肝损害	乏力、纳差、厌油、恶心、呕吐等，继而发生黄疸，迅速加重。多发生在20~30岁，孕30~38周第一胎妇女。可出现黄疸、肝脏肿大、肝区叩痛等	肝功能、凝血酶原活动度、腹部超声、CT检查

病因	指示性所见	诊断方法
酒精性肝炎	长期饮酒史，乏力、纳差、厌油、恶心、呕吐、黄疸、肝脏肿大、肝区叩痛等	病史、肝功能、腹部超声、CT检查
自身免疫性肝炎	女性多见，乏力、纳差、厌油、黄疸等。常伴有其他免疫疾病。肝脏肿大、肝区叩痛等	自身免疫性肝炎自身抗体、血清蛋白电泳、免疫球蛋白、肝脏活检
药物性肝炎	多在用药1~4周出现，乏力、纳差、厌油、恶心、呕吐、黄疸、皮疹、肝脏肿大、肝区叩痛等	服药史、肝功异常，服用同种药物可再次出现肝功异常有助诊断
中毒性肝损害	有毒物接触史，乏力、纳差、厌油、恶心、呕吐、黄疸、肝大、肝区叩痛等	毒物接触史、肝功异常，服用同种毒物可再次出现肝功异常有助诊断
其他原因引起肝脏损害（甲状腺功能亢进、心源性等）	有原发疾病的临床表现，伴有黄疸、肝功能损害体征，伴原发疾病体征	肝功检查，主要进行原发疾病诊断
阻塞性黄疸		
肝外胆汁淤积性黄疸（结石、肿瘤）	上腹痛、黄疸、瘙痒、陶土色大便，黄疸常呈波动性	血常规、肝功能、腹部超声、CT、MRI检查、ERCP检查
胆囊炎、胆管炎	急性右上腹痛、发热、寒战、黄疸。发作时中上腹或右上腹有明显压痛、反跳痛，有时可触及肿大的胆囊	血常规、腹部超声、CT、MRI检查
胆囊癌、胆管癌	右上持续隐痛、消瘦、厌食、黄疸等表现 胆囊区可触及无痛坚实块状物，肝脏肿大	超声、CT、MRI、ERCP、MRCP检查
胰腺癌、壶腹周围癌	上腹痛、消瘦伴有进行性加重的黄疸。晚期上腹可扪及包块	肿瘤标志物、腹部超声、CT、MRI、ERCP检查
急性胰腺炎	有暴饮、暴食诱因，突发性、持续性中上腹痛、发热，15%患者可出现黄疸。上腹中部压痛明显	血尿淀粉酶、腹部超声、CT动态增强检查
胆道良性狭窄	有胆囊手术史，多因胆囊切除术时损伤引起，以黄疸为主要表现。可出现皮肤色素沉着、肝脾大表现	腹部超声、CT、MRI检查，ERCP、PTC

病因	指示性所见	诊断方法
淤胆性肝炎	由病毒、药物等引起肝损伤。乏力、纳差、厌油、恶心、呕吐、黄疸、皮肤瘙痒等表现 皮疹、黄疸、肝脏肿大、肝区叩痛等	肝炎标志物、肝功能、凝血功能检查；服药史、服用同种药物可再次出现肝功异常及黄疸等有助诊断
妊娠期特发性黄疸	多于妊娠晚期发生，黄疸伴明显皮肤瘙痒。分娩后黄疸逐渐消退。肝脏可有轻度肿大而脾脏不大	肝功能检查，肝组织活检
原发性胆汁性胆管炎（原发性胆汁性肝硬化）	多见于中年女性，乏力、皮肤瘙痒，进行性黄疸。常伴有其他免疫性疾病。肝脏肿大而不是缩小，可伴有门静脉高压的表现	自身免疫性肝病抗体（特别是M2型抗线粒体抗体）、血清蛋白电泳、免疫球蛋白、腹部超声、CT检查，肝脏活检
原发性硬化性胆管炎	多发生在男性，乏力、体重减轻、瘙痒、黄疸、肝脾大。无胆道手术史，可有胆囊肿大、肝硬化、门静脉高压等。常伴有其他免疫疾病	肝脏功能、自身免疫抗体、ERCP、MRCP、胆管镜检查
肝内胆管结石	肝区闷胀、隐痛，少数可有黄疸。肝区可有压痛、叩痛	腹部超声、CT检查，ERCP等有助诊断

注：MRCP，磁共振胆道造影；ERCP，内镜逆行胆胰管造影；PTC，经皮肝穿刺胆管造影；HBV DNA，乙肝病毒的脱氧核糖核酸；ALP，碱性磷酸酶。

（四）黄疸的诊疗流程（图3-10-1）

（五）转诊的指征

1. 各种类型的病毒性肝炎及肝脏生化功能中到重度损害者。

2. 肝硬化失代偿患者。

3. 孕期急性脂肪肝患者。

4. 无痛性梗阻性黄疸伴有黄疸逐渐加重者。

5. 所有诊断不清的病例。

（六）实践要点

1. 药物引起的黄疸很常见，很多药物都能引起肝损伤包括胆汁淤积、坏死、肉芽肿、慢性活动性肝炎、肝硬化、肝脏肿瘤和静脉闭塞性病变，所有药物都可能对肝脏有损害，小心选用。

2. 进食过多胡萝卜、柑橘、香蕉、南瓜等食品可致皮肤黄染，多见于手掌、足底、

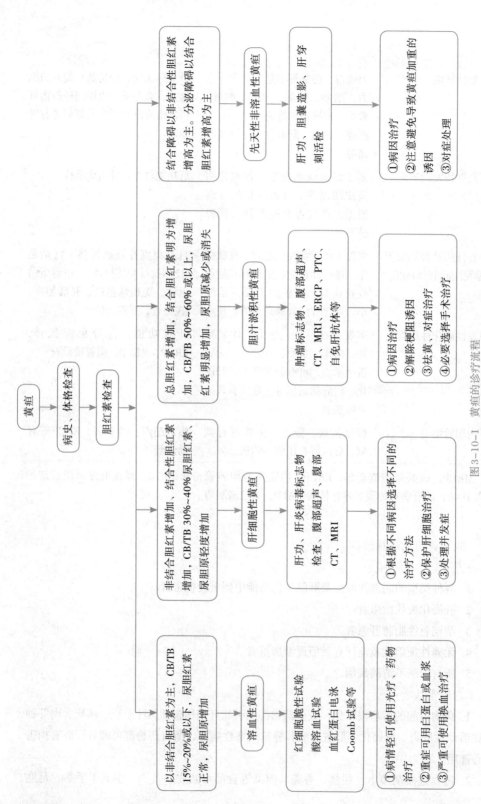

图 3-10-1 黄疸的诊疗流程

CB. 结合胆红素；TB. 总胆红素；ERCP. 内镜逆行胰胆管造影；PTC. 经皮肝穿刺胆管造影。

前额及鼻部，而巩膜一般不出现黄染。

3. 长期服用带有黄色素的药物如米帕林、呋喃唑酮也可致皮肤黄染，严重者可出现巩膜黄染，与黄疸不同点在于巩膜黄染以角膜周围最明显。

4. 老年人可见球结膜下脂肪沉着，多呈不规则分布的黄色斑块，要注意与黄疸区别。

（胡　芳）

第十一节　腹　泻

腹泻（diarrhea）指排便次数明显超过平时习惯（>3次/d），粪质稀薄，含水量增加>85%，大便可伴有黏液、脓血或未消化的食物。一般来说，急性腹泻病程在2~3周内，而慢性腹泻（chronic diarrhea）指病程>4周，或间歇期在2~4周内的复发。

根据腹泻的病理生理类型不同可将腹泻分为4类：分泌性腹泻、渗出性腹泻、渗透性腹泻和动力性腹泻。根据有无器质性病变，慢性腹泻可分为器质性腹泻和功能性腹泻。从鉴别诊断的角度出发，慢性腹泻也可按临床特点进行分类，即水样泻、脂肪泻和炎症性腹泻。多数腹泻是在多种因素和机制共同作用下发生的。

（一）询问病史要点

1. 起病方式与病程　起病急缓，病程长短，是否集体发病。

2. 腹泻的原因　①不洁食物、旅行史：与饮食、饮水的关系，有否聚餐，是否有外出史或到过疫区，同饮同食者发病情况，季节情况等。②生活方式：如饮食规律、情绪、气候及环境变化、工作压力等。③食物过敏或食物不耐受。④药物因素：是否有长期服用药物史，注意询问老年人、儿童有无服用抗生素史。

3. 主要表现　每日腹泻次数、大便量、气味，大便的性状（注意询问有否米泔样、是否伴有脓血和黏液、是否是血性腹泻等）。

4. 伴随情况　是否伴随恶心、呕吐、腹胀、腹痛（注意部位、程度、性质及有无放射痛）、里急后重、发热、盗汗、心悸、气短，消瘦、腹部是否有包块等。

5. 既往病史　了解以往有无类似发作史，有无糖尿病、甲状腺疾病、溃疡病；皮肤、关节、眼部或胆胰病变等，可能与炎症性肠病或其他全身疾病有关。

（二）体格检查

1. 一般情况　体温、脉搏、呼吸、血压，营养状况及消瘦等。

2. 皮肤及头颈部情况　检查有无脱水（皮肤弹性、眼球有无凹陷）、口角炎、舌炎、皮肤黏膜有无苍白、有无黄疸，甲状腺、淋巴结有无肿大。

3. 心肺情况　检查心脏肺部有无异常。

4. 腹部情况　是否有压痛及部位（全腹或局部）、反跳痛、肌紧张，是否可触到肿大的脏器，腹部有无包块、压痛、腹肌紧张等。肝脏浊音界是否消失，有无移动性浊音。肠鸣音是否变化。

5. 其他情况　肛门、外生殖器检查，必要时行直肠指检。

（三）辅助检查

1. 新鲜粪便检查　是诊断急、慢性腹泻病因的最重要的方法。

包括粪便常规（白细胞、吞噬细胞、原虫、虫卵等提示肠道感染、脂肪滴及未消化食物提示消化不良）检查、隐血试验（示肿瘤或炎症）、粪便培养（可发现致病微生物，如沙门菌、志贺菌及真菌、病原学检测如艰难梭菌毒素、寄生虫及虫卵）等、必要时检查粪便电解质和渗透压、pH和脂肪含量、粪钙卫蛋白检测等。粪便中脂肪含量测定及小肠吸收功能试验对吸收不良性引起的腹泻有重要诊断价值。

2. 血液检查　血常规、血沉，C反应蛋白、血糖、电解质、血肝肾功能等生化检查；常可提示是否存在感染、病情严重程度以及营养状态。

3. 影像学检查　如腹部超声、X线、CT、MRI等；X线检查全消化道钡餐和钡剂灌肠可显示胃肠道病变；肠道CT增强CT是诊断肠内、肠外病变主要手段；腹部超声、MRI等检查可了解胰腺、胆道及周围情况，初步判断有无器质性疾病。对原因不明的慢性腹泻，结肠镜检查阴性时，应行结肠黏膜多点活检，进一步明确病因以排除显微镜下结肠炎可能。

4. 内镜检查　胃镜、结肠镜检查、小肠镜、直肠镜和乙状结肠镜对胃肠道炎症、肿瘤有早期诊断价值。怀疑胆道和胰腺病变时ERCP有重要诊断价值。

5. 其他检查　如呼气试验有助于诊断碳水化合物吸收不良和小肠细菌过度增长；小肠吸收功能验及降钙素、生长抑素、甲状旁腺激素等激素测定，均有助于原发病的诊断。

（四）腹泻的主要病因及鉴别诊断

腹泻包括急性腹泻与慢性腹泻，主要病因及鉴别诊断见表3-11-1、表3-11-2。

（五）腹泻诊疗流程（图3-11-1）

表3-11-1　急性腹泻主要病因及鉴别诊断

类别	主要病因	鉴别要点
肠道感染	急性细菌性痢疾	夏秋季发病、腹痛、腹泻、排便每日10余次，伴里急后重，脓血便；大便白细胞 >15/HP，伴红细胞，培养有痢疾志贺菌
	细菌性食物中毒	食物污染爆发、急性胃肠炎、伴腹绞痛、恶心及呕吐，腹泻呈水样，有恶臭；呕吐物或粪便培养有沙门菌
	霍乱与副霍乱	发病急，呕吐与腹泻剧烈，反复不止，粪便呈水样，典型者呈米泔水样，可有循环衰竭表现。大便培养有霍乱弧菌生长

类别	主要病因	鉴别要点
肠道感染	假膜性小肠结肠炎（伪膜性肠炎）	有使用广谱抗生素等诱因，水样便，有假膜，每日腹泻数次至数十次，很少脓血，肠镜活检培养有梭状芽孢杆菌活毒素 A 或 B
	病毒性胃肠炎	儿童或成人夏季流行，无菌性腹泻，高度传染；有轻度不适感、恶心、呕吐及稀便，有自限性，粪便分离出轮转病毒
	血吸虫病	疫水接触后单纯性腹泻，大便稀或水样，腹泻大多为持续性，粪便毛蚴孵化阳性，肠镜黏膜活检为发现血吸虫卵
急性中毒	毒蕈中毒	多发生于夏秋季，发病迅速，可表现为激烈腹泻、腹痛、恶心、呕吐，可有多汗、缓脉、瞳孔缩小、睡眠、昏迷等，可毒物鉴定
	河鲀毒素中毒	进食鲀鱼引起，进食后半小时出现腹泻、腹痛、恶心、呕吐、舌尖及肢体麻木、上睑下垂、共济失调、血压下降及昏迷
	药物中毒	服用泻药、利血平、新斯的明、秋水仙碱等药物后出现腹泻
变态反应	变态反应性胃肠炎	食用虾蟹、海鱼、乳类等，出现呕吐、腹泻、腹痛，伴荨麻疹、偏头痛、血管神经水肿

表 3-11-2　慢性腹泻主要病因及鉴别诊断

类别	主要病因	鉴别要点
慢性感染性腹泻	细菌性痢疾	间歇发病，腹痛、腹泻或腹泻与便秘交替进行，黏液稀便、脓血便，糊状水样便，大便镜检有白细胞，培养有痢疾杆菌
	肠结核	多有肠外结核，有发热、盗汗、右下腹痛，餐后为主腹泻，腹泻与便秘交替进行，大便呈糊状或水样便，无脓血便。腹部X线、肠镜检查有结核表现（回盲部激惹、肠腔狭窄）；肠镜有黏膜充血水肿，环行溃疡；结核菌素试验（+）
	肠道真菌感染	抗生素及免疫抑制剂治疗史，持续性黄色水样便，或豆腐渣样便、泡沫多，或黏液血便；粪便有大量菌丝和念珠菌孢子
炎症性肠病	溃疡性结肠炎	起病缓慢，以腹痛、腹泻逐渐加重，多伴里急后重，可有脓血便；重者有肠外表现，如关节炎、虹膜炎；肠镜提示有表浅溃疡，多发，大小不一，可有假息肉或炎性息肉

类别	主要病因	鉴别要点
炎症性肠病	克罗恩（Crohn）病	青壮年好发，慢性发病，反复发作，右下腹或脐周痛，腹泻或腹泻、便秘交替出现，粪便可有脓血，肠镜可有纵性溃疡与鹅卵石样改变
功能性胃肠病	肠易激综合征 IBS	腹泻6个月以上，近3个月以来符合以下表现：有排便紧迫感或排便不尽感、黏液便、腹胀等，反复腹痛，每周至少有1天出现腹痛，并伴有以下2项或2项以上异常改变者：与排便相关；与排便频率改变相关；与大便性状改变相关
	功能性腹泻	腹泻6个月以上，近3个月符合以下表现：持续性或反复发作稀便、松散便或水样便；≥75%大便为松散或糊状便或水样便；不伴有腹痛或腹部不适
肿瘤性疾病	结直肠癌	多数发生在中年以后，位于左侧 结肠者常为环状生长，伴有排便习惯改变。当肿瘤有糜烂、溃疡、坏死时，可表现为腹泻、血便和里急后重，尤其是肿瘤位于直肠者，主要表现为血便、排便次数增多、排便不畅和里急后重；X线钡剂灌肠或结肠镜检查发现有结肠肿物
	肝癌	以腹泻为首发症状的肝癌，肠黏膜变性水肿，通透性增加，对水分的重吸收减少，致大量水分排入肠腔引起腹泻。影像学检查有肝占位
全身性疾病	甲状腺功能亢进	甲亢时患者肠道蠕动快，消化吸收不良而出现大便频繁甚至腹泻，大便一般呈糊状，含较多未消化食物。血检示甲状腺功能异常
	糖尿病	糖尿病性腹泻呈顽固性、间歇性，发作时间可为几天至几周；间歇期可为数周至数月，腹泻昼夜均可发生，约5%的腹泻患者同时有脂肪泻。血液检查血糖增高
其他	胃源性腹泻	晚期胃癌、萎缩性胃炎等胃酸缺乏，表现为腐败性消化不良、腹泻，大便为深褐色糊状便带泡沫，有恶臭
	胰源性腹泻	慢性胰腺炎、胰腺癌等胰液分泌不足，表现为脂肪泻，与肉质泻，胰腺消化试验提示吸收障碍
	肝胆源性腹泻	肝硬化、慢性胆囊炎、胆石症等引起胆汁引流不畅，肠脂肪吸收障碍
	吸收不良综合征	各种原因的营养吸收障碍；表现为慢性腹泻、腹胀、体重减轻，伴脂肪泻、色变浅，量大，恶臭，油脂多

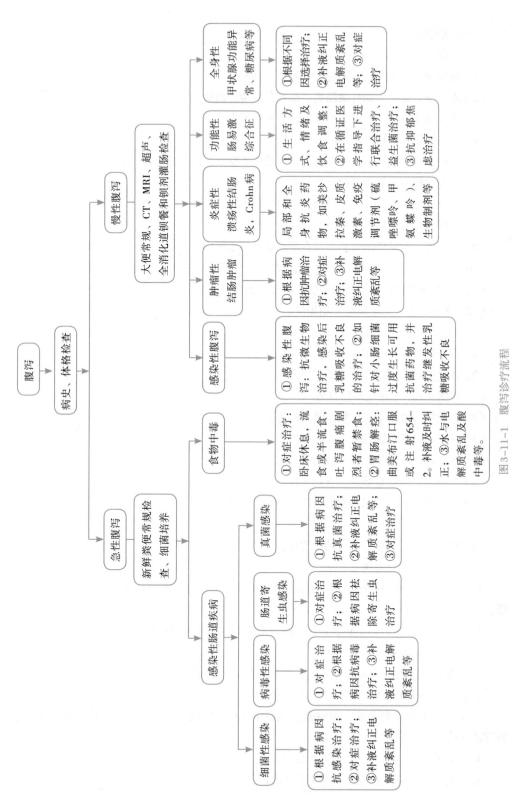

图 3-11-1 腹泻诊疗流程

（六）实践要点

1. 腹泻大便的性状与病因

（1）脓血便：见于痢疾、溃疡性结肠炎、结肠癌。

（2）水样便：见于大肠杆菌肠炎、金黄色葡萄球菌肠炎。

（3）腥臭血水样便：见于急性出血性坏死性肠炎。

（4）果酱样便：常见于慢性阿米巴痢疾。

（5）粪便恶臭：多见于进食肉食后出现消化不良、直肠癌、急性出血性坏死性肠炎。

（6）洗肉水样便：见于嗜盐杆菌肠炎。

（7）蛋花样便：多见于假膜性肠炎、轮状病毒肠炎。

（8）白陶土样便：见于脂肪泻、梗阻性黄疸。

（9）黏液便：常见于肠道易激综合征、结肠绒毛腺瘤。

（10）粪便酸臭：由糖类、脂肪消化吸收不良引起。

（11）绿色水样便：由小儿肠毒性大肠杆菌肠炎引起。

（12）米汤样便：见于霍乱、副霍乱。

2. 伴随症状对病因诊断有帮助

（1）伴下腹痛：病变多在结肠。

（2）伴脐周痛：病变多在小肠。

（3）伴里急后重：病变多在直肠。

（4）伴高热：常见于急性细菌性痢疾等。

（5）伴低热：见于肠结核、炎症性肠病。

（6）伴皮疹：肠结核、炎症性肠病。

（7）伴呕吐：急性胃肠炎、食物中毒。

（8）伴体重下降：甲状腺功能亢进、胰腺肿瘤等。

3. 治疗原则

（1）病因治疗、对症治疗、药物治疗。

（2）药物治疗注意事项。

1）对于腹泻诊断不清的患者，特别是老年人，不能使用强止泻药物，避免影响诊断，造成肠道感染加重。

2）止泻药在儿童患者不轻易使用，除了效果不佳外还可能延长病程。

（七）转诊的指征

1. 根据病史需进一步检查排除严重器质性疾病所致腹泻者。

2. 腹泻出现报警症状：血便、消瘦、贫血。

3. 腹泻及呕吐诊断不明，如呕吐物或便中带血，呕吐物中带胆汁，高热、毒血症、腹部体征提示阑尾炎或肠梗阻。

4. 经验治疗2~4周无效或难治性腹泻者。

5. 不能排除感染性腹泻、需进一步诊治者。

6. 合并其他严重全身性疾病需联合评估及治疗者。

7. 明确病因、有手术指征者。

8. 腹泻较严重并发重度水电解质紊乱甚至休克者。

（朱文华）

第十二节　便　秘

便秘（constipation）是指一种（组）临床症状，表现为排便困难和/或排便次数减少（每周排便 <3次）、粪便干硬。排便困难（排便费力、排出困难、肛门直肠堵塞感、排便不尽感等）。

便秘按病因分类主要分为器质性疾病、功能性疾病及药物引起三大类；其中功能性便秘是指由于生活规律改变、情绪抑郁、饮食因素、排便习惯不良、药物作用等因素所致肠道运动功能障碍引起的便秘。

按病程或起病方式可分为急性和慢性便秘，一般认为时间 ≥6 个月为慢性便秘。

根据引起便秘的肠道动力和肛门直肠功能改变的特点将慢性便秘分为 3 种类型，即慢传输型、出口梗阻型、混合型，见表3-12-1。

表3-12-1　慢性便秘的分类

类别	主要原因及机制	主要特点
慢传输型	多见于功能性便秘，最常见的原因是结肠通过缓慢	结肠测压和胃肠传输试验存在结肠动力紊乱和转运能力降低
出口梗阻型	常见原因在排便动作时耻骨直肠肌和肛门外括约肌的不协调性使得应放松的外口反而收缩，影响粪便的排出，即盆底痉挛综合征	此类患者主要表现为直肠排便异常，多种因素均可导致功能性出口梗阻
混合型	此类患者合并有结肠慢传输和直肠排出障碍（出口梗阻）	结肠动力紊乱和转运能力降低，兼有直肠排便异常

（一）询问病史要点

1. 患者情况　发病的年龄、职业、患者对疾病认识程度、心理状态和采取的措施。文化程度低、低体重指数（BMI）、女性、人口密集区生活者更易发生便秘。

2. 便秘诱因 ①低纤维素食物、水分摄入不足、偏食；②生活节奏加快、工作环境改变、精神心理因素（如抑郁、焦虑等）；③滥用或不合理使用泻药可加重便秘。

3. 起病与病程 发病的急缓，病程的长短，排便的次数，经常或偶然发生，是否为进行性。

4. 粪便性状 粪便的形状、硬度，有无黏液及脓血，排便的难易程度。

5. 伴随症状 有无呕吐、腹胀、腹痛（性质、部位），腹部包块、肠型等。体重有否减轻。

6. 诊疗经过 曾做过哪些检查和治疗，包括缓泻剂和灌肠剂的使用，治疗是否有效。

7. 既往史 有无毒物接触史及腹部、甲状腺手术史，用药史。

（二）体格检查

1. 一般情况 体温、脉搏、呼吸、血压、精神及营养等。

2. 皮肤黏膜及淋巴结 主要有无贫血、齿龈边浅蓝色线，有无浅表淋巴结肿大。

3. 心肺检查 进行心脏及肺部检查，排除相关病变。

4. 腹部查体

（1）视诊：观察腹部是否隆起，有无手术瘢痕、胃肠型、蠕动波等。

（2）触诊：腹部是否有压痛（全腹或局部）、反跳痛、肌紧张、是否可触到肿大的脏器或包块。

（3）听诊：肠鸣音是否变化，有无振水音。

（4）肛门指检：观察有无指套染血、黏液、浓性分泌物、有无内痔、外痔、肛瘘、肛裂、肛周脓肿。

（三）辅助检查

1. 血常规、尿常规、大便常规+隐血。

2. 血生化 血红蛋白、肝肾功能、电解质、血糖、甲状腺素等检查。

3. 肿瘤标志物 消化道肿瘤标志物。

4. 内镜及影像学检查 胃肠镜、直肠镜、超声内镜、腹部X线、腹部超声、CT或MRI、必要时PET-CT检查。

5. 排便生理功能检查 当便秘考虑为功能性时，进一步的生理功能检查有助于制订一个合理的治疗方案。

6. 特殊检查 结肠传输试验、排粪造影检查、肛管直肠压力测定、球囊逼出试验、肛门肌电图检查等。

（四）便秘的主要病因及鉴别诊断

便秘的主要病因分为功能性疾病、胃肠器质性疾病、肠外器质性疾病及药物等因素，便秘主要病因及鉴别诊断见表3-12-2。

表3-12-2 便秘的主要病因及鉴别诊断

类别	常见疾病	主要鉴别要点
功能性疾病	功能性便秘	1. 罗马Ⅳ诊断标准包括以下2项或2项以上：至少25%的排便感到费力；至少25%的排便为干球粪或硬粪；至少25%的排便有不尽感；至少25%的排便有肛门直肠梗阻感和/或堵塞感 2. 不用泻药时很少出现稀便 3. 不符合肠易激综合征的诊断标准
	盆底排便障碍	在符合功能性便秘的基础上，伴有 1. 肛门直肠测压、肌电图或X线提示盆底肌群不合适的收缩或不能放松 2. 用力排便时出现足够的推进性收缩，有粪便排不畅的证据
	便秘型肠易激综合征（IBSC）	1. 腹痛、腹胀、排便习惯改变等。症状持续或反复发生。需排除器质性疾病 2. 腹部无阳性体征 3. 大便常规及培养、X线钡剂灌肠、结肠镜检查无明显异常
胃肠器质性疾病	结肠肿瘤	1. 便血、腹痛、贫血、消瘦、排便不畅，腹部可有块 2. X线钡剂灌肠或结肠镜检查发现有结肠肿物
	肠结核	1. 消瘦、贫血、腹痛、腹泻和便秘交替出现 2. 伴结核中毒症状及肠外结核的表现等 3. 右下腹部或脐周压痛、可触及腹部包块 4. 腹部X线、肠镜检查有结核表现（回盲部激惹、肠腔狭窄）；肠镜有黏膜充血水肿，环行溃疡；结核菌素试验（+）
	克罗恩病	1. 见于青年，反复发作 2. 发热、腹痛、消瘦，伴有胃肠外表现 3. 下腹部可有压痛，病变部位可触及肿块，可有肠梗阻、瘘管及肛周病变 4. X线全胃肠钡餐检查、结肠镜检查提示有纵性溃疡与鹅卵石样改变
	中毒性巨结肠	1. 爆发性溃疡性结肠炎的严重并发症 2. 发病急，高热伴中毒症状 3. 有鼓肠及腹部压痛 4. 白细胞增高，低蛋白血症，电解质紊乱 5. X线及CT影像学检查：结肠增宽胀气
	结肠假性肠梗阻	1. 肠道自主神经功能失调 2. 表现为排便减少、便秘、腹胀、腹痛、恶心、呕吐等 3. 腹部有肠梗阻的体征 4. X线腹部平片、消化道钡餐检查，消化道压力测定等在盲肠和右半结肠发生明显扩张，扩张远端无肠管机械性肠梗阻

类别	常见疾病	主要鉴别要点
胃肠器质性疾病	肠扭转	1. 餐后剧烈运动诱发 2. 腹部脂肪泻绞痛 3. 腹部膨隆，肠鸣音亢进 4. X线及CT影像学检查：结肠增宽胀气 5. X线钡剂造影检查提示钡影尖端呈鸟嘴状
	肠粘连	1. 常有腹部手术，创伤、肿瘤、结核感染等 2. 腹胀、腹痛、便秘 3. 有鼓肠及腹部压痛，腹部可有块，肠鸣音亢进等 4. X线提示结肠充气及液平，结肠受粘连压迫及牵拉成角的狭窄处
	肠套叠	1. 婴儿多见，有肠梗阻表现 2. 排便减少、便秘、血便、腹胀、腹痛、呕吐、拒食等 3. 脐右上方可触及呈腊肠形肿块，右下腹扪诊有空虚感。肛门指检可触及子肿物 4. X线腹部平片和钡剂灌肠提示杯口状充盈缺损，CT提示同心圆征、双肠管征等
	缺血性结肠病	1. 既往高血压、动脉硬化 2. 进食后腹痛、腹泻和便血，排便困难，伴恶心及嗳气 3. 查体：腹部压痛、肌紧张，可扪及包块，肛门指检，严重者有腹膜炎及休克体征 4. 大便常规异常，结肠镜检查出血、黏膜水肿、迷糜烂、纵行溃疡；腹腔动脉造影提示肠系膜上动脉不显影或腔内充盈缺损
	直肠肿瘤	1. 排便习惯改变、血便、里急后重等 2. 晚期有便秘、消瘦、恶病质等 3. 直肠指检可触及包块，晚期可触及肠腔狭窄 4. 肠镜检查有肿物，组织活检提示肿瘤
	直肠炎	1. 直肠出血、黏液便，病情严重时可出现排便困难及里急后重感 2. 直肠指检，发现肛门、直肠明显触痛 3. 肠镜检查提示炎症
	肛门疾病	1. 肛裂、肛瘘、痔等可出现疼痛、出血、便秘、坠胀感等 2. 肛门指检肛门内可摸到裂口，或多个瘘口，或可触到痔核 3. 肛门镜检查、瘘口碘油造影有局部病变

类别	常见疾病	主要鉴别要点
肠外器质性疾病	神经系统疾病	1. 有自主神经病变、认知障碍或痴呆、多发性硬化、帕金森病、脊髓损伤病史 2. 有腹胀、便秘、恶心、呕吐等。感觉异常、肌力下降、神经系统查体阳性 3. 脑脊液检查、肌电图、头颅CT、MRI等检查提示异常
	精神性疾病	1. 以感情低落、思维迟缓及言语动作减少为表现 2. 有顽固性便秘；查体无腹部特殊特征 3. 心理测验结果提示焦虑或抑郁等
	内分泌和代谢性疾病	1. 严重脱水、糖尿病、甲状腺功能减退症、甲状旁腺功能亢进症、多发内分泌腺瘤、重金属中毒、高钙血症、高或低镁血症、低钾血症、慢性肾病、尿毒症病史 2. 腹胀、便秘 3. 内分泌和代谢实验室检查提示异常
	神经系统疾病	1. 神经系统临床症状加腹胀、便秘、恶心、呕吐等 2. 感觉异常、肌力下降、神经系统查体阳性
	结缔组织疾病	1. 硬皮病、皮肌炎、系统性硬化病等病史 2. 消化系统表现为吞咽困难、腹胀、腹泻或便秘 3. 可有特征性皮损等体征 4. 免疫学抗体检查、肌电图、肌活检等检查异常
	肠道外疾病压迫	1. 妇科肿瘤、囊肿，前列腺癌等 2. 可出现便秘症状 3. 妇科检查或直肠指检可扪及包块 4. 腹部CT、超声、膀胱镜检查等异常
药物	持续用药	1. 服药史　抗抑郁药、抗癫痫药、抗组胺药、抗震颤麻痹药、抗精神病药、解痉药、钙通道阻滞剂、利尿剂、单胺氧化酶抑制剂、阿片类药、拟交感神经药、含铝或钙的抗酸药、钙剂、铁剂、止泻药、非甾体抗炎药等 2. 腹胀及便秘 3. 血药浓度、内镜检测有异常

第三章 常见症状

（五）便秘诊疗流程（图3-12-1）

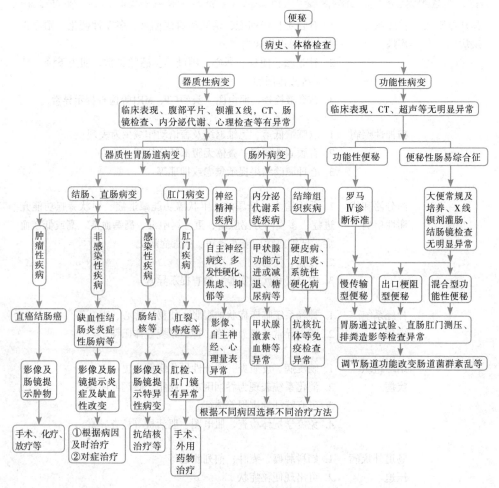

图3-12-1　便秘诊疗流程

（六）实践要点

1. 诊断便秘时要思考的问题

（1）中老年人发生进行性加重的便秘考虑结肠肿瘤可能。

（2）婴儿发生进行性便秘，加腹痛，考虑肠套叠。

（3）便秘伴腹痛常见于肠粘连、肠套叠、铅中毒、急性腹膜炎等。

（4）便秘伴严重腹胀，常见于麻痹性肠梗阻、幽门梗阻、结肠梗阻、胃肠穿孔。

（5）便秘伴便血、消瘦、贫血，常见于肠道肿瘤。

（6）便秘伴严重呕吐，常见于幽门梗阻、肠梗阻、急性胰腺炎、胆囊炎。

（7）便秘伴有体重下降，常见于肠道肿瘤。

（8）粪便表面附有血液，见于直肠癌、肛裂、肛瘘。

2. 生活方式管理

调整生活方式：合理的膳食、多饮水、运动、建立良好的排便习惯。

（1）膳食：增加纤维素（25~35g/d）和水分（1.5~2.0L/d）的摄入。

（2）适度运动：尤其对久病卧床、运动少的老年 患者更有益。

（3）排便习惯：结肠活动在晨醒和餐后最为活跃，建议患者在晨起或餐后2小时内尝试排便，排便时 集中注意力，减少外界因素的干扰；每次大便时间 不宜过长（<10min/次）。

3. 药物治疗

（1）若便秘经过4~8周的基础治疗无效，可酌情选用相应药物治疗，选择通便药物时应考虑循证医学证据。

（2）对于便秘的患者，特别是老年人，不鼓励长期使用通便药物如缓泻剂等。

（3）常用药物

1）聚乙二醇4000散：适用于成人及≥8岁儿童便秘的症状治疗。口服：10g/次、1~2次/d，或20g/次，顿服，将此药溶于一杯水中后服用。可用于糖尿病或需要无糖饮食的患者。

2）乳果糖口服溶液：主要用于慢性或习惯性便秘。

3）比沙可啶肠溶片：用于急、慢性便秘和习惯性便秘。口服，整片吞服。6岁以上儿童1片/次，成人1~2片/次、1次/d。

4. 认知治疗　慢性便秘的危险因素包括高龄、女性、经济状况、文化程度、生活方式、饮食习惯和精神心理因素等。加强患者的自身认知，对慢性便秘的治疗有重要帮助。

5. 手术治疗

（七）转诊指征

当患者出现以下情况，建议转诊。

1. 及时转诊

（1）便秘程度属于重度。

（2）有报警征象。

（3）器质性疾病导致的便秘病情严重者，或出现并发症如肠梗阻、肠穿孔、腹膜炎等。

（4）需要手术者。

2. 普通转诊

（1）对疾病过分担心且宣教无效者。

（2）经验治疗（2~4周）无效或难治性便秘者。

（3）需要进一步检查排除器质性疾病的便秘者。

（朱文华）

第十三节 水 肿

人体组织间隙有过多的液体积聚使组织肿胀称为水肿（edema）。当液体在体内组织间隙呈弥散性分布时称为全身性水肿，液体积聚在局部组织间隙时称为局部性水肿。水肿部位经按压后出现凹陷称为凹陷型水肿，若不产生明显凹陷则称为非凹陷型水肿。机体浆膜腔如胸膜腔中液体积聚过多，称为浆膜腔积液如胸腔积液，是水肿的特殊形式。一般情况下，水肿这一术语不包括内脏器官局部的水肿，如脑水肿、肺水肿。

（一）询问病史要点

1. 水肿发生的时间，发展的速度、诱因、缓解因素、规律性和特点。

2. 水肿首发部位、发展顺序，全身性或局限性，凹陷性或非凹陷性，是否和体位有关。

3. 伴随症状，如有无呼吸困难、憋喘、咳嗽等心肺疾病表现；尿量、尿色的改变，肾功能检查是否正常；有无皮肤黄染、腹胀等肝脏疾病表现；有无食欲改变、怕冷、反应迟钝等。

4. 是否合并有感染和过敏的征象。

5. 既往疾病史和诊治情况。

6. 既往用药史 是否应用肾上腺皮质激素、睾酮、雌激素、钙通道阻滞剂等药物。

7. 女性患者需要询问水肿与月经、体位、天气等因素的关系，是否昼夜变化较大。

（二）体格检查

1. 全身一般情况 生命体征，营养状态，精神状态，皮肤弹性和湿度、皮肤及黏膜颜色，有无蜘蛛痣、肝掌等。

2. 水肿的情况 部位、程度、凹陷或非凹陷性，是否伴有红肿热痛。

3. 颈部 有无颈静脉怒张，甲状腺检查。

4. 胸部 心脏查体如心脏大小、心律、有无瓣膜听诊区杂音等。肺脏查体如呼吸音、有无啰音、有无胸腔积液体征等。

5. 腹部 有无腹壁静脉曲张，有无肝脾大，有无腹水。肾脏查体如有无叩击等。

（三）水肿的主要病因及鉴别诊断

局部性水肿主要见于局部静脉、淋巴回流受阻或毛细血管通透性增加，如局部炎症、过敏、血栓性静脉炎等。

全身性水肿的主要病因包括心源性水肿如右心衰竭、肾源性水肿如各型肾炎、肝源性水肿如肝硬化、营养不良性水肿、黏液性水肿如甲状腺功能减退、经前期紧张综合征、药物性水肿和特发性水肿等。常见病因的鉴别诊断见下表（表3-13-1）。

表3-13-1 全身性水肿常见病因鉴别诊断

鉴别点	心源性水肿	肾源性水肿	肝源性水肿	内分泌疾病相关	特发性水肿
病史	心脏病史	肾脏病史	慢性肝病史	内分泌疾病史	女性多见

鉴别点	心源性水肿	肾源性水肿	肝源性水肿	内分泌疾病相关	特发性水肿
临床表现	腹胀、呼吸困难等右心衰竭症状。查体可见颈静脉怒张，心界增大、三尖瓣杂音，肝大。尿量偏少	高血压，尿检异常，低蛋白血症，肾功异常。尿量偏少	腹壁静脉曲张、蜘蛛痣、肝掌、腹水，肝功异常。尿量偏少	库欣病症状、甲亢或甲减面容，尿量多正常	伴头痛、抑郁或紧张，尿量多正常
水肿特点	首发身体下垂部位，由下向上发展，一般较缓慢	首发晨起眼睑和颜面部水肿，发展较快。凹陷性明显	首发踝部多见，向上蔓延。腹水。颜面部、上肢少见水肿	下肢胫骨前区、眼眶周围。非凹陷性	周期性水肿。身体下垂部位多见，体重昼夜变化大

（四）水肿的诊疗流程（图3-13-1）

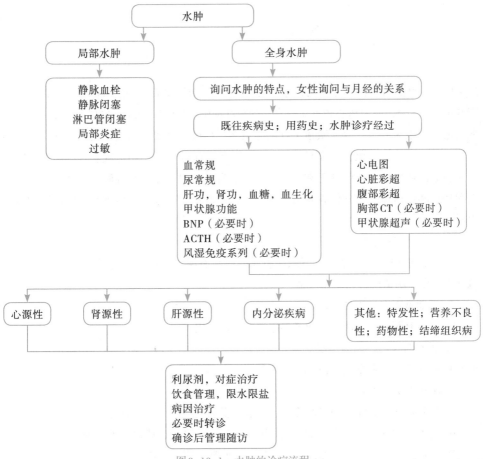

图3-13-1 水肿的诊疗流程

（五）转诊指征

1. 需进一步明确水肿原因者。

2. 病因明确但经治疗水肿仍进行性加重者。

3. 水肿进展迅速，出现生命体征不稳定者。急诊转诊时需注意生命体征、吸氧和防止窒息，合并心力衰竭时取半坐位。

（六）实践要点

1. 无论全身性水肿或局限性水肿，对症治疗的同时应积极寻找病因，明确诊断。

2. 限盐（钠）是基础性治疗，利尿剂使用原则为联合、交替、间断，并注意水电解质平衡。

3. 长期卧床易导致静脉血栓形成，丝虫病具地方性，过敏易出现血管神经性水肿。

（郑春燕）

第十四节 血　　尿

尿液中红细胞异常增多称为血尿（hematuria）。新鲜尿液离心后沉渣镜检，每高倍视野红细胞≥3个，或无离心新鲜尿液直接计数红细胞≥8 000个/ml，均提示血尿。血尿轻症者尿色肉眼无异常，仅显微镜下红细胞增多，称镜下血尿；肉眼可见尿色加深呈洗肉水样、浓茶色或者红色，称肉眼血尿。血尿首先要排除月经、阴道或者直肠出血污染尿液所引起的假性血尿。此外正常人剧烈运动后有时会引起尿中红细胞一过性增加。仔细询问病史和体格检查常常能找到血尿的病因，实验室和影像学等检查是辅助诊断的重要手段。

（一）询问病史要点

1. 询问病史，注意排除以下原因引起的假性血尿：食物如火龙果；药物如利福平；肌红蛋白尿；阴道或直肠出血污染。

2. 近期是否有过剧烈运动。

3. 是否有腹部或腰部外伤或者泌尿道有创诊疗史。

4. 尿液的颜色，如为肉眼血尿，需询问血尿出现的阶段，初始血尿出血部位常在尿道或膀胱颈口，终末血尿出血部位在后尿道、膀胱颈部或膀胱三角区，全程血尿出血部位在膀胱及其以上部位。

5. 伴随症状，有无尿路刺激症状、疼痛、发热、腰痛、尿量异常，是否有血凝块等。

6. 有无其他部位的出血，如皮肤黏膜、鼻出血、咯血、消化道出血等。

7. 既往疾病史，有无高血压、糖尿病、心脏病、凝血障碍疾病等。

8. 用药史，如抗凝药物、环磷酰胺等。

（二）体格检查

1. 体温、血压、脉搏等生命体征，皮肤黏膜有无瘀斑或出血点，有无贫血。

2. 心脏听诊有无杂音，有无房颤。

3. 肾脏有无增大、压痛、叩击痛，血管有无杂音。输尿管行径有无压痛。膀胱区有无隆起、压痛。直肠指诊前列腺大小、质地、压痛等。

4. 女性患者特别应注意阴道口与尿道口的关系，有无尿道肉阜及黏膜脱垂。

（三）辅助检查

1. 尿液检查　尿常规检查红细胞、白细胞、细菌定量，尿蛋白及管型。相差显微镜下变形红细胞占70%以上为肾小球源性血尿，区别非肾小球源性血尿。蛋白尿可行尿蛋白定量检查，尿培养进行细菌学检查。尿细胞学检查脱落肿瘤细胞对膀胱和下尿道肿瘤有一定意义，肾癌通常为阴性。

2. 血常规、血沉、基础肾功能如血清肌酐、肾小球滤过率。

3. 免疫学检查如补体、抗链球菌溶血素O试验（antistreptolysin O test，ASO）等判断肾小球疾病的病因、程度、预后、指导治疗。

4. 肾脏活组织病理检查诊断肾小球、肾小管疾病，指导治疗和判断预后。

5. 影像学检查是诊断泌尿系统疾病的重要手段，合理选择至关重要。静脉尿路造影（intravenous urography，IVU）、静脉肾盂造影（intravenous pyelogram，IVP）是关键检查，其他包括超声、CT、CT尿路成像（computed tomography urography，CTU），肾血管造影、逆行性肾盂造影等。腔镜检查可直视尿道、膀胱、输尿管、肾盂病变并进行活组织病理检查。

（四）血尿的主要病因及鉴别诊断

泌尿系统疾病是引起血尿的主要原因，全身性疾病和泌尿系统邻近器官疾病也可以引起血尿。即使进行了完善的检查，有些血尿的原因可能仍然无法明确。

以下主要就肾小球性血尿和非肾小球性血尿进行鉴别（表3-14-1）。

表3-14-1　肾小球性血尿和非肾小球性血尿鉴别

项目	肾小球性血尿	非肾小球性血尿
常见病因	肾小球肾炎、IgA肾病、红斑狼疮性肾炎等	泌尿系统炎症、肿瘤、结石、结核、外伤、出血性疾病等
血尿阶段	全程	初始段，终末段或者全程
蛋白尿	多有	多无
血块	多无	多有
红细胞管型	有	无
红细胞形态	变形红细胞	正常红细胞
疼痛	无	可有

（五）血尿的诊疗流程（图3-14-1）

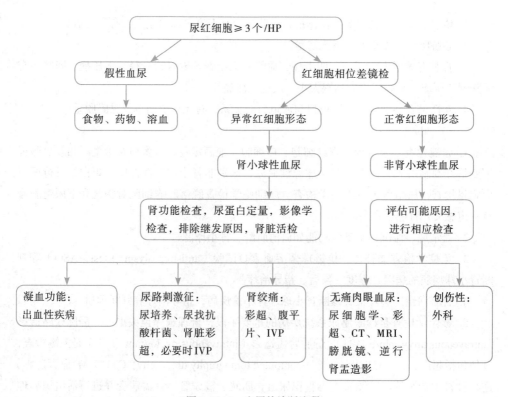

图3-14-1　血尿的诊断流程

（六）转诊要点

1. 除单纯性泌尿系统感染、轻微泌尿系统损伤等外，血尿患者多需转诊进一步诊断和治疗。

2. 严重血尿者转诊时需止血、补充血容量、抗休克及预防感染。

（七）实践要点

1. 对于无症状血尿患者，首先要排除假性血尿如药物、食物和月经血污染等。

2. 所有肉眼血尿或反复镜下血尿者都需要认真检查，确定病因。

3. 反复镜下血尿者用相差显微镜检测变形红细胞数，区别肾小球性和非肾小球性血尿。

4. 全身疾病如血液病（白血病、血友病、血小板减少性紫癜等）、血管疾病（肾动脉栓塞、动静脉瘘、肾静脉血栓）也可引起血尿。

（郑春燕）

第十五节 乏 力

乏力是一种非特异性的症状，可以是一些疾病的早期症状和预警信号，如肝病、肿瘤；也可以是生理性的，如过度劳累。乏力主要是患者的自我感受，有一定的主观性，主要是靠与平时的日常活动相比得出的。

（一）询问病史要点

1. 乏力发生的缓急，持续时间，进展变化。
2. 有无伴随症状，如纳差、恶心呕吐、心悸、呼吸困难、头晕、苍白、水肿、体重减轻等。
3. 有无焦虑、抑郁、压力、恐惧等情绪障碍。
4. 有无基础疾病，如恶性肿瘤、心脏、肝脏、肾脏疾病、甲状腺疾病、神经系统病史。
5. 服药情况，如镇静催眠药、利尿剂。
6. 生活习惯，如作息是否规律、有无饮酒嗜好。

（二）体格检查

1. 内科体检　注意营养状态，有无发热，皮肤有无苍白、黄染、水肿、出血等，浅表淋巴结有无肿大，有无心脏扩大、杂音、肝大、脾大、胸腹水，腹部压痛、反跳痛，包块。
2. 神经系统检查　肌肉萎缩、运动、感觉、病理反射等。
3. 必要时精神状态评估。

（三）乏力的主要病因鉴别诊断

乏力是一种非特异症状，是病患的主观体验，可以有多种原因引起，常见的病因如下：

1. 肝脏疾病　如各种肝炎、肝硬化。
2. 心脏疾病　如慢性心力衰竭。
3. 内分泌疾病　如甲状腺功能减退症、肾上腺皮质功能不全，垂体功能不全。
4. 神经系统疾病　如重症肌无力、多发性肌炎。
5. 肾脏疾病　如慢性肾功能不全。
6. 血液系统疾病　如贫血、白血病。
7. 电解质紊乱　如低钠血症、低钾血症。
8. 感染性疾病　如感冒、肺炎。
9. 肿瘤性疾病　如肺癌、胃癌、肝癌等。
10. 其他因素　如失眠、劳累、焦虑、饮酒。

（四）乏力的诊疗流程

由于乏力是一种非特异性症状，多种系统器官功能异常均可导致乏力出现，因此与乏力相关的疾病众多，本节仅列出一些脏器的代表性疾病作为全科医生临床治疗流程

（图3-15-1），如果除外了重要脏器的器质性疾病，要考虑镇静催眠药、利尿剂等药物因素以及过分限制钠盐摄入导致低钠血症，频繁吐泻导致低钾血症，以及睡眠、情绪、饮酒、劳累等因素。

（五）转诊指征和注意事项

1. 需急诊转诊的危险信号

（1）出现肝肾衰竭、急性心力衰竭等重要脏器功能严重减退。

（2）病情复杂，诊断困难。

（3）治疗效果不满意。

（4）其他需要专科医生处理的情况。

2. 注意事项

（1）避免长期使用镇静催眠药、大剂量利尿剂。

（2）生活规律调整：戒酒，保证充足的睡眠，避免过度劳累，营养均衡。

（吕　洋）

第十六节　睡　眠　障　碍

睡眠障碍是由于生物、心理、药物、精神活性物质、躯体疾病、神经系统疾病、精神疾病等因素所导致的睡眠发动与维持障碍、睡眠时间的绝对值增加、睡眠与觉醒节律障碍以及睡眠某些特殊阶段异常情况的总称。睡眠障碍是全科医生工作中遇到的最为常见的健康问题之一，常常提示许多重要的障碍，如情绪障碍、药物不良反应、药物滥用、阻塞性睡眠呼吸暂停低通气综合征（obstructive sleep apnea hypopnea syndrome，OSAHS）等。

（一）询问病史要点

1. 平均每日睡眠时间，所需要的睡眠时间。

2. 白天觉醒时精神状态和工作效率改变情况。

3. 睡眠节律是否正常。

4. 睡眠时是否存在打鼾或呼吸暂停现象。

5. 有无焦虑、情绪低落等情况。

6. 有无神经系统疾病史。

7. 有无催眠药或精神药物服用史。

8. 有无长期酗酒、抽烟史等。

9. 有无基础疾病，如心肌病、哮喘等。

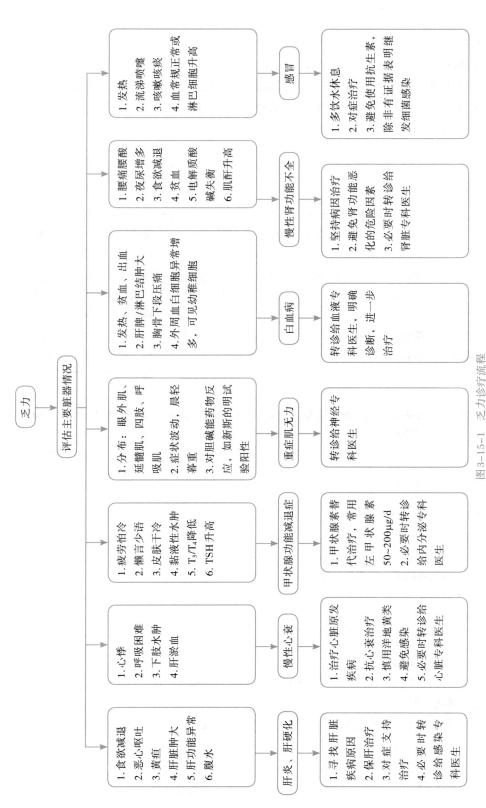

图 3-15-1 乏力诊疗流程

T3. 三碘甲状腺原氨酸；T4. 四碘甲腺原氨酸；TSH. 促甲状腺素。

（二）体格检查

1. 常规体格检查和神经系统检查。

2. 耳鼻喉科和口腔检查了解有无上呼吸道阻塞现象，如鼻息肉、扁桃体增大或异物。

3. 必要时进行神经心理学检查了解患者神经精神状态。

（三）睡眠障碍主要病因鉴别诊断（表3-16-1）

表3-16-1 睡眠障碍主要病因鉴别诊断

种类	严重标准	病程标准	排除标准
失眠症	对睡眠数量、质量的不满引起明显的苦恼或社会功能受损	每周发生3次以上，并持续至少1个月	排除躯体疾病或精神障碍症状导致的继发性失眠
嗜睡症	明显感到痛苦或影响社会功能	几乎每日发生，并持续至少1个月	排除因睡眠不足、药物、酒精、躯体疾病所致及精神障碍的嗜睡情况
睡眠觉醒节律紊乱	明显感到苦恼或社会功能受损	几乎每日发生，并持续至少1个月	排除躯体疾病或精神障碍（如抑郁症）导致的继发性睡眠觉醒节律紊乱
睡行症	不明显影响日常生活和社会功能	反复发作的睡眠中起床行走数分钟至半小时	排除器质性疾病（如痴呆、癫痫等）导致的继发性睡眠觉醒节律紊乱和癔症

（四）睡眠障碍的诊断流程（见图3-16-1）

（五）转诊指征和注意事项

1. 需转诊的信号

（1）有明确病因，需要治疗原发病。

（2）病情复杂，诊断困难。

（3）非药物治疗无效。

2. 注意事项

（1）睡眠保健指导

1）努力识别对患者最有利的解决方案，个体化提供睡眠建议。

2）建立规律的睡眠计划。

3）每日规律的日常运动有助于睡眠，但避免傍晚以后做激烈运动，尤其是在睡前2小时，否则会影响睡眠。

4）尽量避免日间睡眠。

5）避免傍晚以后饮用含有酒精、咖啡因的饮料、浓茶及抽烟。

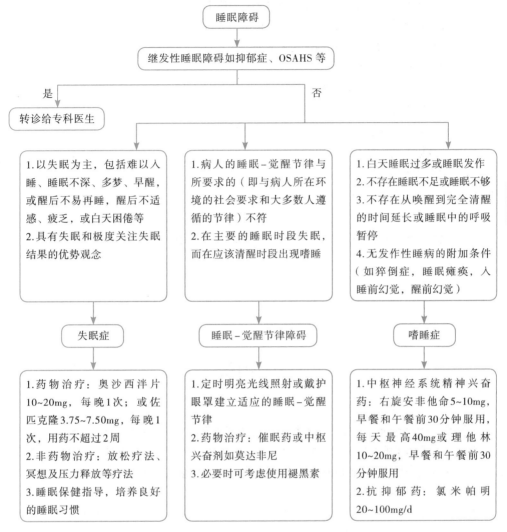

图3-16-1 睡眠障碍诊疗流程
OSAHS.阻塞性睡眠呼吸暂停综合征。

6）保证床铺舒适、干净、柔软度适中，卧室安静、光线与温度适当。

7）避免在床上读书、看电视或听收音机。

8）夜间灯光不要太强，避免睡前长时间使用电脑。

9）避免每日规律服用安眠药，如有需要，可间断服用。

（2）儿童睡眠障碍的处理

1）如果孩子不愿意，不要在晚上强行把孩子带到床上。

2）不要在半夜探视孩子。

3）不要在夜里额外给孩子喂东西吃。

4）安慰时间要尽量短，之后迅速将孩子放回床上。

5）在上床之前进行有规律的活动并使孩子形成习惯。

6）在孩子醒着的时候就把他带到床上去。

7）鼓励父母记录睡眠日记。

（3）老年人睡眠障碍的处理

1）排除睡眠障碍的潜在原因。

2）教育患者和照料者关于随着年龄增长老年人需求改变。

3）改变以及药物的合理使用。

4）催眠药不能与酒精同时服用。

5）考虑到长期药物积累的危害。

6）考虑非药物治疗。

7）避免照顾得面面俱到，不要使患者依赖服用安眠药的舒适。

（吕　洋）

第十七节　消瘦与肥胖

消瘦（emaciation）是指由于各种原因造成体重低于正常低限的一种状态。广义上，体重低于标准体重的10%就可诊断为消瘦。也有人主张体重低于标准体重的10%称为低体重，体重低于标准体重的20%称为消瘦。目前国内外多采用体重指数（BMI）判定消瘦，BMI<18.5kg/m^{2}为消瘦。

肥胖（obesity）是体内脂肪积聚过多而呈现的一种状态。肥胖按病因可分为原发性肥胖（单纯性肥胖）与继发性肥胖。按脂肪在身体分布分为：①普遍性肥胖（均匀性肥胖）；②腹型肥胖（向心性肥胖、内脏型肥胖、男性型肥胖）；③臀型肥胖（非向心性肥胖、女性型肥胖）。

肥胖的测量主要有以下几种方式：

1. 按身高体重计算　通常认为体重超过标准体重的10%称为超重，体重超过标准体重的20%称为肥胖。标准体重要根据身高体重计算，世界卫生组织标准：男性，体重（kg）=［身高（cm）-80］×0.7；女性，体重（kg）=［身高（cm）-70］×0.6。简单粗略计算标准体重，体重（kg）=身高（cm）-105。

2. 按体重指数计算　目前多采用体重指数。体重指数（BMI）=体重（kg）/身高的平方（m^2）。我国标准：正常，BMI 18.5~23.9kg/m^2；超重，BMI 24~27.9kg/m^2；肥胖，BMI ≥ 28kg/m^2。

（一）询问病史要点

1. 消瘦或肥胖出现的时间、诱因。

2. 伴随症状：吞咽困难、乏力、震颤多动、心悸、畏热多汗、发热、盗汗、多饮多食多尿、咯血、恶心、呕吐、呕血、黄疸、腹胀、腹痛、腹泻、便血、突眼、甲状腺肿大、毛发脱落。

3. 食欲、饮食习惯、食谱构成。

4. 精神状态、睡眠状况。

5. 性格类型、工作及生活压力、运动情况。

6. 家族史。

7. 成年患者询问月经、性功能及生育状况。

8. 服药史（排除药物性肥胖）。

（二）体格检查

1. 生命体征　心率、呼吸、脉搏、血压。

2. 全身检查　身高、体重、肱三头肌皮褶厚度、腹围、腰围、皮肤黏膜、有无水肿、视力检查、甲状腺检查、生殖器检查。

3. 辅助检查　血常规、肿瘤标志物、感染四项、血沉、结核抗体、血糖、糖化血红蛋白、血脂、电解质、垂体激素、皮质醇、甲状腺激素全套、性激素全套、心电图、头部CT或MRI、腹部CT、肾上腺CT、胃肠镜检查等。

（三）消瘦与肥胖的病因与鉴别诊断

1. 消瘦的病因与鉴别诊断

（1）能量摄入不足

1）吞咽困难

①口腔疾病：口腔溃疡、舌炎、急性扁桃体炎、舌癌等。

②食管、贲门疾病：如食管癌、贲门癌等。

③神经肌肉疾病：延髓型麻痹、重症肌无力等。

2）进食减少

①精神性疾病：如焦虑或抑郁可引起食欲减退或厌食。

②消化系统疾病：慢性萎缩性胃炎、淀粉样变病、胰腺炎、胆囊炎、肝硬化及糖尿病引起的胃轻瘫。

③其他系统疾病导致的进食减少：肺功能不全、心功能不全、慢性肾衰竭、慢性重症感染；肝胆疾病、胰腺病变（严重呕吐腹泻导致摄入不足）。

（2）能量利用不足

1）消化、吸收障碍

①胃源性：重症胃炎、胃溃疡、胃切除术后、倾倒综合征、胃泌素瘤、皮革胃等。

②肠源性：先天性乳糖酶缺乏症、蔗糖酶缺乏症、短肠综合征等。

③肝源性：重症肝炎、肝硬化、肝癌等。

④胰源性：慢性胰腺炎、胰腺癌、胰腺大部分切除术后等。

⑤胆源性：慢性胆囊炎、胆囊癌、胆囊切除术后、肝胆管癌、原发性硬化性胆管炎等。

2）利用障碍：糖尿病患者因胰岛素缺乏，糖不能被机体细胞利用。

（3）能量代谢增加：

1）内分泌疾病：甲状腺功能亢进症、糖尿病。

2）慢性消耗性疾病：肺结核、恶性肿瘤、血液病、慢性感染。

3）大面积烧伤：大量血浆从创面渗出，发生负氮平衡所致。

4）高热：机体代谢率增加、食欲下降。

（4）减肥：主动控制饮食、增加运动或者药物减肥等。

2. 肥胖的病因与鉴别诊断　单纯性肥胖是由于物质代谢过程降低，合成代谢超过分解代谢，导致体脂过度蓄积，或由于有意识或无意识的进食过多，尤其喜欢吃甜食或肥腻食物而引起，大多与遗传、生活方式等因素有关。继发性肥胖与多种内分泌代谢性疾病相关。

（1）神经系统病变：肿瘤、感染或外伤损伤皮层下中枢。

（2）内分泌系统病变：肾上腺皮质增生、腺瘤所致的肾上腺皮质功能亢进，皮质醇分泌过多；甲状腺、性腺、胰腺功能异常。

（3）药物性肥胖：长期使用糖皮激素、胰岛素、氯丙嗪或其他促进蛋白合成的药物。

（4）脂肪细胞因子：脂联素、抵抗素、瘦素、肿瘤坏死因子等。

（四）诊疗流程（图3-17-1）

（五）转诊指征

1. 胆囊癌、胰腺癌及其他系统肿瘤、结核病、肝硬化等所致的消瘦患者。

2. 甲状腺功能亢进症、艾迪生病、希恩综合征等内分泌疾病所致的消瘦患者。

3. 肿瘤、感染或外伤所致神经系统病变所致的肥胖患者。

4. 皮质醇性肥胖、甲状腺功能减退症、双侧多囊卵巢综合征等内分泌疾病所致的肥胖患者。

5. 有指征且有意愿进行外科手术干预的重症单纯性肥胖症患者。

6. 病情复杂，诊断困难。

（六）实践要点

1. 在作出单纯性肥胖诊断前，必须排除内分泌系统或其他系统疾病。

2. 饮食无明显改变情况下，短期出现体重明显下降需警惕恶性肿瘤。

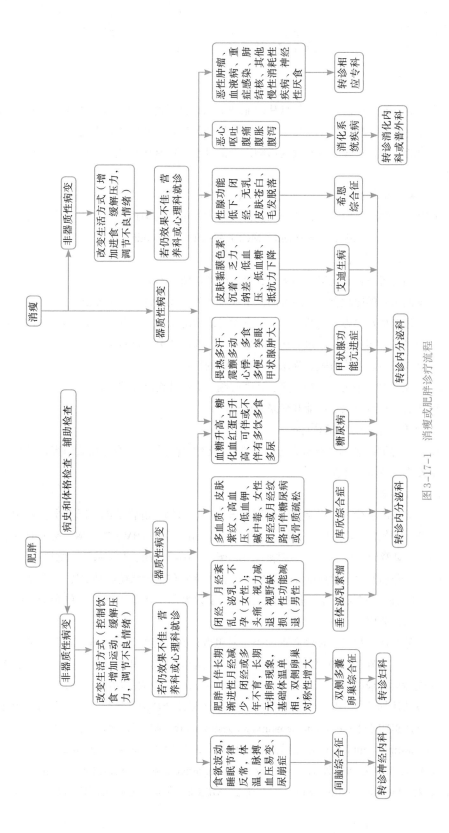

图 3-17-1 消瘦或肥胖诊疗流程

（姚晨坂）

第十八节　认 知 障 碍

认知是大脑接收处理外界信息从而能动地认识世界的过程。认知功能涉及记忆、注意、语言、执行、推理、计算和定向力等多种功能域。认知障碍指上述认知域中的一项或多项功能受损，它可以不同程度影响患者的社会功能和生活质量，严重时甚至导致患者死亡。

神经系统退行性疾病、心脑血管疾病、营养代谢障碍（特别是糖尿病）、感染、外伤、肿瘤等多种原因均可导致认知功能障碍。常见的认知障碍依程度不同分为轻度认知功能损害（mild cognitive impairment，MCI）和痴呆（dementia）两类。

（一）询问病史要点

1. 询问患者是否有记忆力的下降、焦虑或者抑郁等不适。

2. 询问患者的照顾者关于患者的性格或者行为方式是否有明显改变。

3. 通过交谈观察患者的精神状态，有无言语杂乱无章，或者反复重复某些话语等。

4. 患者既往疾病史，如冠心病、糖尿病等，诊治情况和目前状态。

5. 认知障碍的发作方式、临床经过和症状的特点。

6. 有无药物滥用史、精神疾病、睡眠问题、头部外伤以及神经系统感染病史等。

7. 患者的教育背景、职业和痴呆家族史。

（二）体格检查和辅助检查

1. 认知障碍患者的体格检查包括常规体格检查和神经专科查体相关内容，以及基础疾病相关的一些体征检查。

2. 辅助检查

（1）常规体液检查：血常规、血沉、电解质、血糖、肝肾功能、同型半胱氨酸、甲状腺功能、B族维生素、叶酸、梅毒和人类免疫缺陷病毒（HIV）等检测。必要时可以进一步检测：脑脊液常规、生化、细胞学、Tau蛋白、Aβ42检测、基因检测、脑组织活检等。

（2）神经影像学：常规推荐头部MRI检查（最好包括冠状位海马扫描），若条件限制可选择CT扫描。有条件者可进一步行正电子发射型断层成像（PET）、单光子放射计算机断层成像（SPECT）检查。

（3）筛查评估量表：神经心理检查是对患者认知功能的客观评价，有助于确立认知障碍的诊断，明确认知障碍的特征，监测认知功能的变化。单纯神经心理评估不能诊断认知功能障碍，应结合临床全面分析。根据评估目的、检测的功能、检查对象选择适宜量表。包括认知功能、精神行为症状、日常生活和社会功能等评估工具。认知功能评估如痴呆自评8项问卷（ascertain dementia 8 questionnaire，AD8），迷你认知评估量表（mini cognitive testing，mini-Cog），简易精神状态检查量表（mini-mental state examination，MMSE），蒙特利尔认知评估量表（Montreal cognitive assessment，MoCA），记忆与执行筛查量表（memory and executive screening，MES）；精神行为症状评估如神经精神症状问卷（the neuropsychiatric inventory，NPI）、老年抑郁量表（the geriatric depression scale，GDS）、日常生活和社会功能评估如日常生活能力量表（activity of daily living，ADL）等。

（三）认知障碍的主要病因及鉴别诊断

轻度认知功能损害（MCI）和痴呆是最常见的两种认知障碍表型。MCI是指记忆力或其他认知功能进行性减退，但不影响日常生活能力，且未达到痴呆的诊断标准。根据是否存在记忆力下降可将MCI分为遗忘型（amnestic MCI，aMCI）和非遗忘型（non-amnestic MCI，naMCI）；根据损害区域可分为单认知域型和多认知域型。痴呆是认知功能障碍的严重阶段，是一种后天获得性、慢性临床综合征，表现为持续的认知功能障碍，影响到患者的日常生活能力和社会功能。痴呆的临床表现包括认知功能的下降、精神行为异常和社会功能的受损。常见类型包括阿尔茨海默病（Alzheimer's disease，AD）、血管性痴呆（vascular dementia，VaD）、额颞叶痴呆（frontotemporal dementia，FTD）、路易体痴呆（dementia with Lewy body，DLB）和其他类型痴呆等，其中AD最为常见，占所有痴呆类型的50%~70%。痴呆与MCI的区别是患者的认知障碍已经对个体的社会功能、日常生活造成明显影响。认知障碍在病因学上具有高度的异质性，确立诊断后，进一步分析可能的病因有助于预后的判断。

不同原因的痴呆在MCI阶段的临床鉴别比较困难，医生需根据患者或知情者提供的病史、实验室和神经影像学检查等作出综合分析。MCI常见病因和鉴别特点如下：①变性疾病：常隐袭起病、进行性加重；②血管性疾病：常突然起病，多伴有血管性危险因素、卒中或短暂性脑缺血发作病史；③精神障碍性：患者常有焦虑或心境障碍病史；④继发性：部分患者可继发于其他系统性疾患如心房颤动、充血性心力衰竭、糖尿病和肿瘤等。

痴呆的病因很多，分类方法也很多。不同病因引起的痴呆治疗效果和预后不同。其一可以按是否为变性病分类。变性病痴呆主要包括AD、路易体痴呆和额颞叶痴呆等；非变性病痴呆包括血管性痴呆、正常压力性脑积水以及其他疾病如颅脑外伤、感染、免疫、肿瘤、中毒和代谢疾病等引起的痴呆。

（四）认知障碍的诊疗流程

MCI的诊断主要包括以下4点：①患者或知情者报告，或有经验的临床医生发现认知的损害；②存在一个或多个认知功能域损害的客观证据（来自认知测验）；③复杂的工具性日常能力可以有轻微损害，但保持独立的日常生活能力；④尚未达到痴呆的诊断。

对于既往智能正常，之后出现获得性认知功能下降（记忆、执行、语言或视空间能力损害）或精神行为异常，影响工作能力或日常生活，且无法用谵妄或其他精神疾病来解释的患者，可拟诊为痴呆。认知功能或精神行为损害可通过病史采集或神经心理评估客观证实，且至少具备以下5项中的2项：①记忆及学习能力受损；②推理、判断及处理复杂任务等执行功能受损；③视空间能力受损；④语言功能受损（听、说、读、写）；⑤人格、行为或举止改变。国际痴呆诊断标准主要有两个：世界卫生组织的《国际疾病分类》第10版（ICD-10）和美国精神病学会的《精神疾病诊断与统计手册》第4版修订版（DSM-Ⅳ-R）。

认知障碍治疗包括药物治疗、心理/社会行为治疗和康复治疗等，药物治疗仍是当今治疗的主体。目前尚无有效药物逆转认知障碍的病理过程，治疗的主要目的是改善认知功能、延缓疾病进展、提高日常生活能力、延长生存期、减少看护者照料负担等。

认知障碍的诊疗流程见下图（图3-18-1）。

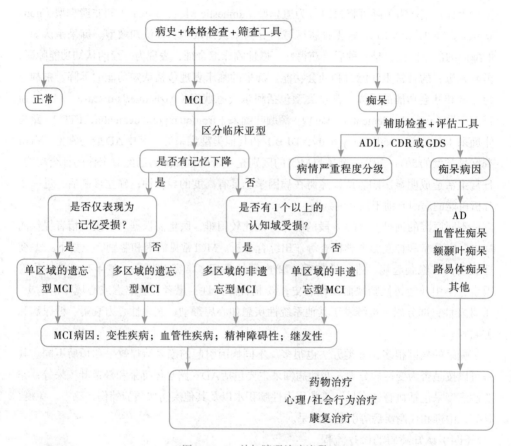

图3-18-1　认知障碍诊疗流程

MCI.轻度认知功能损害；ADL.日常生活能力量表；CDR.临床痴呆评定量表；
GDS.总体衰退量表；AD.阿尔茨海默病。

（五）急诊转诊指征/转诊指征

1. 拟诊认知障碍的患者均应转诊进一步确诊，进行病情严重程度分级和分型，寻找病因，并制订治疗方案。

2. 认知障碍患者药物治疗效果不佳或者副作用明显者。

3. 出现严重合并症需要急诊转诊。转诊时注意患者基本生命体征的监测和维护。

（六）实践要点

1. MCI是指正常认知功能与轻度痴呆患者间的过渡状态，重视MCI的干预对延缓痴呆的发生、发展至关重要。

2. 重视认知障碍的病因诊断，尤其注意识别可治性、可逆性认知障碍病因，如抑郁症。

3. 认知障碍患者的临床症状涉及认知损害、精神行为异常和日常生活能力下降等多方面，治疗应遵循个体化和多方面原则。

（郑春燕）

第四章　常见问题

第一节　内科问题

一、高血压

高血压是指患者在未服用抗高血压药物的情况下，非同日所测3次血压，收缩压≥140mmHg和/或舒张压≥90mmHg；如果收缩压≥140mmHg而舒张压<90mmHg，则为单纯收缩期高血压。高血压分为原发性高血压（即高血压病）和继发性高血压，前者需长期接受药物及非药物治疗，后者则需要明确血压升高的病因，并给予相应治疗；无论是原发性高血压还是继发性高血压，患者的预后与血压升高的程度以及是否伴有其他危险因素密切相关，因此在确诊高血压后，应根据患者的血压水平进行分级；并根据并存的危险因素及靶器官损害情况进行危险分层。

（一）问诊要点

1. 您是何时发现血压升高的？当时有没有头晕、头痛等不适？

2. 血压最高水平到过多少？——高血压分级的依据。

3. 近期有什么事让您感到紧张或有压力吗？——诱因。

4. 有没有活动后气短及夜间平卧时出现呼吸困难？有没有发作过胸闷、胸痛？夜尿多吗？有没有感觉异常或肢体运动障碍？有没有下肢发凉或行走后疼痛？——了解有无靶器官损害的临床表现。

5. 您有腰酸、尿中泡沫增多吗，患过肾脏病吗？——除外肾性高血压。

您的血压有没有发作性增高的特点？——除外嗜铬细胞瘤。

您有过毫无诱因的四肢无力吗？——除外原发性醛固酮增多症引起的高血压。

您有睡眠打鼾的现象吗？除外睡眠呼吸暂停综合征引起的高血压；您近期食欲、体重有没有变化？大小便正常吗？易怒、多汗？——除外甲状腺功能亢进引起的高血压。

6. 发现后是否到医院做过相关检查？结果如何？——了解是否做过必要的诊治。

7. 发现血压高后有没有治疗过（包括药物和非药物治疗）？效果如何？平时血压维持在什么水平？

8. 您有糖尿病、冠心病、高脂血症吗？您吸烟吗？——了解高血压的危险因素。

9. 您是在办公室工作还是做体力劳动？您平时经常锻炼身体吗？——了解高血压的危险因素。

10. 您亲属中有中年以前就患心脑血管病的吗？——了解家族史。

11. 您的生活方式如何？盐、酒及脂肪的摄入量，吸烟状况、体力活动量、体重变化、睡眠习惯、工作压力等情况——指导非药物治疗。

12. 您还患有其他疾病吗？正在服用哪些药物？——除外药物引起的高血压。

13. 女性患者要注意询问月经以及避孕药物使用情况、有生育史的要了解妊娠及生产过程中是否合并妊娠高血压以及产后血压情况——除外药物及妊娠肾病引起的高血压。

（二）体检要点

1. 测量身高、体重，计算出体重指数［BMI = 体重（kg）/ 身高的平方（m²）］。

2. 注意患者一般状态　例如向心性肥胖、满月脸、水牛背等提示可能是存在肾上腺皮质激素增多导致的血压增高。

3. 测量血压　初诊患者同时测量双上肢血压。老年人要测量坐位、卧位和立位血压。

4. 检查甲状腺大小及有无杂音。

5. 详细检查心脏　注意心脏有无扩大；心跳的速率、节律、心音、附加音、杂音。

6. 肺部听诊有无干湿啰音。

7. 血管方面的检查　注意颈部、腹部和股动脉有无血管杂音。触摸下肢的脉搏和压力、足背动脉搏动，注意比较桡动脉和股动脉搏动的强度和时限。

8. 检查腹部，注意有无肿块和主动脉异常搏动。

9. 神经系统和眼底检查可以判断是否有脑血管方面的损伤。

10. 四肢的检查应注意肢体运动协调性、神经系统体征和下肢是否有水肿。

（三）实验室检查

1. 基本项目　血生化（血钾、钠、空腹血糖、血脂、尿酸和肌酐）、血常规、尿液分析（尿蛋白、尿糖和尿沉渣镜检）、心电图等。

2. 推荐项目　超声心动图、颈动脉超声、口服葡萄糖耐量试验、糖化血红蛋白、血高敏C反应蛋白、尿白蛋白/肌酐比值、尿蛋白定量、眼底、胸部X线片、脉搏波传导速度（PWV）以及踝臂血压指数（ABI）等。

3. 选择项目　血同型半胱氨酸，对怀疑继发性高血压患者，根据需要可以选择以下检查项目：血浆肾素活性或肾素浓度、血和尿醛固酮、血和尿皮质醇、血游离甲氧基肾上腺素及甲氧基去甲肾上腺素、血或尿儿茶酚胺、肾动脉超声和造影、肾和肾上腺超声、CT或MRI、肾上腺静脉采血以及睡眠呼吸监测等。对有合并症的高血压患者，进行相应的心功能、肾功能和认知功能等检查。

（四）高血压的诊断

1. 成人血压水平的定义和分级（表4-1-1）

表4-1-1　18岁以上成人血压水平的定义和分级

级别	收缩压 /mmHg		舒张压 /mmHg
正常血压	<120	和	<80
正常高值	120~139	和/或	80~89
高血压	≥140	和/或	≥90
1级高血压（轻度）	140~159	和/或	90~99

级别	收缩压 /mmHg		舒张压 /mmHg
2级高血压（中度）	160~179	和/或	100~109
3级高血压（重度）	≥180	和/或	≥110
单纯收缩期高血压	≥140	和	<90

注：1. 引自中国高血压防治指南2018年修订版。

  2. 需要注意的是，若患者的收缩压与舒张压分别属于不同级别时，则以较高的分级为准。

2. 高血压预后的危险分层（表4-1-2）

表4-1-2　血压升高患者心血管风险水平分层

其他心血管危险因素和病史	血压 /mmHg		
	1 级高血压	2 级高血压	3 级高血压
Ⅰ：无其他危险因素	低危	中危	中危
Ⅱ：1~2个其他危险因素	中危	中/高危	很高危
Ⅲ：≥3个其他危险因素，靶器官损害或CKD3期，无并发症的糖尿病	高危	高危	很高危
Ⅳ：临床并发症，或CKD≥4期，有并发症的糖尿病	很高危	很高危	很高危

注：引自中国高血压防治指南2018年修订版。

3. 影响高血压患者心血管预后的重要因素（表4-1-3）

表4-1-3　影响高血压患者心血管预后的重要因素

心血管危险因素	靶器官损害	伴发临床疾病
● 高血压（1~3级） ● 男性>55岁；女性>65岁 ● 吸烟或被动吸烟 ● 糖耐量受损（2小时血糖7.8~11.0mmol/L）和/或空腹血糖异常（6.1~6.9mmol/L） ● 血脂异常 TC≥5.2mmol/L（200mg/dl）或 LDL_C≥3.4mmol/L（130mg/dl）或 HDL_C<1.0mmol/L（40mg/dl）	● 左心室肥厚 心电图：Sokolow_Lyon电压>3.8mV 或 Cor-nell乘积>244mV·ms 超声心动图LVMI：男≥115g/m², 女≥95g/m² ● 颈动脉超声 IMT≥0.9mm或动脉粥样斑块 ● 颈-股动脉脉搏波速度≥12m/s （*选择使用）	● 脑血管病 脑出血 缺血性脑卒中 短暂性脑缺血发作 ● 心脏疾病 心肌梗死史 心绞痛 冠状动脉血运重建 慢性心力衰竭 心房颤动

心血管危险因素	靶器官损害	伴发临床疾病
● 早发心血管病家族史（一级亲属发病年龄 <50岁） ● 腹型肥胖（腰围：男性 ≥90cm，女性 ≥85cm）或肥胖（BMI ≥28kg/m²） ● 高同型半胱氨酸血症（≥15μmol/L）	● 踝/臂血压指数 < 0.9（*选择使用） ● 估算的肾小球滤过率降低［eGFR 30~59ml/（min·1.73m²）］ 或血清肌酐轻度升高： 男性115~133μmol/L（1.3~1.5mg/dl） 女性107~124μmol/L（1.2~1.4mg/dl） ● 微量白蛋白尿：30~300mg/24h 或白蛋白/肌酐比：≥30mg/g（3.5mg/mmol）	● 肾脏疾病 糖尿病肾病 肾功能受损包括 eGFR<30ml/（min·1.73m²） 血肌酐升高： 男性≥133μmol/L（1.5mg/dl） 女性≥124μmol/L（1.4mg/dl） 蛋白尿（≥300mg/24h） ● 外周血管疾病 ● 视网膜病变 出血或渗出，视乳头水肿 ● 糖尿病 新诊断 空腹血糖：≥7.0mmol/L（126mg/dl） 餐后血糖：≥11.1mmol/L（200mg/dl） 已治疗但未控制： 糖化血红蛋白：（HbA1c）≥6.5%

（五）高血压的治疗

1. **治疗目标**　高血压治疗的根本目标是降低高血压的心脑肾与血管并发症发生和死亡的总危险。一般患者血压目标需控制到140/90mmHg以下，在可耐受和可持续的条件下，其中部分有糖尿病、蛋白尿等的高危患者的血压可控制在130/80mmHg以下。

治疗方案的选择和应用的强度应权衡长期获益和患者耐受性，避免或减少由于患者耐受不良所导致的停药。

降压达标的方式：除高血压急症和亚急症外，对大多数高血压患者而言，应根据病情，在4周内或12周内将血压逐渐降至目标水平。年轻、病程较短的高血压患者，降压速度可稍快；老年人、病程较长、有合并症且耐受性差的患者，降压速度则可稍慢。FEVER研究亚组分析提示，用药后1个月血压达标者比此后达标者可能进一步降低心血管事件风险。

降压药物治疗的时机：在改善生活方式的基础上，血压仍≥140/90mmHg和/或高于目标血压的患者应启动药物治疗。高危和很高危患者应立即启动药物治疗。

2. 治疗策略（图4-1-1）。

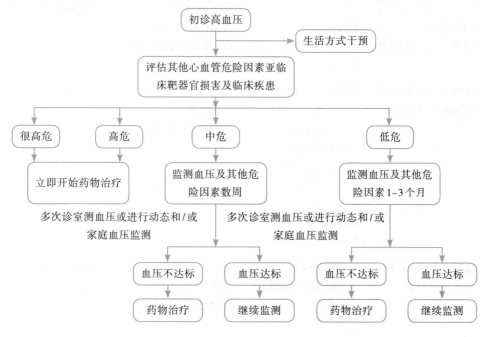

图4-1-1　高血压的治疗策略（资料来源：《中国高血压防治指南2018年修订版》）

3. **非药物治疗**　生活方式的干预包括：①减少钠盐摄入，增加钾盐摄入，合理饮食；②控制体重；③戒烟；④限制饮酒；⑤增加运动；⑥减轻精神压力、保持心理平衡。

4. **药物治疗**

（1）高血压常用药物：高血压有5大类，包括钙通道阻滞剂、肾素血管紧张素转换酶抑制剂（ACEI）、血管紧张素受体阻滞剂（ARB）、噻嗪类利尿剂、β受体阻滞剂；以上5类降压药及固定低剂量复方制剂均可作为高血压初始或维持治疗的选择药物，如有必要，还可以选择α受体阻滞剂和其他药物。

（2）药物选择：在降压药物的选择上，应根据患者的血压水平、临床特点、靶器官损害以及各种并存的临床疾病选择适宜的药物：常用药物的选择原则见表4-1-4。

表4-1-4　高血压常用药物的适应证和禁忌证

分类		适应证	绝对禁忌证	相对禁忌证
钙通道阻滞剂	二氢吡啶类	老年高血压 周围血管病 单纯收缩期高血压 稳定型心绞痛 颈动脉粥样硬化 冠状动脉粥样硬化	无	快速型心律失常 充血性心力衰竭

分类		适应证	绝对禁忌证	相对禁忌证
钙通道阻滞剂	非二氢吡啶类	心绞痛 颈动脉粥样硬化 室上性心动过速	充血性心力衰竭 Ⅱ～Ⅲ度房室传导阻滞	—
血管紧张素转换酶抑制剂（ACEI）		充血性心力衰竭冠心病 左室肥厚 左室功能不全 心房颤动预防 颈动脉粥样硬化 非糖尿病肾病 糖尿病肾病 蛋白尿/微量白蛋白尿 代谢综合征	妊娠 高钾血症 双侧肾动脉狭窄	可能怀孕的妇女
血管紧张素Ⅱ受体拮抗剂（ARB）		糖尿病肾病 蛋白尿/微量白蛋白尿 冠心病 心力衰竭 左室肥厚 心房颤动预防 ACEI引起咳嗽 代谢综合征	妊娠 高钾血症 双侧肾动脉狭窄	可能怀孕的妇女
利尿剂	噻嗪类	充血性心力衰竭 老年高血压 高龄老年高血压 单纯收缩期高血压	痛风	妊娠
	襻利尿剂	肾功能不全 充血性心力衰竭		
	抗醛固酮药	充血性心力衰竭 心肌梗死后	肾衰竭 高血钾	
β受体阻滞剂		心绞痛 心肌梗死后	Ⅱ～Ⅲ度房室传导阻滞	慢性阻塞性肺疾病 周围血管病
α受体阻滞剂		快速心律失常 慢性心力衰竭 前列腺增生 高脂血症	哮喘 体位性低血压	糖耐量减低 运动员 心力衰竭

（3）高血压药物治疗流程（图4-1-2）

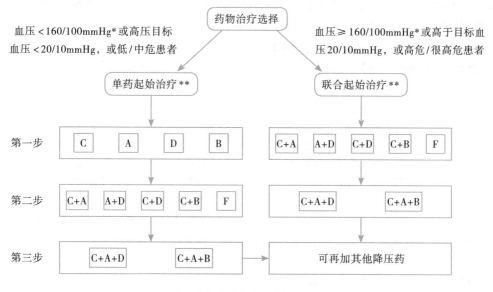

选择单药或联合降压治疗流程图

图4-1-2　高血压药物治疗流程（资料来源：《2018年中国高血压防治指南》）

A：ACEI或ABB；B：β受体阻滞剂；C：二氢吡啶类CCB；D：噻嗪类利尿剂；F：固定复方剂

*对血压≥140/90mmHg的高血压患者，也可起始小剂量联合治疗；**包括剂量递增到足剂量

5. 高血压急症和高血压危象

（1）定义

1）高血压急症：是指原发性和继发性高血压患者，在某些诱因作用下，短时间内血压突然和显著升高（超过180/120mmHg）；同时伴有进行性心、脑、肾等重要靶器官功能不全的表现。包括高血压脑病、高血压伴颅内出血（脑出血和蛛网膜下隙出血）、脑梗死、心力衰竭、急性冠脉综合征（不稳定型心绞痛、急性心肌梗死）、主动脉夹层、嗜铬细胞瘤危象、使用毒品（如安非他明、可卡因、迷幻药等）、围手术期高血压、子痫前期或子痫等。

2）高血压亚急症：是指血压显著升高（超过180/120mmHg），但不伴急性靶器官损害。区别高血压急症与高血压亚急症的唯一标准，并非血压升高的程度，而是有无新近发生的急性进行性的靶器官损害。

（2）处理要点

1）高血压急症：在紧急处理的同时，基层医院要尽快呼叫120联系转诊；转院前做好以下处理。

①监测生命体征，保持患者所处环境安静，镇静，吸氧，测量双侧上臂血压；去除或纠正引起血压升高的诱因。

②迅速评价靶器官受累情况：询问有无胸痛及疼痛性质；查看患者意识是否清楚、对答是否确切、肢体活动是否良好；检查心肺体征，有无奔马律，双肺有无湿性啰音。

③进行心电图检查排除心肌缺血和急性心肌梗死的可能性。

④控制血压：首选使用静脉降压药物，方法见表4-1-5。注意降压速度和程度，最初数分钟至1小时内使平均动脉压降低幅度不超过治疗前水平的25%，在2~6小时内逐步降至安全水平，一般为160/100mmHg左右；如果可以耐受该血压且病情稳定，在此后的24~48小时内，降血压降至正常水平。主动脉夹层患者，如能耐受，收缩压应降至100~110mmHg。

表4-1-5　高血压急症的常用内科治疗静脉用药

治疗手段	剂量及用法	注意事项
硝普钠	初始剂量：0.25μg/（kg·min） 常用剂量：3μg/（kg·min） 极量：10μg/（kg·min）	需避光使用，建立静脉通道后再给药；药物滴注超过6小时应该重新配置液体；如使用极量滴注10分钟无效，则应停止使用；连续使用不宜超过3日
硝酸甘油	静脉滴注：5~100μg/min，根据血压调节注射速度	患者可以有搏动性头痛，心悸
乌拉地尔	初始静脉注射10~50mg 继而可以6~24mg/h静脉滴注，根据血压调节速度	
酚妥拉明	酚妥拉明2.5~5.0mg静脉推注，继而以0.5~1.0mg/min静脉滴注，依据血压调整速度	

2）高血压亚急症：24~48小时之内将血压缓慢降至160/100mmHg左右；后逐渐降至目标水平。

（六）转诊指征

1. 初诊患者转出指征

（1）对初次诊断的高血压患者，需相关实验室检查以排除继发因素。

（2）需对高血压患者进行必要的病情评估或对怀疑已出现靶器官损害者进行相关检查。

（3）高度怀疑继发性高血压。

（4）妊娠期高血压或哺乳期妇女血压高于正常。

（5）怀疑"白大衣"高血压，需专科进行动态血压监测明确诊断。

（6）高血压急症及亚急症。

2. 复诊患者转出指征

（1）血压控制平稳的患者，再度出现血压升高并难以控制。

（2）采用包括利尿剂在内的足量三种降压药联合治疗，血压仍未达标。

（3）出现药物不良反应、经调整用药后仍不能改善。

（4）血压波动较大，临床处理困难。

（5）在随诊的过程中出现新的严重临床疾患或原有疾病加重。

（6）伴发多重危险因素或靶器官损害严重处理困难。

（七）实践要点

所有高血压患者都应该不同程度的参与自我管理。

1. 提升依从性　全科医生应该利用自己的知识和技能及患者喜欢的方式来帮助患者增强防治高血压的主动性及其对降压药物治疗的依从性。

2. 成立患者自我管理小组　与居委会或村委会结合，开展高血压患者的健康宣教。

3. 家庭血压监测　指导患者开展家庭自我血压监测，建议有条件的患者使用经过国际标准认证合格的上臂式自动血压计自测血压。指导患者规范操作，如实记录血压测量结果，随访时提供给医务人员作为治疗参考。

（刘力戈）

二、心悸与心律失常

心悸是一种症状，最常见的情况是各种心律失常导致患者感到心动过速或过慢、不规则有漏跳以及颤动感，少数情况是心跳的速率和节律没有出现异常，只是由于心脏搏动过强使患者出现了心脏锤击感而不适；极少数情况下，患者心脏并未出现异常，而心悸仅仅是患者的一种主观感觉。接诊心悸的患者，最重要的是通过问诊、体检及辅助检查，初步判断患者是属于上述的那种情况。

（一）问诊要点

1. 感觉心悸有多长时间了？是经常发作还是偶尔的发作？

2. 什么情况下容易发作？诱因是什么？与运动、情绪激动等有无相关？

3. 是逐渐发生的还是或突然发生的？发作后是自动缓解还是需用药才能缓解？多久可以缓解？——突发突止是阵发性心动过速的特点；逐渐发生、逐渐缓解的可能是期前收缩、阵发房颤及各种非阵发性心动过速。

4. 发作时有没有伴随头晕、黑朦、晕厥、抽搐、大汗、呼吸困难、心前区疼痛？——伴有头晕、黑朦、晕厥者提示有血流动力学改变，是严重心律失常的表现；伴有心前区痛是缺血性心脏病的特点。

5. 心悸时自己或家人是否数过脉搏？脉搏的速率多少，是否规整？如果可能的话可以让患者用手指在桌面敲出节奏。

6. 心悸时是否做过心电图或请医生听诊？——如果能有心悸发作时的心电图，对明确诊断至关重要；准确的心脏听诊对初步判断患者是否存在心律失常也能提供重要信息。

7. 过去有无高血压、冠心病或其他心脏病？有无糖尿病、甲状腺功能亢进、贫血等病史？

8. 近期有无食欲亢进、消瘦、多汗、失眠、焦虑等不适？

9. 有无嗜好浓茶、咖啡、烟酒情况，有无精神刺激、失眠、焦虑等健康问题？

10. 对于老年人要特别注意询问平时心率多少，因为很多老年人的心律失常是在心动过缓的基础上发生的。

（二）体格检查

体格检查非常重要，其作用是：①如果患者的心悸正在发作，听诊有心律不齐，说明心悸与心律失常有关，如果没有听到，可初步判断心悸与心律失常无关；②如果患者的心悸没有发作，体检的主要任务是确定有无导致患者心脏搏动加强的各种疾病（如高血压、瓣膜病、心肌病、冠心病、甲状腺功能亢进等）。

1. 生命体征　包括血压、心率、呼吸、意识。

如果患者可能正处于严重心律失常发作中，会出现血压低、心率快、口唇发绀、呼吸急促等状态，应根据临床情况，立即给予相应的急救处理。

2. 心脏检查

1）叩诊：确定有无心脏扩大。心脏扩大是器质性心脏病最重要的体征，出现这种体征时要特别警惕心悸是患者心脏病并发心律失常的临床表现；

2）听诊：①心跳的速率与节律；可初步判断心律失常的类型；②心音及额外音：特别要注意如有无第一心音减弱及舒张期奔马律，是心力衰竭的重要体征；③心脏杂音：确定有无心脏瓣膜病。

3. 肺脏　注意排除有无左心衰竭或哮喘、气胸、胸腔积液或大面积肺炎导致的缺氧、呼吸困难和心动过速。

4. 其他　面颊潮红提示发热；苍白提示贫血；突眼或者甲状腺肿大、双手出汗抖动提示甲状腺功能亢进。颈静脉怒张、肝大、双下肢水肿，考虑右心衰竭。

（三）心律失常的鉴别诊断、临床意义及社区处理

心律失常是指心脏冲动的频率、节律、起源部位、传导速度或激动顺序的电生理异常，临床主要表现为心悸。如果证实患者心悸是由于某种心律失常引起的，就按照该种心律失常的诊疗原则处理。常见心律失常分类见下图（图4-1-3）。

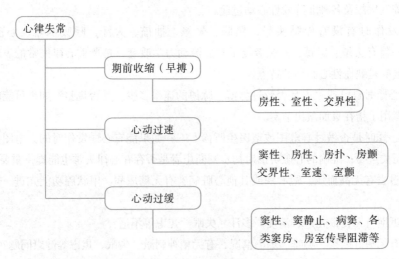

图4-1-3　常见心律失常分类

1. 早搏（期前收缩）　室上性早搏和室性早搏。

两者均可发生于各种心脏病患者，也常见于无器质性心脏病的正常人。

（1）室上性早搏：①不会诱发快速性持续性心律失常者不需特殊治疗，对有心悸症状者可适当给予镇静药物治疗；②有可能会诱发快速性持续性心律失常者可给予β受体阻滞剂治疗；β受体阻滞剂治疗效果不佳者可转专科医院进一步治疗。

（2）室性早搏：①对室性早搏的患者，应详细询问病史并进行体检，了解有无器质性心脏病；②判断室性早搏是否可诱发其他严重心律失常。③合并器质性心脏病，特别是心肌缺血或心功能不全者，首先要按照相应指南进行规范化治疗基础疾病。④不伴有器质性心脏病的室性早搏，不支持常规抗心律失常药物治疗。

2. 心动过速

（1）窦性心动过速（窦速）

1）概述：可由多种因素引起如生理（如运动、兴奋）或病理（如甲状腺功能亢进）原因引起。但临床所见窦速更常见于合并基础疾病或其他危急情况，如心肌缺血、贫血、心力衰竭、休克、低氧血症、发热、血容量不足等。

2）诊治要点：①寻找并去除引起窦速的原因，针对病因治疗是根本措施。②控制窦速建议使用对基础疾病以及窦速均有作用的药物，如心肌缺血时使用β受体阻滞剂等。③在窦速的原因没有根本纠正之前，不应追求将心率降至正常范围。适度降低即可。④无明显诱因或病因的窦速，伴有明显症状时，可适当应用控制心率的药物，如β受体阻滞剂、依法布雷定等。

（2）房性心动过速（房速）

短阵房速，如无明显血流动力学影响，可以观察；对持续房速，抗心律失常药（包括洋地黄类和β受体阻滞剂）一般是通过不同机制延长房室结有效不应期，增加其隐匿性传导，减慢房室传导，使心室率减慢。部分药物可终止房速（如普罗帕酮，胺碘酮）。其具体用法与房颤治疗相同。

（3）心房颤动（房颤）和心房扑动（房扑）

1）概述：房颤是最常见的急性心律失常之一，可发生于器质性心脏病或无器质性心脏病的患者，后者称为孤立性房颤。按其发作特点和对治疗的反应，将房颤分为5种类型：首次发作的房颤称为初发房颤；能够自行终止者为阵发性房颤（持续时间 <7日，一般 <48小时，多为自限性）；不能自行终止但经过治疗可以终止者为持续性房颤（持续时间 >7日）；房颤持续时间大于一年，但可以通过射频消融手术而进行转复，为长程持续性房颤；经治疗也不能终止或不拟进行节律控制的房颤为持久性房颤。房扑是一相对常见的快速房性心律失常。与房扑有关的症状主要取决于心室率以及是否伴有器质性心脏病。

2）诊治要点：①评价血栓栓塞的风险并确定是否给予抗凝治疗；维持血流动力学稳定；减轻快速心室率所致的症状。②处理宜个体化。依据伴发的症状、生命体征、持续时间、发作的严重程度及伴发的基础疾病情况而不同。③基础病因或诱因治疗：应初步查明并处理可能存在的急性诱发或影响因素（如缺氧、急性心肌缺血或炎症、高血压、饮酒、甲状腺功能亢进、胆囊疾病等），对器质性心脏病（如冠心病、风湿性心脏病、心肌病等）本身的治疗也不能忽视。④根据症状的严重程度确定对房颤本身治疗的策略。对大多数患者应采取控制心室率的方法，对少数有血流动力学障碍的房颤或症状严重的患者，可以考虑复律治疗。⑤预激综合征合并房颤、房扑药物治疗效果一般不理想。可以使用普罗帕酮或胺碘酮。若应用一种药物后效果不好，应使用电复律。复律后应建议射频消融治疗。禁用洋地黄、β受体阻滞剂、非二氢吡啶类钙通道阻滞剂。

（4）室上性心动过速（室上速）

1）概述：室上速可分为广义和狭义的室上速，广义的室上速包括起源于窦房结、心房、交接区的各种心动过速。狭义的室上速主要是房室结折返性心动过速和旁路所致的房室折返性心动过速。本部分主要集中于狭义室上速。

2）诊治要点：①室上速多见于无器质性心脏病的中青年，突发突止，易反复发作。②一般发作的处理：刺激迷走神经方法：在发作早期使用效果较好。患者可以通过深吸气后屏气，再用力做呼气动作（Valsalva法），或用压舌板等刺激悬雍垂（即咽喉部）产生恶心感、压迫眼球、按摩颈动脉窦等方法终止心动过速。③药物治疗：腺苷6mg加入2~5ml葡萄糖快速静脉注射，对有冠心病患者、严重支气管哮喘、预激综合征不宜选用；维拉帕米0.15~0.20mg/kg（一般可用5mg）稀释到20ml后10分钟内缓慢静脉注射，无效者15~30分钟后可再注射一次；地尔硫草，将注射用盐酸地尔硫草15~20mg用5ml以上的生理盐水或葡萄糖溶液溶解，约3分钟缓慢静脉注射，无效者15分钟后可重复一次。普罗帕酮1.0~1.5mg/kg（一般可用70mg），总量不宜超过210mg；上述方法无效或伴有器质性心脏病应用上述药物存在禁忌证时可应用胺碘酮。④食管心房快速刺激：可用于所有室上速患者，特别适用于无法用药，有心动过缓病史者。⑤频繁发作者可行转专科医院行导管射频消融根治术。

（5）阵发性室性心动过速

诊治要点：①有血流动力学障碍者应立即同步直流电复律。电复律前是否需要镇静取决于患者的意识状态。②血流动力学稳定的单形室速也可首先使用抗心律失常药。首选静脉胺碘酮，第一个24小时内用药一般为1 200mg，最高不超过2 000mg。③发作时对血流动力学稳定的起源于右室流出道的特发性室速可选用维拉帕米、普罗帕酮、β受体阻滞剂或利多卡因；终止后应建议患者专科医院行射频消融术。

3. 心动过缓

（1）窦性心动过缓及窦性停搏

诊治要点：①新出现的窦缓，要排除药物影响、酸中毒、高钾血症、颅内高压、甲状腺功能减退等；处理主要是针对病因进行治疗。②严重心动过缓或伴有窦性停搏>1.5秒，平时常感乏力、头晕，甚至出现过黑矇、晕厥等症状的患者，建议到专科医院检查窦房结功能，必要时起搏治疗。

（2）房室传导阻滞

诊治要点：①偶尔出现的一度及二度Ⅰ型房室传导阻滞一般不需治疗。②在急性心肌梗死或急性心肌炎患者出现的一度及二度房室传导阻滞，如果心室率不慢，不需处理；三度房室传导阻滞给予临时起搏治疗。③慢性的二度Ⅱ型及三度房室传导阻滞，一般需起搏治疗。

（四）心悸患者诊治策略（图4-1-4）

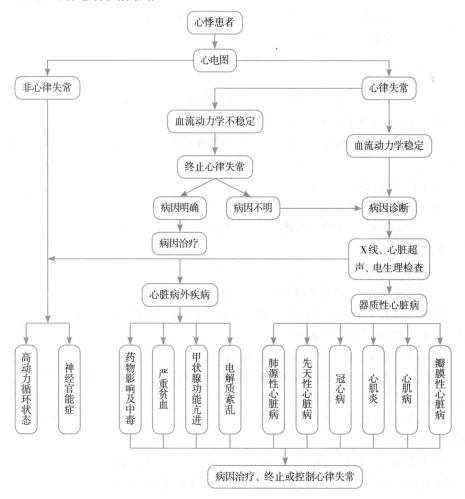

图4-1-4　心悸患者诊治策略

（五）转诊指征

1. 各种心律失常有下列情况之一者应立即安排专业急救人员转送专科医院急诊室

（1）出现低血压、休克、晕厥、心力衰竭、意识丧失等血流动力学不稳定的表现。

（2）原有心脏病者新出现严重心律失常。

（3）室颤复苏后。

（4）宽QRS的心动过速。

（5）新出现的Ⅲ度或二度Ⅱ型房室传导阻滞。

（6）胸痛伴新出现的左束支传导阻滞。

（7）伴快速心律失常的窦缓、窦性停搏。

（8）未能复律的阵发性室上速。

（9）新发房颤、房扑或常规用药后未能复律的阵发性房颤或房扑。

（10）疑似或确诊的病态窦房结综合征患者，出现心动过缓相关症状如眩晕、黑矇、乏力、晕厥等心脑供血不足症状。

2. 心律失常有下列情况之一者应尽快转综合医院心血管专科门诊

（1）无症状的非持续性室速。

（2）未接受过专科正规诊治的阵发性室上性心动过速。

（3）非阵发性交界性心动过速。

（4）慢性房颤：常规治疗后心室率控制不佳或正在服用抗凝药需要专科调整抗凝药用量。

（5）有症状的预激症候群。

（6）可疑病窦综合征者。

（7）未能证实心律失常的心悸，但心悸发作时出现头晕、黑矇、晕厥、喘憋、胸痛等症状者。

（六）实践要点

1. 接诊心悸患者，首先要确定心悸是否由心律失常引起。

2. 如果证实是心律失常引起的心悸，需进一步明确是哪种心律失常，以及心律失常是否是某种器质性心脏病的临床表现。

3. 由于心悸症状和心律失常都具有发作性的特点，所以一次心电图甚至一次动态心电图未记录到心律失常，但仍不能完全排除心律失常的存在；只有当患者感到有心悸症状时的心电图未记录到心律失常，才可初步排除。

4. 心悸症状明显者，特别是心悸发作时伴有头晕、黑矇、晕厥、心前区疼痛、心功能下降者，应及时转至专科医院进一步检查明确诊断。

5. 如果能确定心悸不是心律失常引起的，需进一步明确患者是否存在导致心脏搏动增强的原因（必要时可转专科医院做超声心动图、甲状腺功能等进一步检查）；并针对病因给予相应的处理。

6. 排除器质性疾病后方可考虑精神、心理疾患，可给予调节神经功能的药物（如β受体阻滞剂或镇静剂）治疗。

7. 处理心律失常时，切记一定要注意寻找病因、去除诱因，如果存在电解质紊乱或酸中毒等异常情况，应先纠正电解质紊乱或酸中毒，再使用抗心律失常药物。

（刘力戈）

三、慢性心力衰竭

心力衰竭（简称"心衰"）是多种原因导致心脏结构或功能异常，引起心室充盈或射血能力受损的一组常见临床综合征，是各种心脏疾病发生发展的严重和终末阶段。临床主要表现为呼吸困难、乏力、活动耐量受限以及液体潴留（肺淤血、体循环淤血和外周水肿）。根据心衰发生时间、速度分为急性心衰和慢性心衰（chronic heart failure，CHF）。根据慢性心衰发生发展过程，分成四个阶段，即前心衰（A）、前临床心衰（B）、临床心衰（C）、难治性终末期心衰（D）。根据左室射血分数（left ventricular ejection fraction，LVEF），将心衰分为射血分数降低的心衰（heart failure reduced ejection fraction，HFrEF）、射血分数保留的心衰（heart failure with preserved ejection fraction，HFpEF）和射血分数中间值的心衰（heart failure with mid-range ejection fraction，HFmrEF）（表4-1-6）。其病因以冠心病居首，其次为高血压、而风湿性心脏瓣膜病比例则下降；各年龄段心衰病死率均高于同期其他心血管病，其主要死亡原因依次为左心衰竭（59%）、心律失常（13%）和猝死（13%）。本节主要讨论慢性左心功能不全。右心功能不全见呼吸系统部分。

表4-1-6　心衰的分类及诊断标准

诊断标准	HFrEF	HFmrEF	HFpEF
1	症状和/或体征	症状和/或体征	症状和/或体征
2	LVEF<40%	LVEF40%~49%	LVEF≥50%
3		利钠肽升高①，并符合以下至少1条：①左心室肥厚和/或左心房扩大；②心室舒张功能异常②	利钠肽升高，并符合以下至少1条：①左心室肥厚和/或左心房扩大；②心室舒张功能异常
备注	随机临床试验主要纳入此类患者，有效治疗已得到证实	此类患者临床特征、病理生理、治疗和预后尚不清楚单列此组有利于对其开展相关研究	需要排除患者的症状是由非心脏疾病引起的此类患者临床特征、病理生理、治疗和预后尚不清楚

资料来源：《中国心力衰竭诊断和治疗指南2018》。

注：HFrEF，射血分数降低的心力衰竭；HFmrEF，射血分数中间值的心力衰竭；HFpEF，射血分数保留的心力衰竭；LVEF，左室射血分数。①利钠肽升高为B型利钠肽（BNP）>35ng/L和/或N末端B型利钠肽原（NT-proBNP）>125ng/L；②心脏舒张功能异常指标见心力衰竭的诊断和评估中的经胸超声心动图部分。

（一）主要问诊要点

1. 你是否感到疲劳、乏力、心累、气急或呼吸困难？需要高枕卧位休息？最近有加重？

2. 你是否有活动（如上楼）后心累、气紧或呼吸困难加重？（劳力性呼吸困难）

3. 你是否出现夜间呼吸困难？坐位后能否呼吸困难缓解一些？（夜间阵发性呼吸困难、端坐呼吸困难）

4. 你是否出现过心累、气紧同时伴咳嗽、咯血？（急性肺水肿）

5. 你最近小便量如何？是否有减少？

6. 你每日饮水量如何？是否有增加？

7. 你是否有双下肢水肿？最近有加重？

8. 你是否有冠心病、瓣膜性心脏病、高血压病、心肌病、先心病及其他心脏病？

9. 你是否有高脂血症？糖尿病？甲状腺机能异常等疾病？

10. 你是否有关节不适、诊断有结缔组织病？

11. 你是否知道自己有贫血？

12. 你是否使用过化疗药物，如对心脏有影响的蒽环类抗生素、环磷酰胺？

13. 你是否使用过违禁药物？

14. 你是否吸烟？

15. 你是否饮酒？如饮酒，饮酒量多少？饮酒多少年？

16. 你饮食习惯如何？是素食者吗？平时食盐量多吗（包括零食等食物）？

17. 你的体重是否有变化？

18. 你是否到医院做过检查？结果如何？

19. 你是否使用过药物治疗？

20. 使用过利尿药？具体药物和剂量清楚吗？使用后症状、小便量、体重是否有变化？

（二）体检要点

1. 脉搏、血压、体重、腰围。

2. 注意患者一般状态：如贫血貌、面部水肿、二尖瓣面容。

3. 检查甲状腺大小。

4. 检查颈静脉充盈的程度、肝颈静脉回流征。

5. 详细检查心脏：心脏大小，心率、节律、心音、奔马律、杂音。

6. 检查肺底呼吸音和肺部湿性啰音。

7. 检查肝充血的程度（肝大）、腹部移动性浊音（腹水）。

8. 检查下肢和骶部水肿。

（三）辅助检查

1. 基本检查　血常规、尿常规、肝肾功能、血清电解质、空腹血糖、血脂、心脏肌钙蛋白（cTn）、甲状腺功能、12导联心电图（提供既往心肌梗死、左室肥厚、广泛心肌损害及心律失常的证据）、X线胸片（提供心脏增大、肺淤血、肺水肿及原有肺部疾病的证据）。

2. 关键检查

（1）超声心动图及多普勒超声：了解心脏及各房室大小、心肌和室壁厚度及室壁运动，由此诊断心包、心肌或瓣膜疾病；同时可测量LVEF；也可无创性评估血流动力学状态。

（2）血浆利钠肽（BNP）或B型利钠肽原（NT-proBNP）：建议对诊断不明确的疑似心衰患者检测血浆BNP/NT-proBNP，但不应单独用于诊断或排除心力衰竭，需同时结合其他临床信息。

3. 特殊检查　动态心电图（了解并发的心律失常）。

4. 其他检查　疑诊心肌病、心脏肿瘤（或肿瘤累及心脏）、心包疾病或复杂性先天性心脏病时行心脏核磁共振（CMR）；有心绞痛、心肌缺血、临床怀疑冠心病、心肌梗死或心脏停搏史的患者行冠脉造影；怀疑结缔组织病检查体液免疫功能；瓣膜性心脏病者行血沉、抗链球菌溶血素"O"检查。

（四）慢性左心衰的鉴别诊断

左心衰以呼吸困难为主要表现，主要与肺部疾病引起的呼吸困难相鉴别。鉴别要点如下：

1. 肺部疾病如慢性支气管炎并肺气肿

（1）心脏病或肺部疾病的临床证据。

（2）体征：心脏（如大小杂音）和肺部体征（如肺气肿）。

（3）辅助检查：X线、心脏超声、血BNP。

（4）对支气管扩张剂、对强心、利尿及扩血管药的反应。

2. 其他疾病引起的呼吸困难

（1）代谢性酸中毒：基础疾病如慢性肾脏病，血气分析检查。

（2）过度换气：剧烈运动等病史，血气分析检查。

（3）心脏神经症：客观心脏辅助检查排除。

（五）慢性心衰的诊断流程

1. 第一步　确定慢性心衰（图4-1-5）大多数慢性心衰都能够明确诊断，主要收集如下3个信息来综合分析：

（1）基础心脏病的病史、症状及体征。

（2）心脏大小（左室增大、左室收缩末期容量增加）及LVEF ≤ 40%。

（3）有或无呼吸困难、乏力和液体潴留（水肿）等。

2. 第二步　明确慢性心衰分期和分级（表4-1-7、表4-1-8）纽约心脏病协会（NYHA）心功能分级按诱发心衰症状的活动程度将心功能的受损状况分为Ⅰ、Ⅱ、Ⅲ、Ⅳ 4级。运动耐量的评估可采用6分钟步行试验，其判断标准为：6分钟步行距离 <150m 为重度心衰，150～450m 为中度心衰，>450m 为轻度心衰。

（六）慢性心功能不全治疗

1. 治疗策略　按心衰的分类（HFrEF、HFpEF、HFmrEF）及心功能分级进行治疗。

（1）慢性HFrEF的治疗目标：改善临床症状，提高生活质量，预防或逆转心脏重构，降低再住院概率和死亡率；流程见图4-1-6。

（2）慢性HFpEF的治疗：主要针对症状、心血管基础疾病和合并症、心血管疾病危险因素，采取综合性治疗手段；有液体潴留的使用利尿剂；对LVEF ≥ 45%，BNP升高或者1年内因心力衰竭住院的HFpEF，可考虑使用醛固酮受体拮抗剂以降低住院风险。

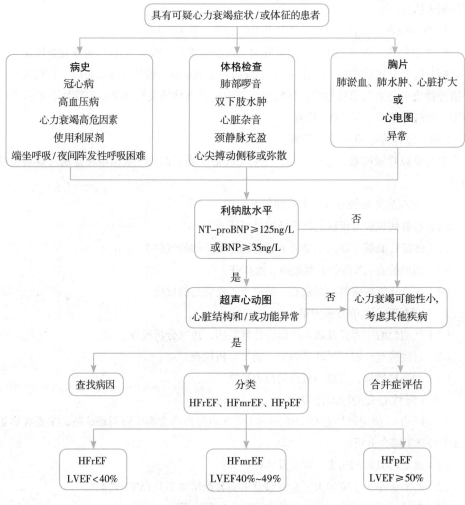

图4-1-5 慢性心力衰竭的诊断流程

NT-proBNP.N末端B型利钠肽原；BNP.B型利钠肽；LVEF.左室射血分数；
HFrEF.射血分数降低的心力衰竭；HFmrEF.射血分数中间值的心力衰竭；
HFpEF.射血分数保留的心力衰竭。

表4-1-7 心力衰竭4个阶段与纽约心脏协会（NYHA）心功能分级

心力衰竭分期	定义	患者群	NYHA 心功能分级
A（前心力衰竭阶段）	患者为心力衰竭的高发危险人群，尚无结构或功能异常，也无心力衰竭的症状和/或体征	高血压、冠心病、糖尿病患者；肥胖、代谢综合征患者；有应用心脏毒性药物史、酗酒史、风湿热史、或心肌病家族史者等	无

心力衰竭分期	定义	患者群	NYHA 心功能分级
B（前临床心力衰竭阶段）	患者从无心衰的症状和/或体征但已发展成结构性心脏病	左心室肥厚、无症状性心脏瓣膜病、以往有心肌梗死史的患者等	I
C（临床心力衰竭阶段）	患者已有基础的结构性心脏病，以往或目前有心力衰竭的症状和/或体征	有结构性心脏病伴气短、乏力、运动耐量下降者等	I～IV
D（难治性终末期心力衰竭阶段）	患者有进行性结构性心脏病，虽经积极的内科治疗，休息时仍有症状，且需特殊干预	因心力衰竭需反复住院，且不能安全出院者；需长期静脉用药者；等待心脏移植者；应用心脏机械辅助装置者	IV

表4-1-8　6分钟步行试验（美国的卡维地洛研究设定）

程度	步行距离 /m
重度心力衰竭	<150
中重度心力衰竭	150～450
轻度心力衰竭	>450

（3）慢性HFmrEF的治疗：HFmrEF占心力衰竭患者的10%～20%，HFmrEF与HFpEF的临床表现不尽相同，目前关于其临床特点、病理生理、治疗与预后的临床证据有限；对一些随机对照试验的回顾性分析以及荟萃分析表明，ACEI/ARB、β受体阻滞剂、醛固酮受体拮抗剂可能改善HFmrEF患者的预后。

2. 治疗措施

（1）一般治疗

1）去除诱发因素。

2）监测体重：在3日内体重突然增加2kg以上，应考虑患者隐性水肿，需要利尿剂或加大利尿剂的用量。

3）调整生活方式

限钠：中重度心力衰竭患者和心力衰竭急性发作伴有容量负荷过重的患者 <3g/d，一般不主张严格限制钠摄入和将限钠扩大到轻度或稳定期心力衰竭患者。

限水：严重低钠血症（血钠 <130mmol/L）患者液体摄入量应 <2L/d，严重心力衰竭患者限制在1.5～2.0L/d，轻中度症状患者常规限制液体并无益处。

营养和饮食：低脂饮食，戒烟，肥胖患者减轻体质量。严重心力衰竭伴明显消瘦

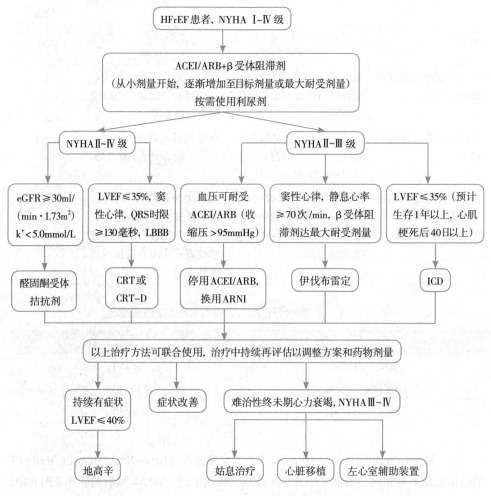

图4-1-6　慢性HFrEF患者的治疗流程

HFrEF.射血分数降低的心力衰竭；NYHA.纽约心脏协会；ACEI.血管紧张素转换酶抑制剂；
ARB.血管紧张素Ⅱ受体阻滞剂；eGFR.估算的肾小球滤过率；LVEF.左室射血分数；
LBBB.左束支传导阻滞；CRT.心脏再同步治疗；CRT-D.具有心脏转复除颤功能的CRT；
ARNI.血管紧张素受体脑啡肽酶抑制剂；ICD.植入式心律转复除颤器。1mmHg＝0.133kPa。

（心脏恶病质）者，应给予营养支持。

　　休息和适度运动：失代偿者需卧床休息，多做被动运动预防深部静脉血栓形成。临床症状改善后在不引起症状的情况下，鼓励体力活动；NYHA Ⅱ～Ⅲ级患者可在康复专业人员指导下进行运动锻炼。

　　4）心理和精神治疗。

　　5）氧气治疗。

　　（2）药物治疗：治疗心力衰竭的关键就是阻断神经内分泌的过度激活，阻断心肌重构，主要药物是ACEI/ARB/ARNI和β受体阻滞剂。

慢性心衰的常规治疗包括联合使用4大类药物，即利尿剂、ACEI/ARB/ARNI、β受体阻滞剂和醛固酮受体拮抗剂，后三种称为"金三角"。为进一步改善症状、控制心率等，地高辛应是第5个联用的药物。

瓣膜性心脏病由于该病是瓣膜的结构损害，此特殊性导致在治疗CHF的长期临床试验中均未入选此类患者，其心功能不全的治疗是主要手术修补或置换瓣膜。

1）利尿剂：利尿剂消除水钠潴留，有效缓解心衰患者的呼吸困难及水肿，改善运动耐量，是标准治疗中必不可少的组成部分。从小剂量开始（氢氯噻嗪25mg/d；呋塞米20mg/d，托拉塞米10mg/d），逐渐加量。氢氯噻嗪100mg/d已达最大效应，呋塞米剂量不受限制。

2）地高辛：地高辛不能降低心衰患者总病死率，因而不主张早期应用，亦不推荐应用于NYHA Ⅰ级患者。适用于慢性心功能不全已应用利尿剂、ACEI/ARB/ARNI、β受体阻滞剂和醛固酮受体拮抗剂，仍持续有症状的HFrEF患者。老年、肾功能受损者、低体重患者可0.125mg，1次/d或隔日1次，应监测地高辛血药浓度，建议维持在0.5~0.9μg/L。

3）血管紧张素转换酶抑制（ACEI）：ACEI是治疗心衰的基石和首选药物，所有LVEF下降的心衰患者必须且终身使用，除非有禁忌证或不能耐受。阶段A为心衰高发危险人群，应考虑用ACEI预防心衰。小剂量开始，逐步增至目标推荐剂量或可耐受的最大剂量。常用药物及用法见表4-1-9。

表4-1-9　慢性心衰的血管紧张素转化酶抑制剂（ACEI）口服剂量及用法

药名	起始剂量及用法		目标剂量及用法	
卡托普利	6.25mg	3次/d	50mg	3次/d
依那普利	2.50mg	2次/d	10mg	2次/d
培哚普利	2.00mg	1次/d	4~8mg	1次/d
雷米普利	2.50mg	1次/d	10mg	1次/d
贝那普利	2.50mg	1次/d	10~20mg	2次/d
赖诺普利	5.00mg	1次/d	20~30mg	1次/d
福辛普利	5.00mg	1次/d	20~30mg	1次/d

4）血管紧张素Ⅱ受体拮抗剂（ARB）：适应证基本与ACEI相同，推荐用于不能耐受ACEI的患者。也可用于经利尿剂、ACEI和β受体阻滞剂治疗后临床症状改善仍不满意，又不能耐受醛固酮受体拮抗剂的有症状心衰患者。小剂量开始，逐步增至目标推荐剂量或可耐受的最大剂量。常用药物及用法见表4-1-10。

表4-1-10　血管紧张素Ⅱ受体拮抗剂（ARB）口服剂量及用法

药名	起始剂量及用法		目标剂量及用法	
坎地沙坦	4mg	1次/d	32mg	1次/d

药名	起始剂量及用法		目标剂量及用法	
缬沙坦	20~40mg	1次/d	80~160mg	2次/d
氯沙坦	25mg	1次/d	100~150mg	1次/d
厄贝沙坦	75mg	1次/d	300mg	1次/d
替米沙坦	40mg	1次/d	80mg	1次/d
奥美沙坦	10mg	1次/d	20~40mg	1次/d

5）β受体阻滞剂：结构性心脏病，伴LVEF下降的无症状心衰，无论有无心肌梗死，均可应用。有症状或曾经有症状的NYHA Ⅱ~Ⅲ级、LVEF下降、病情稳定的慢性心功能不全患者，必须终身应用，除非有禁忌证或不能耐受。伴二度及以上房室传导阻滞、活动性哮喘和反应性呼吸道疾病患者禁用。从小剂量开始，如美托洛尔每日12.5mg、比索洛尔每日1.25mg、卡维地洛每日6.25mg，每隔2~4周可调整剂量，适量维持。

6）醛固酮受体拮抗剂

适应证：LVEF≤35%、NYHA Ⅱ~Ⅳ级的患者；已使用ACEI（或ARB）/血管紧张素受体脑啡肽酶抑制剂（ARNI）和β受体阻滞剂治疗，仍持续有症状的HFrEF患者；AMI后、LVEF≤40%、有心衰症状或既往有糖尿病史者。

螺内酯应用方法为起始10~20mg/d，目标剂量20mg/d。如果患者应用螺内酯有乳腺增生，则可选用依普利酮，起始12.5mg/d，目标剂量25~50mg/d。

7）ARNI

适应证：①已用指南推荐剂量或达到最大耐受剂量的ACEI/ARB后，收缩压>95mmHg，NYHA心功能Ⅱ~Ⅲ级、仍有症状的HFrEF患者，可用ARNI替代ACEI/ARB。②既往未使用ACEI/ARB、有沙库巴曲缬沙坦钠应用适应证、无禁忌证的HFrEF和HFpEF患者，可优先使用ARNI。

绝对禁忌证：血管神经性水肿病史；双肾动脉重度狭窄；妊娠妇女、哺乳期妇女；重度肝损害（Child-Pｕgh分级C级），胆汁性肝硬化和胆汁淤积；已知对ARB/ARNI过敏患者禁用。ARNI应用方法：患者由ACEI/ARB转为ARNI前血压需稳定，并停用ACEI 36小时。需从小剂量开始，根据患者血压、肾功能、血钾等情况每2~4周剂量加倍，逐步滴定至目标剂量。多数心衰患者可以100mg/次、2次/d的剂量作为起始剂量，尤其是既往应用目标剂量ACEI/ARB的患者。

8）伊伐布雷定

适应证：NYHA心功能Ⅱ~Ⅳ级、LVEF≤35%的窦性心律患者，在合并以下情况之一可加用伊伐布雷定：①已使用ACEI/ARB/ARNI、β受体阻滞剂、醛固酮受体拮抗剂，β受体阻滞剂已达到目标剂量或最大耐受剂量，心率≥70次/min；②心率≥70次/min，对β受体阻滞剂禁忌或不耐受者。起始剂量2.5mg，2次/d，治疗2周后，根据静息心率调整剂量，每次剂量增加2.5mg，使患者静息心率控制在60次/min左右，最大剂量7.5mg，2次/d。

9）非药物治疗：晚期心衰患者部分可采用心脏再同步化（CRT）治疗、安置心脏起搏器（ICD）治疗。CRI适应证扩大到NYHA Ⅱ～Ⅳ级的心衰患者，适用于窦性心律，经标准和优化的药物治疗至少3~6个月仍持续有症状，LVEF降低，根据临床状况评估预期生存超过1年，且状态良好，心室激动不同步现象的患者。并且对QRS宽度及形态有严格的限制，强调左束支阻滞图形和QRS时限。ICD适应证见表4-1-11。

表4-1-11　慢性心衰ICD适应证

序号	适应证
1	慢性心衰伴低LVEF，曾有心脏停搏、心室颤动和/或室性心动过速伴血流动力学不稳定的室性心动过速
2	缺血性心脏病，心肌梗死后至少40日，LVEF ≤ 30%，长期优化药物治疗后NYHA Ⅱ～Ⅲ级
3	非缺血性心肌病，LVEF ≤ 35%，长期优化药物治疗后（至少3个月）NYHA Ⅱ～Ⅲ级
4	对于NYHA Ⅲ－Ⅳ级、LVEF ≤ 35%且QRS>120ms的症状性心衰

（七）瓣膜性心脏病心衰的治疗

国际上较一致的意见是：所有有症状的瓣膜性心脏病心衰（NYHA Ⅱ级及以上），以及重度主动脉瓣病变伴有晕厥或心绞痛者，均必须进行手术置换或修补瓣膜，见表4-1-12~表4-1-15。

表4-1-12　二尖瓣狭窄手术适应证

序号	适应证
1	心功能Ⅱ级以上应手术
2	二尖瓣扩张分离术或闭式二尖瓣交界分离术适用于隔膜性二尖瓣狭窄，闻及开瓣音；如果同时没房颤、左房内无血栓可行经皮穿刺球囊导管术
3	人工瓣膜二尖瓣替换术适用于瓣膜及瓣下结构病变严重

表4-1-13　二尖瓣关闭不全手术适应证

序号	适应证
1	重度二尖瓣关闭不全伴NYHA Ⅱ、Ⅲ、Ⅳ级症状，但无重度左室功能不全（重度左室功能不全的定义是：LVEF<30%）和/或左室收缩末径 >55mm
2	重度二尖瓣反流但无症状者，如伴轻、中度左室功能不全，LVEF 30%~60%，和/或左室收缩末径 ≥ 40mm

表4-1-14　主动脉瓣狭窄手术指征

序号	手术指征
1	左室－主动脉跨瓣压差大于6.7kPa（50mmHg），瓣口面积0.75cm^{2}以下
2	心电图示左心室肥大
3	已出现劳力性呼吸困难、晕厥、心绞痛，有明显心衰的患者手术效果不好

表4-1-15　主动脉关闭不全手术适应证

序号	手术适应证
1	有症状的主动脉瓣关闭不全患者（呼吸困难、NYHA Ⅱ、Ⅲ、Ⅳ级或心绞痛）
2	无症状重度AR患者伴以下情况应予手术 （1）静息LVEF≤50% （2）施行CABG、升主动脉或其他瓣膜手术者静息LVEF>50%，但伴重度左室扩大（舒张末径>70mm或收缩末径>50mm）
3	不论主动脉瓣关闭不全的严重性如何，但升主动脉明显扩张且直径 （1）≥45mm（马方综合征） （2）≥50mm（二叶主动脉瓣） （3）≥55mm（其他患者）

（八）实践要点

1. 呼吸困难症状是诊断心衰的主要依据　因此，应仔细询问比较隐匿的呼吸困难症状。

2. 水钠潴留是常见的体征　应仔细询问体重的变化，并进行相关的体格检查，如颈静脉充盈的程度、肝颈静脉回流征和肺淤血体征（肺底啰音）。

3. 完善相关检查明确原发病因　包括原发器质性心脏病和其他疾病所致的心肌损害（血和尿常规、肝肾功能、血清电解质、空腹血糖、血脂、12导联心电图、X线胸片、超声心动图及多普勒超声、BNP、甲状腺功能检查）。

4. 慢性心衰分期

5. 慢性心衰分级

6. 按心衰分期制订治疗策略

7. 心衰的常规治疗　包括联合使用3大类药物，即利尿剂、ACEI（或ARB）和β受体阻滞剂。为进一步改善症状、控制心率等，地高辛应是第4个联用的药物。醛固酮受体拮抗剂则可应用于重度心衰患者瓣膜性心脏病心衰的治疗是主要手术修补或置换瓣膜。

（九）转诊指征

1. 心衰加重

2. 顽固性心衰　心衰患者经优化内科治疗，但休息时仍有症状、极度无力，常有心源性恶病质，且须反复长期住院者。

3. 心衰急性发作

四、深静脉血栓形成

深静脉血栓形成（deep venous thrombosis，DVT）是指血液在深静脉内异常凝结，阻塞静脉管腔，导致静脉回流障碍，引起远端静脉高压、肢体肿胀、疼痛及浅静脉扩张等临床症状，多发生于下肢。DVT主要原因是静脉壁损伤、血流缓慢和血液高凝状态，危险因素包括原发性因素和继发性因素。DVT多见于长期卧床、肢体制动、大手术或创伤后、晚期肿瘤患者或有明显家族史者。血栓脱落可引起肺动脉栓塞（pulmonary embolism，PE），两者合称为静脉血栓栓塞（venous thromboembolism，VTE），严重者显著影响生活质量甚至导致患者死亡。

（一）危险因素

原发性危险因素及继发性危险因素见表4-1-16。

表4-1-16 原发性危险因素

分类	危险因素
原发性	抗凝血酶缺乏、抗凝血酶缺乏、蛋白C缺乏、先天性异常纤维蛋白原血症、Ⅴ因子Leiden突变（活化蛋白c抵抗）、高同型半胱氨酸血症、纤溶酶原缺乏、抗心磷脂抗体阳性、异常纤溶酶原血症、纤溶酶原激活物抑制剂过多、蛋白S缺乏、凝血酶原*20210A*基因变异、ⅩⅡ因子缺乏
继发性	髂静脉压迫综合征，血小板异常，损伤/骨折，手术与制动，脑卒中、瘫痪或长期卧床，长期使用雌激素，高龄，恶性肿瘤，中心静脉插管，肥胖，下肢静脉功能不全，心、肺功能衰竭，吸烟，长时间乘坐交通工具，妊娠/产后，口服避孕药，Crohn病，狼疮抗凝物，肾病综合征，人工血管或血管腔内移植物，血液高凝，VTE病史，重症感染

（二）问诊要点

1. 疼痛部位、性质（烧灼样？胀痛？刺痛？）、程度、持续时间、发作频率、加重或减轻因素、放射痛。

2. 伴随症状　下肢水肿（单侧？双侧？活动后加重，抬高患肢可减轻）、浅静脉扩张、软组织张力增高、皮肤苍白、或皮肤发亮呈青紫色、皮温低伴有水疱、色素沉着、溃疡，发生肺栓塞时可伴有胸痛、呼吸困难、咯血、发热等。

3. 近期有无久坐卧床史，有无手术史、制动史、长期服用避孕药物史、肿瘤（肺癌、胰腺癌等）。

4. 其他　输血史、过敏史、既往高血压、糖尿病史、吸烟饮酒史等。

（三）体格检查要点

1. 心率、血压、体重、血糖。

2. 主要表现为患肢的突然肿胀、疼痛，静脉血栓部位常有压痛，患肢可出现浅静脉显露或扩张、色素沉着、湿疹，严重者出现足靴区的脂性硬皮病和溃疡。

3. Homans征（直腿伸踝试验）、Neuhof征（腓肠肌压迫试验）：患肢伸直，足突然背屈时，引起小腿深部肌肉疼痛，为 Homans 征阳性；压迫小腿后方，引起局部疼痛，为 Neuhof 征阳性。

（四）辅助检查

1. 血浆 D-二聚体测定　　D-二聚体是反映凝血激活及继发性纤溶的特异性分子标志物，诊断急性 DVT 的灵敏度较高（>99%），>500μg/L（ELISA 法）有重要参考价值。可用于急性 VTE 的筛查、特殊情况下 DVT 的诊断、疗效评估、VTE 复发的危险程度评估。

2. 多普勒超声检查　　灵敏度、准确性均较高，是 DVT 诊断的首选方法，适用于对患者的筛查和监测。在超声检查前，按照 DVT 诊断的临床特征评分，可将患有 DVT 的临床可能性分为高、中、低度。如连续两次超声检查均为阴性，对于低度可能的患者可以排除诊断，对于高、中度可能的患者，建议行血管造影等影像学检查。

3. 螺旋 CT 静脉成像　　准确性较高，主要用于下肢主干静脉或下腔静脉血栓的诊断，联合应用 CTV 及 CT 肺动脉造影检查，可增加 VTE 的确诊率。

4. MRI 静脉成像　　能准确显示髂、股、腘静脉血栓，但不能满意地显示小腿静脉血栓，且有固定金属植入物及心脏起搏器植入者无法实施。无须使用造影剂，尤其适合于孕妇。

5. 静脉造影　　准确性高，不仅可以有效判断有无血栓、血栓部位、范围、形成时间和侧支循环情况，而且常被用来鉴定其他方法的诊断价值。

（五）诊断深静脉血栓形成的临床可能性评估（表4-1-17）

表4-1-17　诊断下肢深静脉血栓的临床评分（Wells 评分）

临床特征	评分/分
肿瘤	1
瘫痪或近期下肢石膏固定	1
近期卧床 >3 日或近 4 周内大手术	1
沿深静脉走行的局部压痛	1
整个下肢的水肿	1
与健侧相比，小腿肿胀大于 3cm（胫骨粗隆下 10cm 处测量）	1
既往有 DVT 病史	1
凹陷性水肿（症状侧下肢）	1
有浅静脉的侧支循环（非静脉曲张性）	1
类似或与下肢深静脉血栓相近的诊断	-2

注：

结果判断：患 DVT 可能性的临床评估，低度≤0分；中度1~2分；高度≥3分。若双侧下肢均有症状，以症状严重的一侧为准。

（六）深静脉血栓诊断流程（图4-1-7）

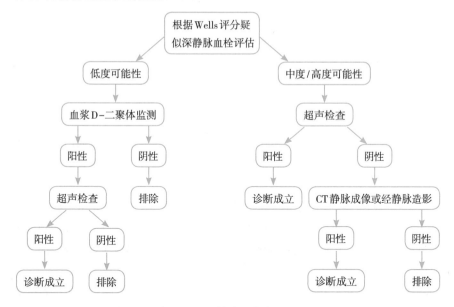

图4-1-7　深静脉血栓诊断流程

（七）DVT的临床分期

1. 急性期　指发病后14日以内。

2. 亚急性期　指发病第15~30日。

3. 慢性期　发病30日以后。

（八）深静脉血栓治疗

1. 早期治疗

（1）初始抗凝（最初10日）：初始抗凝是指在诊断深静脉血栓形成后最初数日（最长达10日）立即进行的全身性抗凝。抗凝药物选择如下：

1）普通肝素：起始剂量80~100U/kg静脉注射，之后以10~20U/kg静脉泵入，以后每4~6小时根据激活的部分凝血酶原时间（APTT）再做调整，使其延长至正常对照值的1.5~2.5倍。

2）低分子量肝素：每次100U/kg，每12小时一次，皮下注射，肾功能不全者慎用。

3）维生素K拮抗剂（如华法林）：治疗首日常与低分子量肝素联合使用，建议剂量为2.5~6.0mg/d，2~3日后开始测定INR，当INR稳定在2.0~3.0并持续24小时后停低分子量肝素，继续华法林治疗，注意华法林对胎儿有害，孕妇禁用。需要特别强调的是，华法林不能单独作为深静脉血栓形成患者的初始抗凝药物，因为已形成的维生素K依赖性凝血因子需要一定时间才能被消耗。

4）直接Ⅹa因子抑制剂（如利伐沙班）：轻、中度肾功能不全的患者可以正常使用。单药治疗急性DVT与其标准治疗（低分子量肝素与华法林合用）疗效相当。推荐用法：前3周15mg，每日2次；维持剂量为20mg，每日1次。

5）直接Ⅱa因子抑制剂（如阿加曲班）：主要适用于急性期、HIV及存在血小板减少症（HIT）风险的患者。

（2）溶栓治疗：导管接触性溶栓、系统溶栓。

（3）手术取栓。

（4）机械血栓清除术。

（5）下腔静脉滤器。

2. 长期治疗

（1）长期抗凝（10日至3个月）：长期抗凝治疗是指在最初数日抗凝后继续给予一段时间的抗凝，通常为3~6个月，部分情况下最长可达12个月；一些患者的长期抗凝会采用与初始抗凝治疗相同的药物（如低分子量肝素、利伐沙班和阿哌沙班）；需要强调的是，有些患者初始抗凝药物与长期的抗凝药物不属于同一类别，需要从一种药物过渡到另一种药物（如肝素过渡到华法林，肝素过渡到艾多沙班或达比加群）。在药物过渡期间应确保足量抗凝，并且在长期抗凝治疗的最初3个月中，尽量减少中断抗凝，因为这一时期的血栓形成复发风险最高。

药物选择：治疗可以选择口服药物或皮下注射药物。口服抗凝药物包括直接凝血因子Xa抑制剂（利伐沙班、阿哌沙班或艾多沙班）、凝血酶抑制剂（达比加群）、维生素K拮抗剂（华法林）；皮下注射抗凝药包括低分子量肝素和磺达肝癸钠。

1）维生素K拮抗剂（华法林）：①维持INR在2.0~3.0，需定期监测；②继发性DVT初次发作患者，推荐使用维生素K拮抗剂至少3个月；③特发性DVT的初次发作患者，推荐使用维生素K拮抗剂至少6~12个月或更长时间的抗凝；④伴有癌症并首次发生的DVT，应用低分子量肝素3~6个月后，长期使用维生素K拮抗剂；⑤有两次以上发作的DVT患者和易栓症患者，建议长期使用。

2）直接凝血因子Xa抑制剂（利伐沙班、阿哌沙班）。

3）凝血酶抑制剂（达比加群）。

（2）建议使用弹力袜，对于下肢轻度水肿的患者。

（3）建议使用间歇性加压治疗，对于下肢严重水肿的患者。

（九）实践要点

1. 下肢肿痛是常见症状，通过收集病史按照"判断患DVT可能性临床评分"评估。

2. 尽早超声检查。

3. 寻找引起DVT的原因，完善相关检查。

4. 尽早使用抗凝治疗，及时怀疑。

5. 正规使用维生素K拮抗剂。

（十）转诊指征

确诊后转上级医院。

（廖晓阳）

五、急性呼吸道感染

急性呼吸道感染分为上呼吸道感染与下呼吸道感染。

急性上呼吸道感染是指自鼻腔至喉部之间的急性炎症的总称，包括普通感冒、流行性感冒、以咽炎为主要表现的上呼吸道感染。以咽炎为主要表现的上呼吸道感染包括病毒性咽炎和喉炎、疱疹性咽峡炎、细菌性咽－扁桃体炎。急性下呼吸道感染是指声门以下的呼吸器官感染，包括气管炎、支气管炎和肺炎等疾病。

（一）询问病史要点

1. 诱发因素和起病急缓。

2. 呼吸道症状　咽痛、打喷嚏、流涕、鼻塞、咳嗽、胸闷、胸痛、气短等，检查鼻腔分泌物性质。

3. 全身症状　有无发热、畏寒或寒战、恶心、呕吐、腹泻、耳痛、头痛、全身酸痛、皮肤病变和意识障碍等。

4. 症状持续时间。

5. 感染接触史。

6. 用药史　起始治疗时，应用药物的种类、时间及对药物的反应，既往用药史，特别要询问有无应用皮质激素及其他免疫抑制药物的情况。

7. 全身性疾病　传染病、高血压、糖尿病、心脑血管疾病、肝、肾疾病史。

8. 过敏史。

9. 个人史　要询问个人兴趣爱好，特别是饲养宠物，吸烟史、职业史，有无HIV感染的危险因素。

（二）体格检查

1. 首先注意一般情况　有无发热，生命体征是否平稳，有无谵妄、抽搐等神经系统症状。

2. 呼吸道检查

（1）鼻腔：黏膜有无充血、水肿，分泌物。

（2）咽部：有无充血、水肿，舌、软腭、腭、咽及扁桃体表面有无疱疹、溃疡、脓性分泌物等。

（3）喉部：有无水肿、充血，有无喘息声。

（4）肺部：有无哮鸣音、干湿啰音、呼吸音降低、肺实变体征等。

3. 淋巴结　颌下、颈部等区域淋巴结有无肿大、触痛。

4. 其他体征　有无全身皮疹、耳道红肿、分泌物、鼻窦区压痛、心脏杂音等。

（三）主要病因及鉴别诊断

1. 注意上、下呼吸道感染的鉴别（表4-1-18）。

2. 上呼吸道感染中，注意流感和普通感冒的鉴别（表4-1-19）。

3. 肺炎患者病史特点及病原学间的关系（表4-1-20）。

4. 肺炎患者胸片X线特征与病原学间的关系（表4-1-21）。

表4-1-18 上、下呼吸道感染的鉴别

症状/检查/治疗	上呼吸道感染	急性气管-支气管炎	肺炎
咳嗽、咳痰	有，较轻	明显	可有
喘息、气促	无	可有	严重时出现
全身症状	轻微	轻微	明显
体征	鼻、咽部体征	可闻及干、湿性啰音不固定	可有肺实变体征
血常规	正常，也可增高	正常，也可增高	增高
影像学检查	正常	正常	片状浸润影
治疗反应	对症治疗有效	对症治疗有效	抗感染治疗有效

表4-1-19 流感与普通感冒的鉴别

鉴别点	流感	普通感冒
病原体	流感病毒	鼻病毒等
流感病原学检测	阳性	阴性
传染性	强	弱
发病的季节性	有明显季节性（我国北方为11月至次年3月多发）	季节性不明显
发热程度	多高热（39~40℃），可伴寒战	不发热或轻、中度发热，无寒战
发热持续时间	3~5日	1~2日
呼吸道症状	局部表现轻微	局部症状明显
全身症状	头痛、全身肌肉酸痛、乏力	轻或无
病程	5~10日	5~7日
并发症	可合并中耳炎、肺炎、心肌炎、脑膜炎或脑炎	少见

表4-1-20 肺炎患者病史特点与病原学间的关系

病史	可能的病原学
青年人	肺炎球菌 肺炎支原体 流感嗜血杆菌 流感病毒

病史	可能的病原学
慢性阻塞性肺疾病	肺炎球菌 流感嗜血杆菌 肺炎克雷伯菌等肠杆菌科菌 肺军团菌 流感病毒
病毒感染后	肺炎球菌 金黄色葡萄球菌 化脓性链球菌 流感嗜血杆菌
吸入	需氧菌和厌氧菌混合感染
肺结构破坏者（如支气管扩张）	铜绿假单胞菌 金黄色葡萄球菌
静脉滥用者	金黄色葡萄球菌 厌氧菌 结核分枝杆菌 肺炎球菌
监禁	结核分枝杆菌
中性粒细胞减少症	细菌 曲菌
脾切除者	肺炎球菌 流感嗜血杆菌

表4-1-21　肺炎患者胸片X线特征与病原学间的关系

X线特征	可能的病原学
局部渗出伴随大量胸腔积液	细菌
空洞性病变	厌氧菌 结核分枝杆菌 真菌 诺卡（氏）菌
粟粒性病变	结核分枝杆菌 真菌
进展迅速或多叶改变	嗜肺军团菌 肺炎球菌 金黄色葡萄球菌

X 线特征	可能的病原学
间质性改变	病毒
	支原体
	衣原体
	肺囊虫

（四）诊疗流程（图4-1-8、图4-1-9）

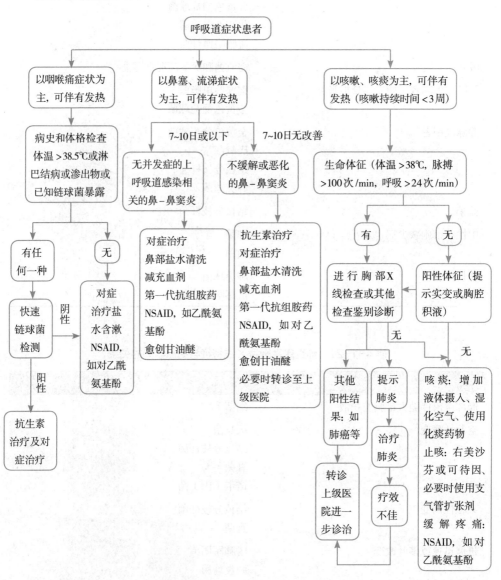

图4-1-8　急性呼吸道感染诊疗流程

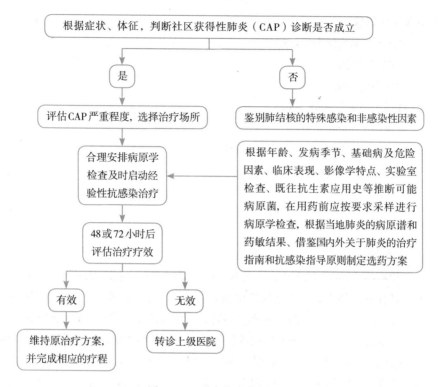

图 4-1-9　肺炎的诊治流程

（五）急诊转诊指征

1. 出现高热不退、心悸、胸闷、喘息等症状，怀疑有并发症时，需转诊治疗。

2. 肺炎患者急诊转诊指征

（1）意识障碍。

（2）呼吸频率 ≥30 次/min。

（3）动脉收缩压 <90mmHg。

（4）白细胞计数 >20×10⁹/L 或 <4×10⁹/L。

（5）X 线胸片显示双侧或多肺叶受累。

（六）实践要点

1. 对于大多数患者，通常根据临床表现就可区分上、下呼吸道急性感染，普通感冒与流感。普通感冒 70%~80% 是由病毒引起，目前尚无有效的抗病毒药物、治疗以对症为主。怀疑流感时，及时进行病原学检查，一旦确诊，尽早使用抗流感病毒药物，病情进展者及时转诊。

2. 下呼吸道感染者，患者出现呼吸困难、心率增快、发热 >4 日，要考虑肺炎，及时进行胸部 X 线检查证实，在用药前按要求采样进行病原学检查，根据当地肺炎的病原谱和药敏结果、借鉴国内外关于肺炎的治疗指南和抗感染指导原则制订选药方案。用药48~72 小时后应进行临床评价，有效则可维持原治疗方案，并完成相应的疗程；无效者及时转诊上级医院。

3. 注意重症肺炎的警示指标

1）精神状态改变。

2）病情急剧恶化。

3）呼吸频率大于30次/min。

4）血压小于90/60mmHg。

5）低氧血症，动脉血氧分压<60mmHg。

6）白细胞计数<4×10^9/L 或 >20×10^9/L。

（聂秀红）

六、支气管哮喘

支气管哮喘（bronchial asthma）简称哮喘，是由多种细胞以及细胞组分参与的慢性气道炎症性疾病，临床表现为反复发作性的喘息、气急，伴或不伴胸闷或咳嗽等症状，多在夜间和/或清晨发作、加剧，多数患者可自行缓解或经治疗后缓解，同时伴有气道高反应性和可变的气流受限，随着病程延长可导致气道结构改变，即气道重塑。哮喘是一种异质性疾病，具有不同的临床表型。哮喘全球防治创议（GINA）成为全球哮喘防治工作的指导性文件，中华医学会呼吸病学分会多次修订了我国的"支气管哮喘防治指南"，作为指导性文件对于推动我国的哮喘防治工作发挥了积极的作用。

（一）询问病史要点

1. 症状反复出现，起病多较急，亦有迁延发作者。

2. 发作性呼气性呼吸困难、胸闷、咳嗽，可伴有哮鸣音。

3. 干咳或咳大量白色泡沫痰，甚至出现发绀等。

4. 有夜间发作或缓解不久可再次发作。

5. 有时以慢性咳嗽为唯一的症状（咳嗽变异性哮喘）。

6. 有时以胸闷作为唯一或主要症状（胸闷变异性哮喘）。

7. 有运动时出现胸闷和呼吸困难（运动性哮喘）。

8. 过敏性鼻炎史、哮喘或者类似病情家族史、过敏体质史。

9. 若已确诊哮喘患者，要询问活动是否受限、发作频率、个人最佳峰流速值、促使发作的诱因（运动、紧张、灰尘、环境污染等）、治疗情况、哮喘急性发作时治疗的反应以及住院治疗情况。

（二）体格检查

1. 典型的体征　胸部呈过度充气状态，双肺可闻及广泛的哮鸣音，呼气音延长。

2. 轻度哮喘或严重哮喘发作，哮鸣音弱，甚至可不出现。

3. 严重急性发作患者，肺部过度膨胀，辅助呼吸肌和胸锁乳突肌收缩加强，心率增快、奇脉、胸腹反常运动和发绀。

4. 非发作期体检可无异常发现。

（三）主要病因及鉴别诊断

1. 应尽可能查明与哮喘发病有关的病因　下列方法有助于支气管哮喘的病因学诊断。①详细询问病史：应了解患者哮喘发作与周围环境的关系，必要时应做现场调查；②特异性变应原检测：结合病史有助于对患者的病因诊断和脱离致敏因素的接触。

2. 掌握哮喘的分级　初始治疗时严重程度的判断，可根据白天、夜间哮喘症状出现的频率和肺功能检查结果，将慢性持续期哮喘病情严重程度分为间歇状态、轻度持续、中度持续和重度持续4级，见表4-1-22。

表4-1-22　病情严重程度的分级

分级	临床特点
间歇状态（第1级）	症状＜每周1次，短暂出现；夜间哮喘症状≤每月2次；FEV_1≥80%预计值或PEF≥80%个人最佳值，PEF变异率＜20%
轻度持续（第2级）	症状≥每周1次，但＜每日1次；夜间症状＞每个月2次，但＜每周1次；可能影响活动和睡眠；FEV_1≥80%预计值或PEF≥80%个人最佳值，PEF变异率20%~30%
中度持续（第3级）	每日有症状，影响活动和睡眠，夜间症状≥每周1次，$FEV_1$60%~79%预计值或PEF为60%~79%个人最佳值，PEF变异率＞30%
重度持续（第4级）	每日有症状，频发出现，经常夜间发作，体力活动受限。FEV_1＜60%预计值或PEF＜60%个人最佳值$FEV_1$60%预计值，PEF变异率＞30%

注：FEV_1，第一秒用力呼气容积；PEF，呼气峰流速。

3. 掌握哮喘控制水平的评估　正确地评估哮喘控制水平，是制订治疗方案和调整治疗药物以维持哮喘控制水平的基础。根据患者的症状、用药情况、肺功能检查结果等复合指标可以将患者分为哮喘症状良好控制（或临床完全控制）、部分控制和未控制，以及评估患者有无未来哮喘急性发作的危险因素，见表4-1-23。

表4-1-23　哮喘控制水平分级

项目	良好控制	部分控制	未控制
过去4周，患者存在： 日间哮喘症状＞2次/周 夜间因哮喘憋醒 使用缓解药次数＞2次/周 哮喘引起的活动受限	无	存在1~2项	存在3~4项

4. 掌握哮喘结局不佳的危险因素（未来风险）的评估　在诊断时和诊断后定期评估危险因素，尤其对有哮喘急性发作史的患者在开始治疗时、控制药物治疗3~6个月测定FEV_1，记录患者最佳肺功能，之后定期进行风险评估。

（1）哮喘加重的危险因素：

1）重要危险因素：存在未控制的哮喘症状。

2）其他潜在可改善的危险因素

①短效β_2受体激动剂（SABA）应用量大：>1瓶（200揿装）/月。

②吸入性糖皮质激素（ICS）使用不足：未使用、依从性差、使用不当。

③FEV_1低，尤其是FEV_1<60%预测值。

④支气管扩张后较高的可逆性。

⑤重大心理/社会经济问题。

⑥接触史：吸烟、过敏原。

⑦合并症：肥胖、慢性鼻窦炎、明确的食物过敏。

⑧痰或血中嗜酸性粒细胞增多。

⑨妊娠。

3）其他主要的独立危险因素

①曾因哮喘气管插管/重症监护病房（ICU）治疗。

②过去12个月≥1次严重哮喘发作。

（2）发展为固定性气流受限的危险因素

①早产，低出生体重，以及婴儿体重增加较大。

②无ICS治疗。

③接触史：吸烟，有毒性的化学物质，职业暴露。

④初始FEV_1低：慢性黏液高分泌过多，痰液或血液嗜酸性粒细胞增多。

（3）发生药物不良反应的危险因素

1）系统：频繁使用口服糖皮质激素，长期、高剂量和/或强效ICS，同时服用细胞色素P450酶抑制剂；

2）局部：高剂量或强效ICS，吸入装置差。

（四）诊疗流程

1. 诊断流程（图4-1-10）

2. 哮喘评估、治疗、管理流程

（1）哮喘评估

1）评估内容

①评估患者的控制水平：根据患者的症状、用药情况、肺功能检查结果的复合指标等将患者分为良好控制、部分控制和未控制（表4-1-23）。

②评估患者未来有无急性发作的危险因素：哮喘未控制、持续接触过敏原、用药不规范、依从性差、合并症、过去一年中因急性发作急诊就诊或住院等。

③评估哮喘的过敏状态及触发因素：如职业、环境、气候变化、药物和运动等。

④评估患者的药物使用情况：对速效支气管舒张剂的使用量、药物吸入技术、长期用药的依从性以及药物不良反应等。

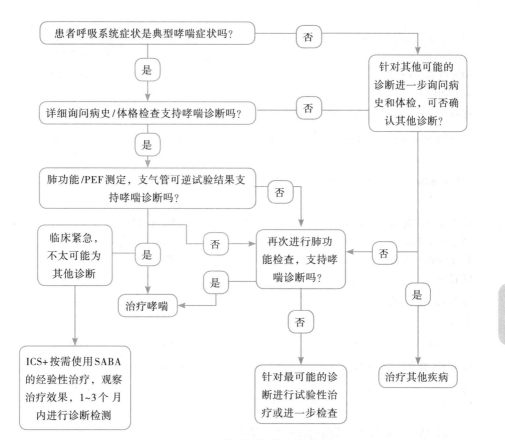

图 4-1-10　哮喘初步诊断临床实践流程

⑤评估患者是否有合并症：如变应性鼻炎、鼻窦炎、胃食管反流、肥胖、慢性阻塞性肺疾病、支气管扩张症、阻塞性睡眠呼吸暂停综合征、抑郁和焦虑等。

2）哮喘急性发作期的病情严重程度分级　急性发作期是指喘息、气急、胸闷或咳嗽等症状突然发生或症状加重，伴有呼气流量降低，常因接触变应原等刺激物或治疗不当所致。急性发作严重程度可分为轻度、中度、重度和危重4级（表4-1-24）。

表4-1-24　哮喘急性发作时病情严重程度的分级

临床特点	轻度	中度	重度	危重
气短	步行、上楼时	稍事活动	休息时	—
体位	可平卧	喜坐位	端坐呼吸	—
讲话方式	连续成句	单词	单字	不能讲话
精神状态	可有焦虑、尚安静	时有焦虑或烦躁	常有焦虑或烦躁	嗜睡或意识模糊
出汗	无	有	大汗淋漓	—
呼吸频率	轻度增加	增加	常 >30次/min	—

续表

临床特点	轻度	中度	重度	危重
辅助呼吸肌活动及三凹征	常无	可有	常有	胸腹矛盾呼吸
哮鸣音	散在，呼气末期	响亮、弥漫	响亮、弥漫	减弱乃至无
脉率/（次/min）	<100	100~120	>120	脉率变慢或不规则
奇脉/mmHg	无，<10	可有，10~25	常有，10~25	无，提示呼吸肌疲劳
最初支气管舒张剂治疗后PEF占预计值或个人最佳值%	>80%	60%~80%	<60%或100L/min或作用时间<2h	—
PaO_2/mmHg（吸空气）	正常	≥60	<60	<60
$PaCO_2$/mmHg	<45	≤45	>45	>45
SaO_2/%（吸空气）	>95	91~95	≤90	≤90
pH	—	—	—	降低

（2）基于控制水平的哮喘治疗和管理流程（图4-1-11）

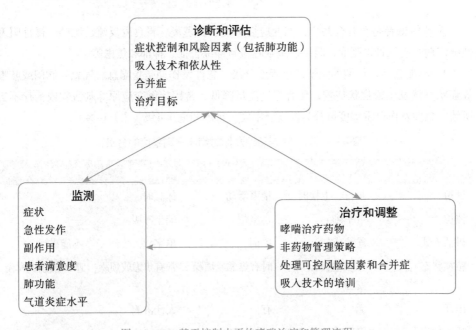

图4-1-11 基于控制水平的哮喘治疗和管理流程

（五）转诊指征

1. 急诊转诊

（1）当哮喘患者出现中度及以上程度急性发作（表4-1-24），经过紧急处理后症状无明显缓解时应考虑急诊转诊。

（2）转诊途中应保证氧供，建立静脉通道，做好气管插管等急救准备。

2. 普通转诊

（1）因确诊或随访需求需要做肺功能检查（包括支气管可逆试验、支气管激发试验、运动激发试验等）。虽属中度发作，但来势急，尤其具有哮喘相关死亡高危因素者。

（2）为明确过敏原，需要做过敏原皮肤试验或血清学检查。

（3）经过规范化治疗，哮喘仍得不到有效控制。

（六）实践要点

1. 哮喘治疗目标在于达到哮喘症状的良好控制，维持正常的活动水平，同时尽可能减少急性发作和死亡、肺功能不可逆损害和药物相关不良反应的风险。哮喘慢性持续期的治疗原则是以患者病情严重程度和控制水平为基础，选择相应的治疗方案（表4-1-25）。

2. 治疗哮喘的药物主要分为两类　一是控制类药物，即需要每日使用并长时间维持应用的药物；二是缓解类药物，主要通过迅速解除支气管痉挛从而缓解症状。

3. 考虑升级治疗　若出现症状、发作或危重症，须先核查诊断、吸入装置使用技巧和依从性。

4. 降级治疗的原则

（1）症状和肺功能稳定≥3个月。若患者有哮喘加重的危险因素或固定的气流受限，需要在严密监控下进行降级治疗。

（2）选择合适的时机进行降级治疗：避开呼吸道感染、妊娠、旅行等。

（3）每一步降级治疗均需记录患者的症状控制、肺功能和危险因素，提供指导，监测症状和PEF，并为下一步治疗提供时间计划表。

（4）对于多数患者，3个月内逐步减少25%~50% ICS剂量。

5. 长期管理和随访　全科医生应该为哮喘患者建立健康档案，对患者进行随访，通常情况下，患者在初诊后2~4周回访，以后每1~3个月随访一次，出现哮喘发作时应及时就诊，哮喘发作后2周~1个月内进行回访。随访应包括以下内容：

（1）评估哮喘控制水平：检查患者的症状或PEF记录，评估症状控制水平，如有加重应帮助分析加重的诱因；评估有无并发症。

（2）评估肺功能：哮喘初始治疗3~6个月后复查肺功能，随后多数患者应至少每1~2年复查1次。对具有急性发作高危因素、肺功能下降患者，应适当缩短肺功能检查时间。

（3）评估治疗问题：评估治疗依从性及影响因素；检查吸入装置使用正确与否；检查哮喘行动计划等。

6. 哮喘自我管理教育和技能培训　最有效的方式是建立患者和医生的伙伴关系，基本要素如下：

表 4-1-25 哮喘患者长期（阶梯式）治疗方案

药物	1 级	2 级	3 级	4 级	5 级
推荐选择控制药物	按需使用 ICS-福莫特罗	低剂量 ICS 或按需 ICS-福莫特罗	低剂量 ICS+LABA	中剂量 ICS+LABA	参考临床表型加 IgE 单克隆抗体，或加抗 IL-5 或加抗 IL-5R，或加抗 IL-4R 单克隆抗体
其他选择控制药物	按需使用 SABA 时联合低剂量 ICS	白三烯受体拮抗剂（LTRA），低剂量茶碱	中剂量 ICS 或低剂量 ICS 加 LTRA 或加茶碱	高剂量 ICS 加 LAMA 或加 LTRA 或加茶碱	高剂量 ICS+LABA 加其他治疗，如加 LAMA，或加茶碱或加低剂量 OCS
首选缓解药物	按需使用低剂量 ICS+福莫特罗，处方维持和缓解治疗的患者按需使用低剂量 ICS+福莫特罗				
其他可选药物	按需使用 SABA				

注：ICS，吸入性糖皮质激素；LABA，长效 β_2 受体激动剂；OCS，口服糖皮质激素；SABA，短效 β_2 受体激动剂；LTRA，白三烯受体拮抗剂。

（1）进行吸入装置使用的有效技能培训。

（2）鼓励使用药物、随访及其他建议的依从性，与患者达成哮喘管理共识。

（3）传播哮喘知识。

（4）对患者进行自我管理培训，要求其对症状和PEF进行自我监测，书写哮喘执行计划，其中记录如何识别哮喘加重以及如何应对，并进行规律随访。

（聂秀红）

七、慢性阻塞性肺疾病

慢性阻塞性肺疾病（chronic obstructive pulmonary disease，COPD）（简称"慢阻肺"）是一种常见的、可预防和治疗的慢性气道疾病，其特征是持续存在的气流受限和相应的呼吸系统症状；其病理学改变主要是气道和/或肺泡异常，通常与显著暴露于有害颗粒或气体相关，遗传易感性、异常的炎症反应以及与肺异常发育等众多的宿主因素参与发病过程；严重的合并症可能影响疾病的表现和病死率。上述因素决定了慢阻肺存在明显的异质性。慢阻肺的主要症状是慢性咳嗽、咳痰和呼吸困难，引起慢阻肺的危险因素具有多样性的特点，可概括为个体易感因素和环境因素共同作用。慢阻肺患者常出现呼吸系统症状急性恶化，导致需要额外治疗，称之为慢阻肺急性加重。慢阻肺患者常合并慢性病，其增加了慢阻肺的发病率和死亡率。

（一）询问病史要点

应全面采集病史，包括症状、危险因素暴露史、既往史、系统问题和合并症等。

1. 发病年龄、与季节的关系。

2. 起病缓慢，病程较长　起病隐匿，缓慢渐进性进展。

3. 危险因素包括个体因素和环境因素，环境因素中吸烟是慢阻肺最重要的环境致病因素，除询问主动吸烟史，也要询问被动吸烟史；职业粉尘接触史、长期以柴草、木材等为燃料使用史等。

4. 既往史　包括哮喘史、过敏史、结核病史、儿童时期呼吸道感染史及呼吸道传染病史如"麻疹""百日咳"等，其他慢性呼吸道疾病或非呼吸道疾病史；慢阻肺或其他慢性呼吸道疾病家族史。

5. 慢性咳嗽　反复数年出现的慢性咳嗽，但也有少数病例虽有明显气流受限，但无咳嗽症状。

6. 持续存在的呼吸困难，进行性加重，活动时呼吸困难加剧。

7. 急性加重　慢阻肺呼吸系统症状急性恶化，咳嗽加重，咳痰增加，胸闷、气促加重，发热等，严重时出现呼吸衰竭的症状；随着病情进展，急性加重愈发频繁。

8. 合并症　心脏病、骨质疏松、骨骼肌肉疾病、肺癌、抑郁和焦虑等。

9. 慢性呼吸衰竭和肺源性心脏病史等。

（二）体格检查

1. 早期可无异常体征。

2. 随疾病进展，胸部体格检查可见以下体征

（1）视诊：胸廓前后径增大，肋间隙增宽，剑突下胸骨下角增宽；部分患者呼吸变浅、呼吸频率增快、呼气时相延长、辅助呼吸肌参与呼吸运动，重症患者出现胸腹矛盾呼吸运动，部分患者呼吸困难加重时采用缩唇呼吸方式和/或前倾位。

（2）触诊：双侧语颤减弱，可有剑突下心脏抬举感。

（3）叩诊：肺部过清音，心浊音界缩小或消失，肺下界和肝浊音界下移。

（4）听诊：双肺呼吸音减弱，呼气期延长，部分患者可闻及干性啰音或哮鸣音和/或湿啰音；心音遥远，剑突下心音较清晰响亮，合并肺动脉高压时肺动脉瓣区第二心音较主动脉瓣区第二心音强。

（5）肺外体征：合并低氧血症时可见患者黏膜和皮肤发绀；如剑突下出现心脏搏动，心音较心尖部明显增强，提示并发早期肺源性心脏病；伴二氧化碳潴留可见球结膜水肿；伴有右心衰竭者可见下肢水肿、腹水和肝脏肿大并压痛等体征。

（三）主要病因及鉴别诊断（表4-1-26）

表4-1-26　慢阻肺与其他疾病鉴别要点

鉴别要点	慢阻肺	支气管哮喘	充血性心力衰竭	支气管扩张症
发病年龄	中年发病	早年发病（通常在儿童期）	中年以上发病多见，也可见于青年人	青年人
症状	缓慢进展，急性加重期症状超过日常变异并持续恶化	每日症状变化快，夜间和清晨症状明显	劳累性呼吸困难，夜间端坐呼吸	反复发作咳嗽、咳痰、咯血
体征	肺气肿体征，也可闻及干、湿啰音或哮鸣音	发作时可闻及哮鸣音，严重者呼吸音减弱，可无哮鸣音	双肺可闻及啰音，心脏扩大体征	固定性湿啰音
X线影像学	肺气肿征象	可正常	心脏扩大、肺水肿	支气管扩张、管壁增厚
肺功能	气流受限不可逆	气流受限，但可逆	限制性通气功能障碍而非气流受限	正常或气流受限不可逆
家族史	可有	常有	无	无

（四）诊疗流程

1. 慢阻肺诊断标准与诊断流程

（1）慢阻肺诊断标准：主要依据危险因素暴露史、症状、体征及肺功能检查等临床资料，并排除可引起类似症状和持续气流受限的其他疾病，综合分析确定。肺功能检查表现为持续性气流受限是确诊慢阻肺的必备条件，吸入支气管舒张剂后 $FEV_1/FVC < 70\%$ 即明确存在持续的气流受限。

（2）慢阻肺诊断流程（图4-1-12）

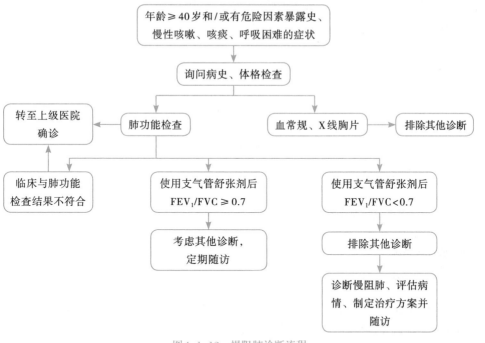

图4-1-12　慢阻肺诊断流程

2. 慢阻肺评估流程（图4-1-13）

（1）当基层医院不具备肺功能检查条件时，可通过筛查问卷发现慢阻肺高危个体（表4-1-27），疑诊患者应向上级医院转诊，进一步明确诊断；非高危个体定期随访。

表4-1-27　中国慢性阻塞性肺疾病（简称"慢阻肺"）筛查问卷

问题	选项	评分标准	得分
1. 您的年龄	40~49岁	0	
	50~59岁	3	
	60~69岁	7	
	≥70岁以上	10	
2. 您的吸烟量（包年）= 每日吸烟＿＿包×吸烟＿＿年	0~14包年	0	
	15~30包年	1	
	≥30包年	2	
3. 您的体重指数（kg/m²）= 体重＿＿公斤/身高²＿＿米² 如果不会计算，您的体重属于哪一类： 很瘦（7），一般（4），稍胖（1），很胖（0）	<18.5	7	
	18.5~23.9	4	
	24.0~27.9	1	
	≥28	0	

续表

问题	选项	评分标准	得分
4. 没有感冒时您是否经常咳嗽	是	3	
	否	0	
5. 您平时是否感觉有气促	没有气促	0	
	在平地急行或爬小坡时感觉气促	2	
	平地正常行走时感觉气促	3	
6. 您目前使用煤炉或柴草烹饪或取暖吗	是	1	
	否	0	
7. 您父母、兄弟姐妹及子女中，是否有人患有支气管哮喘、慢性支气管炎、肺气肿或慢阻肺	是	2	
	否	0	

注：总分≥16分需要进一步检查明确是否患有慢阻肺。

（2）慢阻肺的综合评估：慢阻肺病情评估应根据患者的临床症状、肺功能受损程度、急性加重风险以及合并症/并发症等情况进行综合分析，目的在于确定疾病的严重程度，以最终指导治疗。

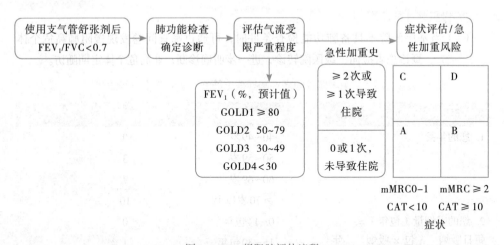

图4-1-13 慢阻肺评估流程

1. GOLD分级　慢阻肺气流受限严重程度的肺功能分级（基于支气管扩张剂后的FEV_1）。

2. mMRC　英国医学研究委员会问卷改良版，评价呼吸困难情况。mMRC 0级：只在剧烈活动时感到呼吸论难；mMRC 1级：在快走或上坡时感到呼吸困难；mMRC 2级：由于呼吸困难比同龄人走得慢或者以自己的速度在平地行走时常要停下来呼吸；mMRC 3级：在平地上行走100m或数分钟需要停下来呼吸；mMRC 4级：因为明显呼吸困难而不能离开房屋或者换衣服时也感到气短。

3. CAT　慢阻肺评估测试，反映了慢阻肺对患者生活质量的影响，包括以下8条，每条0~5分，分值越高越严重：①有无咳嗽；②有无咳痰；③有无胸闷；④爬坡或上一层楼时有无气喘；⑤在家活动有无影响；⑥有无信心外出离家；⑦睡眠情况；⑧精力有无影响。

3. 慢阻肺起始药物治疗推荐（图4-1-14）

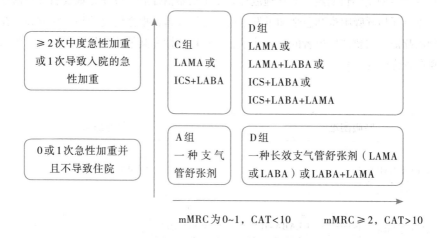

图4-1-14　慢阻肺起始药物治疗推荐
LAMA.长效抗胆碱能药物；LABA.长效β肾上腺素受体激动剂；ICS.吸入性糖皮质激素。

4. 慢阻肺稳定期患者吸入性糖皮质激素（ICS）使用建议（表4-1-28）　不推荐对稳定期慢阻肺患者使用单一ICS治疗；在使用一种或2种长效支气管舒张剂的基础上可以考虑联合ICS治疗；慢阻肺对ICS复合制剂长期吸入治疗的反应存在异质性，外周血嗜酸性粒细胞计数可用于指导ICS的选择，但要根据患者的症状和临床特征、急性加重风险、外周血嗜酸性粒细胞值和合并症及并发症等综合考虑。

表4-1-28　稳定期慢阻肺患者吸入性糖皮质激素（ICS）使用建议

推荐使用 （存在下列因素之一）	考虑使用 （存在下列因素之一）	不推荐使用 （存在下列因素之一）
1. 有慢阻肺急性加重住院史和/或≥2次/年中度急性加重	1. 有每年1次中度急性加重	1.反复发生肺炎
2. 外周血嗜酸粒细胞计数≥300个/μl	2. 外周血嗜酸粒细胞计数为100~300个/μl	2. 外周血嗜酸粒细胞计数<100个/μl
3. 合并支气管哮喘或具备哮喘特征		3. 合并结核分枝杆菌感染

注：在使用一种或2种长效支气管舒张剂的基础上可以考虑联合ICS治疗。

5. 慢阻肺稳定期药物治疗的随访及流程（图4-1-15） 所有慢阻肺患者，都应建立"评估-回顾-调整"长期随访的管理流程。给予初始治疗后，应注意观察患者对治疗的反应，重点评估呼吸困难和急性加重发生情况是否改善，根据情况调整治疗方案。在调整药物治疗前，需要评估患者的吸入技术、用药依从性和其他非药物治疗方法（包括肺康复和自我管理教育）。

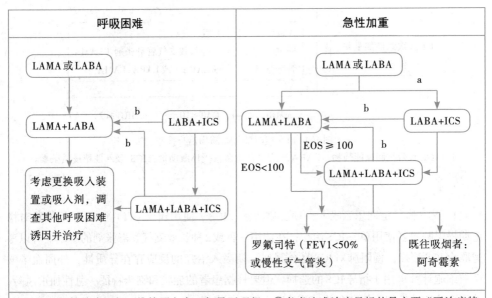

注：如果初始治疗理想，维持原方案；如果不理想：①考虑达成治疗目标的最主要"可治疗特征"（呼吸困难/急性加重）；②如果都需要治疗，选择急性加重路径；③将患者对应于目前治疗方案的方框内，遵循治疗路径；④评估治疗、调整和回顾；⑤这一治疗方案维持不基于ABCD分组；EOS，血嗜酸细胞计数（个/μl）；a若EOS ≥ 300个/μl或 ≥ 100个/μl并且 ≥ 2次中度急性加重或1次住院；b若发生肺炎、存在初始禁忌证或对ICS无有效应答，应降级减少或更换ICS

图4-1-15 慢性阻塞性肺疾病稳定期药物治疗的随访及流程

（1）以改善呼吸困难为治疗目标的随访路径
（2）以减少急性加重为治疗目标的随访路径
（五）转诊指征
1. 紧急转诊 当慢阻肺患者出现中重度急性加重，经紧急处理后症状无明显缓解，需要住院或行机械通气治疗，应考虑紧急转诊。
2. 普通转诊
（1）因确诊或随访需求或条件所限，需要做肺功能等检查。
（2）经过规范化治疗症状控制不理想，仍有频繁急性加重。

（3）为评价慢阻肺合并症或并发症，需要做进一步检查或治疗。

（六）实践要点

1. 任何有呼吸困难、慢性咳嗽或咳痰以及慢阻肺风险因素暴露者，都应考虑慢阻肺的诊断。

2. 肺功能检查是诊断慢阻肺的必备条件，使用支气管扩张剂后，$FEV_1/FVC<0.7$确定存在持续性气流受限。

3. 慢性阻塞性肺疾病的治疗包括稳定期和急性加重期的治疗，稳定期的治疗包括药物治疗和非药物治疗，在药物治疗中支气管扩张剂是最基本的药物。

4. 慢阻肺患者随访治疗不基于初始治疗时的分组，根据以改善呼吸困难为治疗目标的随访路径或以减少急性加重为治疗目标的随访路径进行随访治疗，并且都应建立"评估–回顾–调整"长期随访的管理流程。

（聂秀红）

八、慢性肝脏疾病

慢性肝脏疾病（chronic liver diseases，CLD）是指由于生物、化学、物理、自身免疫等各种原因引起的肝细胞长期损伤、肝内纤维组织增生的慢性疾病。病因包括慢性病毒性肝炎、脂肪性肝病、酒精性肝病、药物性肝损害、肝硬化、自身免疫性肝病、肝癌等。

（一）询问病史要点

1. 患者的年龄、性别、职业，家庭住址、发病的缓急，病程的长短等。

2. 发病的诱因　输血史，用药情况、饮酒史及毒物接触史。

3. 是否有乏力、发热、纳差、腹痛、腹胀、消瘦、恶心、腹泻、黄疸等。

4. 有无关节疼痛、皮肤瘙痒、皮肤黏膜、鼻腔、牙龈出血及消化道出血等。

5. 有无与肝炎患者接触史，有无进食鱼生，有无在血吸虫、包虫病（棘球蚴病）、钩体病流行地区居住史或疫水接触史等。

6. 有无心脏疾病、糖尿病、肥胖、高脂血症、胆系结石等病史，有无遗传性、代谢性、自身免疫性疾病病史等。

（二）体格检查

1. 患者营养状况、神志、脉搏、呼吸、血压、面容、表情、体位等。

2. 皮肤及巩膜的颜色，观察有无皮疹、色素沉着、紫癜、皮下出血、抓痕、肝掌、蜘蛛痣，男性乳房是否有发育，有无水肿等。

3. 心脏检查，有无心率增快、杂音、心音遥远及有无颈静脉怒张、下肢水肿等，与心脏疾病进行鉴别。

4. 腹部查体

（1）有无腹型肥胖，腹部有无膨隆或蛙状腹，局部是否有隆起，有无腹壁静脉曲张及曲张静脉血流方向等。

（2）腹部有无压痛、反跳痛及肌紧张。

（3）肝脏、脾脏是否有肿大，有无触痛、叩痛，注意其大小、质地、形态、边缘、表面状态、压痛、搏动等。

（4）检查有无腹水征、液波震颤。

（5）听诊肠鸣音，有无活跃或减弱。

（三）辅助检查

1. 血、尿、大便常规及大便潜血检查。

2. 血生化、肝肾功能、总胆固醇、胆固醇酯、甘油三酯、总胆汁酸、凝血时间、凝血酶原活动时间、血糖、血氨等检测。

3. 血清蛋白电泳、免疫球蛋白、肿瘤标志物、甲状腺功能、BNP、自身抗体、肝炎病毒标志物测定、EB及巨细胞病毒核酸定量、寄生虫抗体、铜蓝蛋白等，必要时可行腹水相关检查。

4. 肝脏穿刺活组织检查。

5. 腹部超声、CT、MRI及肝纤维化（瞬时弹性成像）检查；心脏超声；颅脑CT及脑电图检查等。

6. 肝硬化患者或怀疑有门静脉高压的患者，可行胃镜等检查了解胃底、食管静脉曲张情况等。

（四）慢性肝病的主要病因及鉴别诊断（表4-1-29）

表4-1-29　慢性肝病的主要病因及鉴别诊断

病因	指示性所见	诊断方法
感染性肝病		
甲型病毒性肝炎（甲肝）	由甲型肝炎病毒（HAV）所引起的肝脏炎症。HAV是RNA病毒，通过粪-口途经传播，可造成暴发或散发流行，病程短，但预后良好。临床表现有发热、恶心、呕吐、乏力、纳差、腹痛、厌油、黄疸，肝大，重者可见皮肤黏膜出血	测定血清中HAV抗体、肝脏生化检查、血常规和肝脏超声检查
乙型病毒性肝炎（乙肝）	由乙型肝炎病毒（HBV）引起，为DNA病毒。主要通过输血、注射器、母婴、性接触传播。临床表现复杂，可有乏力、纳差、黄疸、厌油、肝区隐痛、腹胀、恶心、呕吐等。体征：肝病面容、肝掌、消瘦，皮肤、巩膜黄染，伴瘙痒。肝脏肿大，质地中度，肝区有叩痛、轻度脾大等	肝脏生化功能、肝炎病毒标志物、HBV-DNA定量、CT、腹部超声等检查

病因	指示性所见	诊断方法
丙型病毒性肝炎（丙肝）	由丙型肝炎病毒（HCV）引起，为RNA病毒。主要通过输血传播，少数通过注射器、母婴、性接触传播。约80%的HCV感染者可能发展成慢性化。临床表现可有乏力、纳差、黄疸、厌油、肝区隐痛、腹胀、恶心、呕吐等表现。体征：肝病病容，消瘦，可有皮肤黄疸等，肝脏肿大、叩痛、轻度脾大等	肝脏生化功能、HCV抗体、HCV-RNA定量、CT腹部超声等检查有助诊断
戊肝病毒性肝炎（戊肝）	由戊型肝炎病毒（HEV）引起，为RNA病毒。主要通过水和食物传播，并有季节性流行。起病急，有畏寒、发热、咳嗽、头痛，继而有乏力、厌油、纳差、恶心、呕吐和肝区疼痛。体征：皮肤巩膜黄疸，肝脏肿大，有触痛及叩击痛	HEV抗体、HEV RNA、肝脏生化功能、超声、CT等检查
非感染性肝病		
自身免疫性肝炎（autoimmune hepatitis，AIH）	多发于女性，起病隐匿，嗜睡，伴有乏力、纳差、肝区隐痛等症状，合并系统性自身免疫性疾病。常伴有肝外表现，如皮疹、结膜炎、关节炎等。体征：皮肤、巩膜黄疸、瘙痒、消瘦等，肝脏肿大，有触痛及叩痛等	自身免疫抗体、免疫球蛋白、肝脏生化功能、肝脏超声检查
原发性硬化性胆管炎（primary sclerosing cholangitis，PSC）	多发于男性，出现纳差、疲劳、瘙痒、黄疸、消瘦，胆道梗阻时可出现高热、寒战。常伴有胆结石、骨质疏松等表现，伴有干燥综合征、类风湿关节炎等免疫性疾病。早期体征可不明显，后期可有皮肤黄疸、腹部压痛、肝区叩痛、肝大	肝脏功能、自身免疫抗体、胆管造影等检查
原发性胆汁性肝硬化（primary biliary cirrhosis，PBC）	多见于中老年女性，有乏力、瘙痒、消瘦、代谢性骨病、门静脉高压等表现。缓解与恶化交替出现。常伴有其他自身免疫性疾病：干燥综合征、关节炎、甲状腺功能异常等。常伴有肝外表现，如皮疹、关节疼痛、干燥综合征、血小板减少等。体征：肝脏肿大、质硬，有触痛及叩痛，脾大，杵状指等	ALP、GGT，自身抗体、免疫球蛋白、肝脏超声、CT、MRCP等

病因	指示性所见	诊断方法
酒精性肝病	有长期饮酒史,临床有乏力、纳差、消瘦,黄疸、厌油、肝区隐痛、腹胀等表现。体征:肝脏肿大,质地中度,有触痛及叩击痛。酒精性肝硬化可有肝掌、蜘蛛痣、腹水、脾大、腹壁静脉曲张等表现	肝脏生化功能、腹部超声或CT等检查有助诊断
胆汁淤积性肝病	乏力、消瘦、纳差、黄疸、厌油、皮肤瘙痒、脂肪泻、黄色瘤和骨质疏松。肝区隐痛、腹胀等肝功异常表现。体征:皮肤巩膜明显黄疸、肝掌、蜘蛛痣、肝脏肿大、腹水、脾大、腹壁静脉曲张等表现	肝脏生化功能、尿二胆、腹部超声、CT、ERCP等检查
药物性肝损害	起病缓慢,多在长期服药的情况下发生。临床表现为疲乏、无力、发热、纳差、腹胀、厌油。体征:肝脏肿大、有触痛及叩击痛、黄疸、蜘蛛痣等慢性肝病表现,伴有关节疼痛、皮疹、多毛等肝外表现	肝脏生化功能、肝炎标志物、腹部超声或CT或肝脏活检检查等有助诊断
脂肪性肝病	酒精性脂肪肝有长期饮酒史,非酒精性脂肪肝有脂质代谢紊乱。临床表现有纳差、黄疸、厌油、肝区隐痛、腹胀等。常有肥胖、血糖异常等伴随表现。体征:肝脏肿大、质地柔软、有触痛及叩击痛,后期出现黄疸、肝脏变硬、脾大、蜘蛛痣及门静脉高压等慢性肝病表现	肝脏生化功能、血糖、血脂、腹部超声或CT检查等有助诊断
肝豆状核变性(Wilson disease)	铜代谢障碍性疾病,多在10~25岁出现症状,临床表现多样:①神经系统症状。②肝脏症状。③角膜色素环。④肾脏损害。⑤溶血。角膜色素环为本病重要体征	血清总铜量、铜蓝蛋白、尿铜、头颅CT、脑电图等检查有助诊断
肝细胞肝癌	早期常无特异表现,随着肿瘤不断增长出现消化不良、肝区疼痛、发热、消瘦、纳差、出血倾向等表现。体征:体重减轻、恶病质,可伴有肝大、腹水、黄疸、肝掌、蜘蛛痣、脾大等表现	肿瘤标志物(AFP),肝功、腹部超声或CT、MRI等有助鉴别。肝脏穿刺活检可证实

(五)慢性肝病诊疗流程(图4-1-16)

(六)转诊指征

1. 无法明确诊断的病例。

2. 给予常规治疗后,病情无缓解,进行性加重的患者。

3. 慢性重症肝炎患者,病情进展至肝纤维化、肝硬化阶段者。

4. 有证据表明可能是恶性肿瘤的患者。

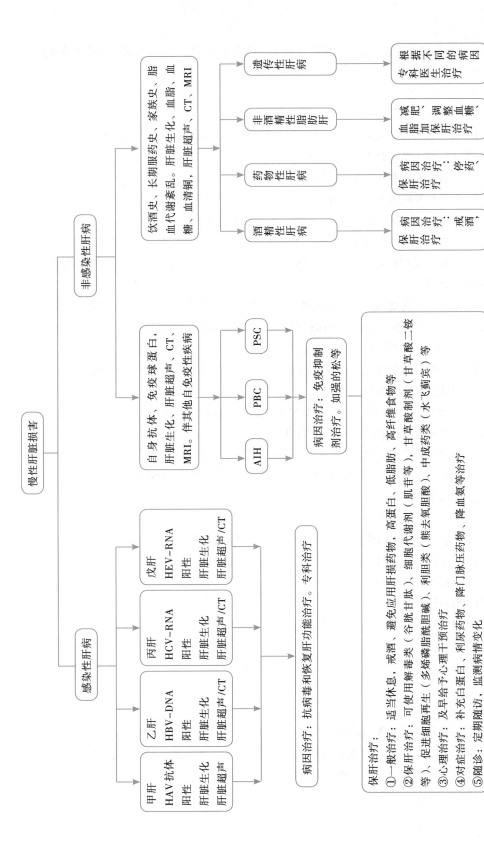

图4-1-16　慢性肝病诊疗流程

5. 出现消化道出血、肝性脑病等并发症，治疗效果不佳，需要内镜治疗或手术治疗的患者。

（七）实践要点

1. 诊断肝病需要注意点

（1）天冬氨酸转氨酶（AST）、丙氨酸转氨酶（ALT）均升高，但AST/ALT>2，谷氨酰转肽酶（GGT）增高对酒精性肝病诊断有价值。

（2）所有黄疸的患者都要查病毒性肝炎标志物。

（3）弥漫性肝病见于肝炎、肝淤血、脂肪肝、酒精肝和巴德-基亚里综合征。

（4）局限性肝病见于肝脓肿、肝囊肿、肝肿瘤和肝包囊虫病。

（5）发热、寒战、肌肉疼痛，随后出现黄疸和转氨酶升高，要考虑病毒性肝炎。

（6）中年女性，有类风湿关节炎或口眼干燥综合征、血清转氨酶、GGT升高要考虑自身免疫性肝病。

（7）肝大，在儿童时除生理情况外，首先应考虑遗传代谢性肝病；青壮年多考虑感染性、脂肪性、酒精性、中毒性肝病；中老年多考虑肿瘤性、淤血性肝大。

2. 在慢性肝病诊断中注意肝脏生化功能解读

（1）肝脏生化功能检查有一定的局限性，如只片面地或孤立地根据肝功能检查作出诊断，常可能造成错误或偏差。

（2）肝脏有较丰富的储备功能和代偿能力，轻度或局限性病变时肝功能试验常可正常；相反，在正常人群中，1%~4%可有肝功能异常。

（3）肝脏的功能是多方面的，每一种试验只能反映某一侧面，若同时测定几个生化试验，意义较大。肝功能试验大都是非特异的，其他非肝脏疾病或生理影响亦可引起异常反应，造成假阳性。

3. 肝脏生化功能检查分类

（1）肝脏转运分泌功能：血清中胆红素和胆汁酸，ALP、GGT和5-核苷酸酶。

（2）肝细胞损伤：ALT、AST和腺苷脱氨酶。

（3）肝脏生物合成和代偿能力：总蛋白、白蛋白、前白蛋白、球蛋白、凝血酶原时间和凝血酶原活动时间。

（4）肝细胞异常增生检测：甲胎蛋白、GGT同工酶。

（郑春燕）

九、糖尿病

根据最新流行病学调查显示，我国18岁以上成年人的糖尿病患病率高达11.2%。随着我国城市化、老龄化、超重及肥胖人群增加等因素，糖尿病发病率呈逐年上升趋势。糖尿病具有"并发症高、致残率高和致死率高"等特征，从而危及个体、家庭和社会健康与安全。

（一）糖尿病危险因素评估

1. 糖尿病高危人群（表4-1-30）

表4-1-30　糖尿病高危人群

年龄：≥45岁	
体重指数（BMI）：≥24kg/m^2	
2型糖尿病患者直系亲属	
高血糖史：糖化血红蛋白（GHbA1c）≥5.7%、糖耐量受损（IGT）或空腹葡萄糖受损（IFG）	
黑棘皮病者	
妊娠糖尿病史或巨婴生产史（>4kg）者	
不明原因反复流产史、宫内发育迟缓	
多囊卵巢综合征者	
长期使用糖皮质激素、免疫抑制剂者	
胰腺肿瘤、手术，坏死性胰腺炎者	

代谢综合征人群（具备下列五项中的三项者）	腹型肥胖：中国男性腰围≥90cm、女性腰围≥85cm	
	甘油三酯（TG）>1.70mmol/L	
	高密度脂蛋白胆固醇（HDL-C）	男性<1.04mmol/L
		女性<1.30mmol/L
	空腹血浆葡萄糖（FPG）≥6.1mmol/L	
	血压≥130/85mmHg	

注：BMI，体重指数（body mass index）；GHbA1c，糖基化血红蛋白A1c（glycated haemoglobin A1c）；IGT，糖耐量受损（impaired glucose tolerance）；IFG，空腹葡萄糖受损（impaired fasting glucose）；TG，甘油三酯（triacylglycerol）；HDL-C，高密度脂蛋白胆固醇（high density lipoprotein cholesterol）；FPG，空腹血浆葡萄糖（fasting plasma glucose）。

2. 糖尿病风险评分（表4-1-31）

表4-1-31　糖尿病风险评分量表

评分指标		评分/分
年龄/岁	20~24	0
	25~34	4
	35~39	8
	40~44	11
	45~49	12
	50~54	16

评分指标		评分 / 分
年龄 / 岁	55~59	15
	60~64	16
	65~74	18
体重指数 / (kg/m²)	<22	0
	22.0~23.9	1
	24.0~29.9	3
	≥30	5
腰围 /cm	男 <75、女 <70	0
	男 75~79.9、女 70~74.9	3
	男 80~84.9、女 75~79.9	5
	男 85~89.9、女 80~84.9	7
	男 90~94.9、女 85~89.9	8
	男 ≥95、女 ≥90	10
收缩压 /mmHg	<110	0
	110~119	1
	120~129	3
	130~139	6
	140~149	7
	150~159	8
	≥160	10
糖尿病家族史	否	0
	是	6
性别	女	0
	男	2

注：切点为25分。总分 ≥25 分者应行口服葡萄糖耐量试验（OGTT）。

（二）糖代谢状况筛查（表4-1-32）

表4-1-32 糖代谢状况筛查项目及意义

筛查项目	筛查结果 （血糖单位 mmol/L）	意义
空腹血浆葡萄糖 （FPG）	3.9~6.0	正常
	6.1~6.9	空腹葡萄糖受损（IFG） （糖尿病前期）
	≥7.0	糖尿病*
餐后2小时血糖 （PPG）	≥11.1	糖尿病*
	7.8~11.0	糖耐量受损（IGT） （糖尿病前期）
	<7.8	正常
OGTT 2小时血糖	≥11.1	糖尿病*
	7.8~11.0	糖耐量受损（IGT） （糖尿病前期）
	<7.8	正常
糖化血红蛋白A1c （GHbA1c）	3%~6%	正常
	≥6.5%	糖尿病*

注：1. PPG，餐后血浆葡萄糖（postprandial plasma glucose）；OGTT，口服葡萄糖耐量试验（oral glucose tolerance test）。

2. *请参考诊断标准与诊断条件。糖尿病诊断标准与诊断条件参照2019年WHO标准如下：

（1）有高血糖典型症状（典型的"三多一少"）、或高血糖危象（高血糖酮症酸中毒、高血糖高渗状态、高血糖乳酸酸中毒），随机血浆葡萄糖≥11.1mmol/L；

（2）过夜的空腹血浆葡萄糖（空腹至少8小时，是指至少8小时无任何热量摄入）≥7.0mmol/L；

（3）标准75g口服葡萄糖耐量试验（儿童1.75g/kg、总量不超过75g），2小时血浆葡萄糖≥11.1mmol/L；

（4）GHbA1c≥6.5%。

除（1）外，其他（2）~（4）项中的任意一项，都必须有不同日相同或不同实验结果再次证实方可确诊。

（三）糖尿病评估

1. 糖尿病分型（表4-1-33）

表4-1-33 2019年WHO最新分型

分型	简要特点
T1DM	β细胞功能下降（大部分由免疫介导）及胰岛素分泌绝对不足，大部分见于儿童及青少年早期
T2DM	最常见的糖尿病类型 存在不同程度的β细胞功能下降及胰岛素抵抗，常与超重及肥胖有关

分型		简要特点
混合型糖尿病*	免疫介导的进展缓慢的成年人糖尿病	与缓慢进展的成年人T1DM类似。但大部分人存在代谢综合征、单一的GAD抗体阳性、胰岛功能大部分保留
	酮症倾向的T2DM	具有酮症及胰岛素缺乏的表现，但其后并不需要使用胰岛素治疗，阵发性酮症，非免疫介导
其他特殊类型		略
妊娠期首次监测到的高血糖	妊娠期间糖尿病	妊娠期间首次诊断糖尿病（笔者注：诊断标准同一般人群）
	妊娠糖尿病	妊娠期间血糖升高但未达到（一般人群）糖尿病诊断切点标准

注：T1DM，1型糖尿病（type 1 diabetes mellitus）；T2DM，2型糖尿病（type 2 diabetes mellitus）；GAD：谷氨酸脱羧酶（glutamate decarboxylase）。

*目前国内并未无此独立分型，具体参见《中国2型糖尿病防治指南（2020版）》。

2. 糖尿病分型评估（表4-1-34）　主要区别1型和2型糖尿病。

3. 糖尿病综合状况评估（表4-1-35）

表4-1-34　糖尿病分型评估

特点	T1DM	T2DM
起病年龄	绝大多数青少年时期发病（30岁之前）	多数成年发病（30岁之后）
临床表现特点	起病急、发展迅速 临床症状典型且严重 多消瘦	起病缓慢 临床表现隐匿而不典型 多肥胖
发病机制	自身免疫：多种自身免疫抗体阳性（如GAD抗体） 特发性：无自身免疫指征，但胰岛素绝对缺乏	早期胰岛素分泌过量、后期分泌不足 自身免疫抗体阴性
β细胞功能	空腹及餐后血胰岛素、C-肽水平降低	发病初期，部分患者空腹及餐后胰岛素、C-肽水平并不降低，甚至升高 后期胰岛素分泌不足
自发酮症倾向	发病之初即易发酮症酸中毒	不易发生酮症酸中毒

表4-1-35　糖尿病综合状况评估

评估项目	评估内容		
代谢状况评估	血糖、GHbA1c水平		
	血脂水平		
	血压状况		
	血尿酸水平		
	体重		
基础疾病评估	冠状动脉硬化性心脏病		
	肝、肾及甲状腺功能		
	脑血管疾病		
	外周血管病变		
并发症评估	急性并发症	糖尿病酮症酸中毒	
		糖尿病乳酸酸中毒	
		高血糖高渗综合征	
		药物治疗者：低血糖反应、低血糖昏迷	
	慢性并发症	血管并发症	大血管：冠状动脉、脑动脉、主动脉、肢体动脉
			微血管：视网膜、糖尿病慢性肾脏病变
		神经并发症	感觉神经：对称性麻木、感觉缺失、疼痛
			运动神经：运动功能障碍
			植物神经：体位性低血压、神经源性膀胱、胃肠功能紊乱、汗腺功能
			脑神经：眼睑下垂、面瘫、眼球固定
		眼部并发症：青光眼、白内障	
		皮肤并发症：水疱病、类脂质渐进性坏死	
		糖尿病足：下肢感染、溃疡、深部组织破坏	
	其他	急、慢性感染	
		胖胝足	

（四）糖尿病诊疗流程（图4-1-17）

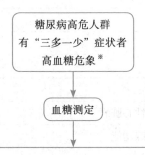

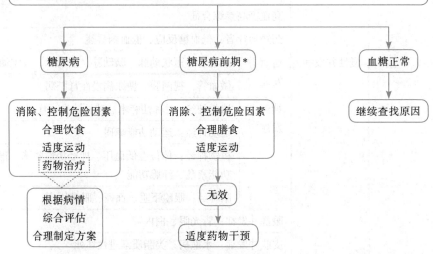

图4-1-17 糖尿病诊疗流程

※包括糖尿病酮症酸中毒、高血糖高渗状态、糖尿病乳酸酸中毒。
*包括糖耐量受损及空腹葡萄糖受损。

（五）糖尿病治疗及管理

1. T1DM治疗及管理（图4-1-18）

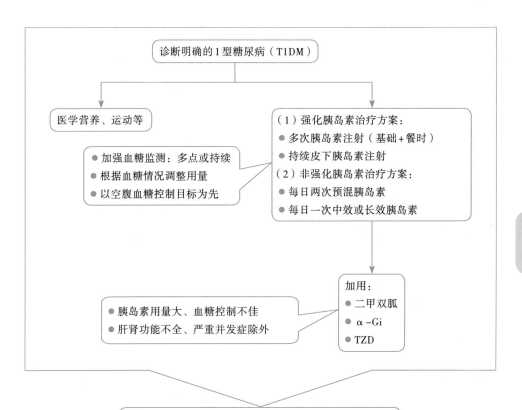

图4-1-18　T1DM治疗及管理流程

α-Gi.α-葡萄糖苷酶抑制剂（α-glucosidase inhibitor）；

TZD.噻唑烷二酮（thiazolidinedione）。

2. T2DM药物治疗及管理（图4-1-19）

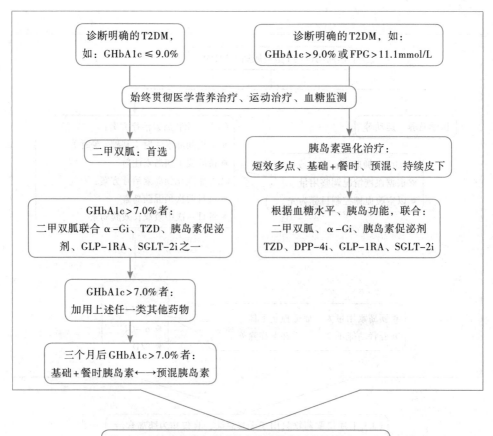

图4-1-19　T2DM治疗及管理流程

α-Gi.α-葡萄糖苷酶抑制剂（α-glucosidase inhibitor）；TZD.噻唑烷二酮（thiazolidinedione）；
SGLT-2i.钠-葡萄糖偶联转运体-2抑制剂（sodium glucose coupled transporter-2 inhibitor）；
DPP-4i.二基肽酶抑制剂［dipeptidyl peptidase-4（DPP-4）inhibitors］。
GLP-1RA.胰高糖素样多肽-1受体激动剂（glucagon like peptide-1 receptor agonists）。

3. 糖尿病综合目标管理

（1）糖尿病治疗目标管理（表4-1-36）

表4-1-36　糖尿病治疗目标实验室管理

监测项目		目标值	监测频率
血糖	空腹	<7.0mmol/L	每周至少1次
	餐后2小时	<10.0mmol/L	每周至少1日
GHbA1c		<7.0%	每3~6个月1次
血脂	合并冠心病	LDL–C<1.8mmol/L	至少每年1次 推荐3~6个月1次
		TC<4.5mmol/L	
	未合并冠心病	LDL–C<2.6mmol/L	
		TC<4.5mmol/L	
血压		<140/80mmHg	每3个月1次
尿微量白蛋白/尿肌酐		<22mg/g（男）、31mg/g（女）	每6个月1次

注：糖尿病脂代谢紊乱及高血压管理见相关章节。

（2）糖尿病慢性并发症筛查（表4-1-37）

表4-1-37　糖尿病慢性并发症筛查

筛查内容	筛查指标	筛查频率
慢性糖尿病肾脏病变（DCKD）	随机尿白蛋白/肌酐比 血清肌酐浓度 计算的肾小球滤过率（eGFR）	至少每年1次 结果异常3月内再次复查
糖尿病视网膜病变（DR）	视力、眼压、房角、晶体、眼底（裂隙灯活体显微镜、眼底立体照相）	正常或轻度：每年1次 轻~中度：6~12个月1次 重度：2~4个月1次
糖尿病周围神经病变（DPN）	腱反射、痛觉、压力觉、振动觉	至少每年1次 合并DN、DR：3~6个月1次
心脑血管并发症	当前或以前心血管病病史；年龄；腹型肥胖；常规的心血管危险因素（吸烟、血脂异常和家族史）；血脂谱和肾脏损害（低HDL胆固醇、高甘油三酯血症和尿白蛋白排泄率增高等）；房颤（可导致脑栓塞）	至少每年1次
外周动脉血管病变*（PAD）	ABI、TBI、外周动脉血管搏动	至少每年1次

筛查内容	筛查指标	筛查频率
糖尿病足 （DF）	1.病史　足溃疡或截肢；独居社会状态；经济条件差，不能享受医疗保险；赤足行走；视力差；弯腰困难；老年；合并肾脏病变等 2. 神经病变　有神经病变的症状，如下肢的麻木、刺痛或疼痛，尤其是夜间的疼痛 3. 血管状态　间歇性跛行；休息时疼痛；足背动脉搏动明显减弱或消失；体位有关的皮肤呈暗红 4. 皮肤　暗红、发紫；温度明显降低；水肿；趾甲异常；胼胝；溃疡；皮肤干燥；足趾间皮肤泡软 5. 骨/关节　畸形 6. 鞋/袜　不合适的鞋袜	至少每年评估1次

注：DCKD，糖尿病慢性肾脏疾病（diabetic chronic kidney disease）；DR，糖尿病视网膜变（diabetic retinopathy）；PAD，外周血管疾病（peripheral vascular disease）；DF，糖尿病足（diabetic foot）。

　　*附：糖尿病下肢动脉血管病变筛查（图4-1-20）

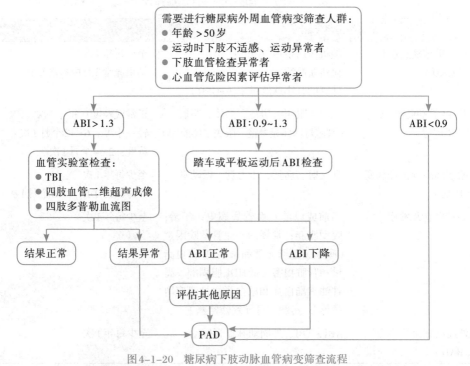

图4-1-20　糖尿病下肢动脉血管病变筛查流程

ABI.踝肱指数（ankle brachial index）；**TBI.趾肱指数**（toe brachial index）。

（六）转诊指征

1. 急诊转诊指征

（1）新确诊T1DM，有酮尿或反复呕吐者。

（2）糖尿病急性并发症：糖尿病酮症酸中毒、高血糖高渗综合征、乳酸酸中毒和频发低血糖。

（3）严重药物不良反应：药物性肝炎者。

（4）合并严重感染。

2. 普通转诊指征

（1）新诊断糖尿病，有待进一步明确分型。

（2）血糖、血脂、血压控制长期不达标。

（3）血糖波动大、基层处理有困难。

（4）糖尿病严重慢性并发症：糖尿病肾病、糖尿病视网膜病变、糖尿病心肌病变、糖尿病周围神经病变和糖尿病足等。

（5）妊娠糖尿病或糖尿病合并妊娠。

（七）实践要点

（1）降糖药物选择：根据病情选择降糖药物种类，优先选择具有降低心脑血管病风险类药物。

（2）降糖药物用法：综合血糖代谢状况，起始适量，避免发生低血糖。

（3）降糖药物注意事项：密切观察不同种类降糖药物的不良反应，尤其是低血糖反应。

（陈宽林）

十、甲状腺功能异常

（一）甲状腺功能亢进症

引起成人甲状腺功能亢进症（简称"甲亢"）原因很多，可以原发于甲状腺疾病，也可以继发于垂体或下丘脑疾病，抑或外源性甲状腺激素补充（摄入）过多所致，但以Graves病最常见。

1. 甲亢高危人群

（1）甲亢家族史：尤其是Graves病患者的一级亲属。

（2）碘摄入过多：长期摄入含碘药物、反复或大剂量使用含碘造影剂者。

（3）长期高度紧张、精神压力大者。

2. 提示甲亢的临床情况

（1）常见临床情况

1）甲状腺毒症：怕热、多汗。易饥（食欲亢进）、消瘦。烦躁易激动、心悸。大便次数增多或腹泻。周期性瘫痪、近端肌进行性无力、萎缩（甲亢性肌病）。

2）甲状腺肿大：甲状腺弥漫性肿大，或压迫气管引起呼吸困难等。

3）眼征：突眼、眼睑闭合困难、复视等。

（2）少见临床情况

1）胫前黏液性肿、杵状指（排除慢性肺部疾病如慢性阻塞性肺疾病、肺结核等）（与突眼统称为"甲亢三联症"）。

2）"淡漠型甲亢"：老年人多见。表现为乏力、心悸、抑郁、嗜睡、体重明显下降等。

3）性与生殖功能障碍：男性阳痿、女性月经稀少或闭经。不孕、不育。

3. 体格检查

（1）一般检查：体温、血压、心率（脉搏）。

（2）甲状腺检查：有无肿大、结节、压痛。有无震颤及血管杂音。

（3）甲亢眼征：有无突眼、瞬目减少、眼睑闭合及眼球内聚困难、上视时无额纹、下视时上眼睑不能下落等表现。

（4）心血管检查：有无心律失常（心率增快、房颤）。有无心脏扩大、脉压增大。

4. 辅助检查

（1）实验室检查

1）血常规：贫血（多为正细胞性）。

2）甲状腺功能：总四碘甲腺原氨酸（total tetraiodothyronine，TT_4）、游离四碘甲腺原氨酸（free tetraiodothyronine，FT_4）、总三碘甲腺原氨酸（total triiodothyronine，TT_3）、游离三碘甲腺原氨酸（free triiodothyronine，FT_3）、促甲状腺激素（thyroid-stimulating hormone，TSH）。

3）自身免疫功能检查：甲状腺过氧化物酶抗体（thyroid peroxidase antibody，TPOAb）、TSH受体抗体（TSH-receptor antibody，TRAb）、甲状腺球蛋白抗体（thyroglobulin antibody，TGAb）等。

（2）影像检查：甲状腺超声（彩色超声）、^{131}I或^{99m}Tc核素显像。必要时垂体电子计算机断层扫描（computed tomography，CT）或磁共振成像（magnetic resonance imaging，MRI）。

5. 甲亢病因及鉴别诊断（表4-1-38）

表4-1-38 甲亢病因及鉴别诊断

分类	常见病因	临床特点
甲状腺高功能性甲亢	弥漫性甲状腺肿伴甲亢（Graves病，占85%左右）	1. 20~40女性多见 2. TPOAb、TRAb阳性
	自主性高功能性甲状腺肿伴甲亢（又称Plummer病、结节性毒性甲状腺肿）	1. 症状较轻，少有突眼征 2. 甲状腺呈单个或多个结节性增生 3. 核素显像显示为"热结节" 4. T_3增高较T_4明显，或仅有T_3增高

分类	常见病因	临床特点
甲状腺高功能性甲亢	多结节性甲状腺肿伴甲亢	甲状腺多发热结节
	甲状腺腺癌（滤泡细胞癌）	1. 老年人多见（尤其男性） 2. Tg及抗Tg阳性
	碘源性甲亢（又称Jod-Basedow现象）	过多碘摄入：碘盐，含碘微量元素制剂，含碘药物如碘胺酮、碘番酸等
	新生儿甲亢：①出生时即有甲亢，与妊娠期母亲甲亢有关；②出生时可能存在本病、亦可能不存在本病，家族中可能存在Graves病	出生时TPOAb、TRAb阳性
甲状腺功能正常性甲亢	甲状腺炎：急性甲状腺炎、亚急性甲状腺炎	1. 急性甲状腺炎 2. 亚急性甲状腺炎 3. 慢性淋巴细胞浸润性甲状腺炎早期
	慢性淋巴细胞浸润性甲状腺炎早期	
	外源性甲状腺激素摄入过多	补充含甲状腺激素药物史
非甲状腺疾病性甲亢	腺垂体性甲亢：垂体TSH细胞瘤	TSH与TT_4、FT_4、TT_3、FT_3同步升高。垂体占位
	卵巢性甲亢：甲状腺肿样卵巢癌葡萄胎及绒毛膜细胞癌等	卵巢占位病变 月经紊乱
	异位TSH综合征：腺垂体以外部位产生TSH	相应部位肿瘤表现

注：TPOAb，甲状腺过氧化物酶抗体；TSH，促甲状腺素；TRAb，促甲状腺素受体抗体。

6. 甲亢诊疗流程（图4-1-21）

7. 转诊指征

（1）急诊转诊指征

1）出现高热、昏迷等甲状腺危象者。

2）严重ATD不良反应：粒细胞缺乏、药物性肝炎、剥脱性皮炎者。

3）低钾性周期性瘫痪。

4）甲亢合并急性心肌梗死、急性心力衰竭、致命性心律失常。

（2）普通转诊指征

1）甲亢诊断及病因存疑。

2）合并有心脏疾病：心绞痛、心肌梗死、慢性心力衰竭、非致命性心律失常。

3）甲亢妊娠或妊娠期甲亢。

4）严重突眼、视力急剧下降。

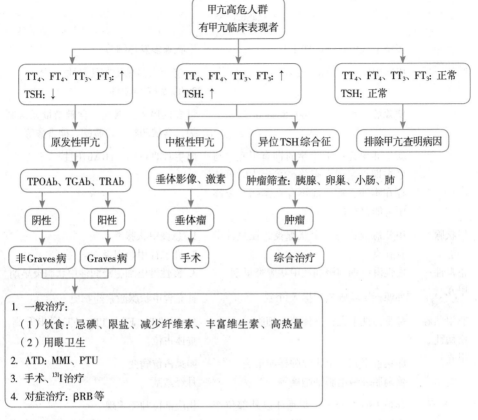

图4-1-21 甲亢诊疗流程

ATD.抗甲状腺药物；MMI.甲巯咪唑；PTU.丙硫氧嘧啶。

5）需要外科手术或行^{131}I治疗。

6）甲亢合并其他疾病，基层处理困难。

8. 实践要点

（1）抗甲状腺药物（antithyroid drug，ATD）：分阶段治疗。

1）起始阶段：用量足，可参照FT$_4$水平。如甲巯咪唑（methimazole，MMI）。FT$_4$上限1.0~1.5倍，5~10mg/d；1.5~2.0倍，10~20mg/d；2~3倍，30~40mg/d。丙硫氧嘧啶（propylthiouracil，PTU）起始量300mg/d，根据病情调整，最大剂量600mg/d。4~6周复查甲状腺功能（甲状腺–垂体轴功能恢复平衡时间）。

2）减量阶段：减量慢。每2~4周根据随访结果减量一次，持续2~3个月。

3）维持阶段：足够长：通常1~2年。一般MMI 5~10mg/d，PTU 50~100mg/d。

（2）严密观察ATD不良反应：尤其是应用早期。如白细胞减少、粒细胞缺乏、皮炎（尤其剥脱性皮炎）、肝脏损害、关节炎等。当白细胞计数 $<3.0 \times 10^9$/L或中性粒细胞$<1.5 \times 10^9$/L时必须停药。

（二）甲状腺功能减退症

甲状腺功能减退症（简称"甲减"）是由各种原因引起的甲状腺合成甲状腺激素减少、甲状腺激素抵抗而导致的以机体低代谢为主要特征的一组综合征。我国甲减患病率约为17.8%，其中亚临床甲减16.7%、临床甲减1.1%。各年龄段人群均可发生，女性多见，随年龄增长发病率增加。引起甲减的病因中以原发性甲减最为常见，占99%左右，其中自身免疫性、甲状腺手术及甲亢^{131}I治疗后甲减是导致原发性甲减的三大主因，占90%以上。

1. 甲减高危人群

（1）自身免疫性甲状腺疾病的一级亲属或罹患自身免疫性甲状腺疾病者。

（2）有颈部放射治疗史。

（3）既往甲亢ATD使用史、手术史或^{131}I治疗史。

（4）使用含碘制剂：如胺碘酮、含碘造影剂。

（5）产后大出血史。

（6）精神性疾病史。

（7）恶性贫血。

（8）其他自身免疫性疾病。

2. 提示甲减的临床情况

（1）常见临床情况

1）一般情况：畏寒、声音嘶哑、体重增加。

2）精神神经症状：精神萎靡、反应迟钝、动作迟缓、记忆力减退。

3）皮肤、毛发：皮肤蜡黄、粗糙、脱屑、无弹性。毛发脱落稀疏。指甲脆而增厚。

4）面容：面色苍白、眼睑水肿、鼻翼增大、唇舌肥厚。

5）心血管系统：心悸、气短。心动过缓、心脏扩大、血压降低或升高均可见。

6）消化系统　食欲不振，消化不良、便秘。

7）性与生殖系统　月经紊乱、稀疏。女子性冷淡、不孕，男子阳痿、不育等。

8）运动系统　肌肉疼痛、痉挛、肥大。关节肿胀。腕管综合征。

（2）少见临床情况

1）阻塞性睡眠呼吸暂停综合征。

2）多浆膜腔积液（胸膜腔、腹膜腔、关节腔）。

3）贫血（多为正细胞性）。

4）泌乳，男子乳房发育。

3. 体格检查

（1）一般检查：体温、血压、心率（脉搏）。

（2）甲状腺检查：有无肿大、质地、压痛，有无结节。

4. 辅助检查

（1）血常规：贫血。

（2）甲状腺功能：TT_4、FT_4、TT_3、FT_3、TSH。

（3）自身免疫检查：TPOAb、TRAb等。

（4）甲状腺影像检查：甲状腺超声（彩色超声）、^{131}I或^{99m}Tc核素显像。

5. 甲减病因及鉴别诊断（表4-1-39）以自身免疫性甲状腺炎、甲状腺手术及甲亢^{131}I治疗后最多见。

表4-1-39 甲减病因及鉴别诊断

分类	病因
甲状腺性（原发性）	药物性：抗甲状腺药物、^{131}I治疗后
	炎症性：桥本甲状腺炎、化脓性甲状腺炎
	手术后：甲亢、甲状腺癌手术后
	先天性：克汀病、甲状腺缺如、甲状腺激素合成障碍
	地方性：地方性碘缺乏
	放射治疗后：颈部放射治疗
腺垂体性（继发性）	腺垂体肿瘤、希恩综合征、腺垂体卒中、手术、放射治疗
下丘脑性（三发性）	鞍上肿瘤、空泡蝶鞍、先天性TRH缺乏、手术、放射治疗
末梢甲状腺激素抵抗	细胞核甲状腺激素受体缺乏或受体后缺陷、结合障碍

6. 甲减诊疗流程（图4-1-22）

7. 转诊指征

（1）急诊转诊

1）意识障碍：嗜睡、昏迷、低体温等黏液性水肿昏迷者。

2）脏器功能衰竭：甲减发生心力衰竭、肾衰竭者。

（2）普通转诊

1）首次发现甲减，但病因未明，需进一步确诊。

2）甲减经治3~6个月，治疗未能达标。

3）新诊断甲减计划妊娠，或妊娠期新发甲减。

4）甲减合并脏器功能损伤，但处理有困难。

8. 实践要点

（1）临床甲减治疗：甲状腺激素替代治疗，首选左甲状腺素（levothyroxine，$L-T_4$）。

1）起始适量：成人通常1.6~1.8μg/（kg·d），老年人1.0μg/（kg·d），早餐前1小时口服。有冠心病者早期治疗由小剂量开始，避免引起或诱发心绞痛（心肌梗死）、心力衰竭。妊娠期甲减剂量增加20%~30%。

2）剂量调整：定期检查甲状腺功能，及时调整用药剂量。年轻成年人无心血管合并症者全量开始。>50岁者以25~50μg，每日1次开始，每周增加25μg，直至目标量。老年人、有心脏基础疾病者以12.5μg，每日1次开始，每1~2周加量12.5μg，直至目标

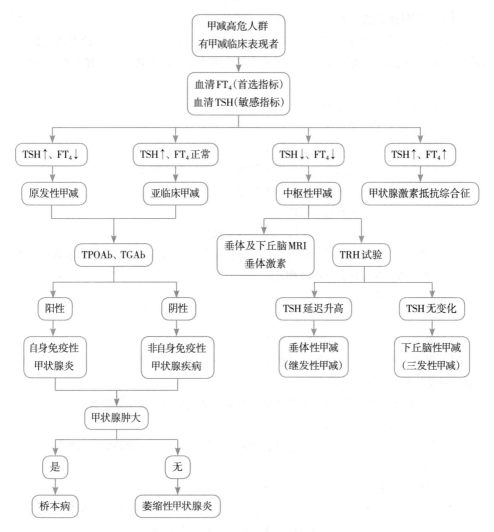

图4-1-22　甲减诊疗流程

量。妊娠期应以目标量开始或尽快达到目标量。

3）甲状腺功能监测：L-T4替代治疗每4~8周检查一次甲状腺功能，达标后6~12个月监测一次。

（2）亚临床甲减治疗

1）用药指征：TSH≥10mU/L，或存在高胆固醇血症甲状腺激素替代治疗指征。

2）目标：甲减症状消失，TT_4、FT_4维持在正常范围，TSH<3.0mU/L。

（3）碘缺乏引起甲减者可适当增加碘摄入，其他原因性甲减均不宜增加碘摄入，否则会导致甲减加重。

（陈宽林）

十一、甲状腺结节

临床体格检查甲状腺结节检出率占人群的3%~7%,高分辨率超声检查高达20%~76%,尸检结果50%发现结节。40岁以上人群检出率更高,尤其女性。其中5%~15%为恶性。

(一)甲状腺结节高危人群

1. 女性 好发于中年女性。

2. 年龄 中年人群,尤其中年女性多见。

3. 碘摄入量 过碘或低碘均可致甲状腺结节,但以低碘常见。

4. 放射物质接触史 接触过辐射,尤其是颈部辐射者。

5. 家族史 有一定家族聚集现象。

6. 存在代谢性疾病 超重或肥胖人群患病率增加。

7. 自身免疫性甲状腺疾病 桥本病等自身免疫性甲状腺疾病与甲状腺结节形成有关。

8. 其他 如吸烟人群高于不吸烟者。

(二)病史询问要点

1. 甲状腺功能状态

(1)甲亢:怕热、多汗、消瘦、多食、易饥等。

(2)甲减:畏寒、食欲不振、精神萎靡、反应迟钝、记忆力减退等。此外有无月经紊乱、稀疏、性及生殖功能改变。

2. 甲状腺肿大 发现时间、生长速度、有无呼吸困难等气管压迫症状。

3. 家族史 家族中有无类似疾病史。

4. 引起甲状腺肿病因 甲状腺手术、颈部放射治疗、过度含碘药物使用史等。

(三)体格检查

1. 一般检查 体温、血压、心率(脉搏)。

2. 甲状腺检查 有无结节,结节数目、大小、质地、活动度、界限、生长状况等。

3. 颈部淋巴结检查 颈部淋巴结有无肿大、质地、活动度等。

(四)辅助检查

1. 实验室检查

(1)血常规。

(2)甲状腺功能:TT_4、FT_4、TT_3、FT_3、TSH。

(3)自身免疫功能:TPOAb、TRAb等。

2. 影像检查 甲状腺超声(彩色超声、弹性超声)、放射性核素成像、CT或MRI。

（五）甲状腺结节病因诊断及鉴别（表4-1-40）

表4-1-40　甲状腺结节病因诊断及鉴别

结节种类		临床特点
结节性甲状腺肿		1. 人群发病率高达3%~7%，中年女性多见 2. 颈前不适感多见、多无甲状腺功能改变临床症状 3. 甲状腺功能多正常
炎性甲状腺结节	感染性	1. 亚急性甲状腺炎 （1）年轻女性多见 （2）有上呼吸道感染史 （3）咽喉及颈部（甲状腺）疼痛明显 （4）甲亢症状差异较大 （5）甲状腺功能检查可见甲亢特征 2. 化脓性甲状腺炎　化脓性炎症表现明显
	非感染性	多见于自身免疫性甲状腺炎。特点： 1. 甲状腺多个或单个结节、质地坚韧、少有压痛 2. 甲亢症状可不明显 3. 甲状腺功能检查高低均可见
毒性结节性甲状腺肿		1. 40~50岁女性多见 2. 多发生在多年甲状腺肿患者中（结节越大甲亢可能越大：直径>6cm者明显增高，<2.5cm者较少） 3. 甲亢症状轻而不典型、眼征不明显 4. TT_4、FT_4、TT_3、$FT_3\uparrow$，$TSH\downarrow$ 5. 核素扫描为"热结节"
甲状腺囊肿		1. 多见于结节出血后，少见甲状腺腺瘤 2. 质地较软、有波动感 3. 多有甲状腺功能改变临床表现 4. 甲状腺功能检查多正常 5. 核素扫描为"冷结节"
甲状腺肿瘤	甲状腺良性肿瘤	由乳头状、滤泡性、Hurthle细胞三种。特点 1. 多数单个结节、大小不等、生长缓慢 2. 甲状腺功能可正常或增高：增高见于甲状腺高功能腺瘤 3. 核素扫描为"有功能结节"或"热结节"，因出血、坏死囊性化时为"冷结节" 4. 超声：见"液性回声"或"低回声区"

结节种类		临床特点
甲状腺 肿瘤	甲状腺 恶性肿瘤	1. 滤泡细胞癌。分为： （1）乳头状甲状腺癌：占60%~80%，年轻女性及儿童多见，大小不一，周围淋巴结转移多见 （2）滤泡状甲状腺癌：占10%~15%，多见于40岁以上女性，恶性程度高于乳头状腺癌，易经血行转移至肺、骨骼、肝等部位 （3）未分化甲状腺癌：占5%~10%，恶性程度最高，50岁以上多见，女性略高于男性，周围浸润引起声音嘶哑、呼吸不畅、吞咽困难，远处转移如食管、皮肤、血管、骨骼和肺 2. 甲状腺髓样癌　即滤泡旁细胞癌。特点： （1）中年女性多见，占甲状腺癌5%左右 （2）易于向甲状腺及周围淋巴结扩散，血行转移至肺、骨、肝 （3）甲状腺结节坚硬、淋巴结肿大

（六）甲状腺结节诊疗流程（图4-1-23）

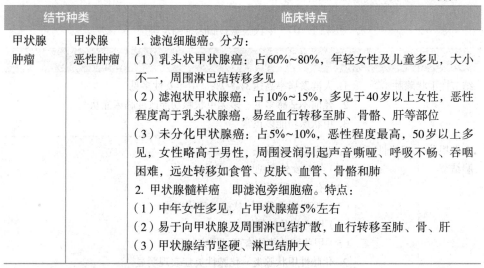
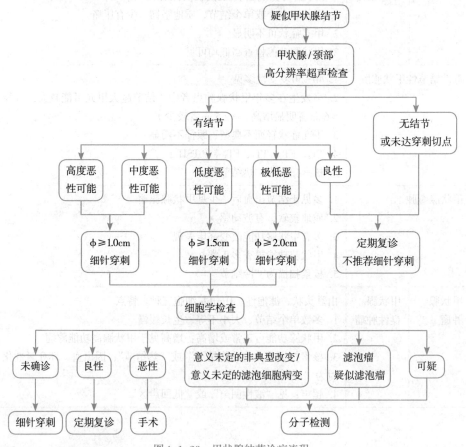

图4-1-23　甲状腺结节诊疗流程

（七）实践要点

1. 转诊指征

（1）甲状腺结节生长迅速者。

（2）有甲状腺毒性症状者。

（3）恶性或高度怀疑恶性变者。

（4）结节诊断不明、需要进一步检查而条件有限或无条件者。

2. 药物治疗　小剂量甲状腺激素可以抑制甲状腺腺瘤进一步肿大。

（1）甲状腺激素：起始量小。甲状腺腺瘤时可使用小剂量L–T4，定期复查甲状腺功能，以TSH维持在正常低水平为宜。

（2）应用甲状腺激素抑制甲状腺结节肿大6个月～1年无效应停药转诊。

（陈宽林）

十二、痛风与假性痛风

痛风（gout）是由于嘌呤代谢障碍，其临床特点为高尿酸血症，反复发作的痛风性关节炎，尿酸性肾脏疾病及尿路结石和痛风石形成。多发生于40岁以上男性，绝经后女性发病率上升。

假性痛风是因钙盐沉积于关节内的纤维软骨和透明软骨所致关节软骨钙化，此钙盐是以二羟焦磷酸钙为主，老年男性多见。以膝关节最为常见，其次为其他大关节，常对称发病。

（一）询问病史要点

1. 关节症状　有无突发的远端肢体关节红、肿、热、痛，尤其拇趾关节或第一跖趾关节。

2. 关节外症状　有无少尿、无尿、血尿、肾绞痛。

3. 全身性疾病　有无高血压病、糖尿病等疾病史，是否服用利尿剂类降压药物及白细胞异常增多史。

（二）体格检查

1. 关节检查　有无关节红肿、压痛、活动障碍；有无关节畸形、表面皮肤破溃等。早期尤其注意第一跖趾关节。

2. 全身检查　有无耳郭、关节等部位痛风石。

（三）辅助检查

1. 血尿酸测定　男性和绝经后女性血尿酸≥416.5μmmol/L，或绝经前≥350μmmol/L即为高尿酸血症。

2. 关节滑液、痛风石检查　在旋光显微镜下关节滑液或痛风石可见双折光的冰凌状结晶。

3. X线检查　急性期受累关节X线摄片可见非特异性软组织肿胀；慢性反复发作

后X线摄片显示软骨缘破坏、关节面不规整，典型者见破坏骨质呈穿凿样、虫蚀样透亮缺损。

4. CT、MRI　CT检查时关节内痛风石为灰度不等的斑点状影，MRI痛风石为低到中等密度块状影。

（四）痛风病因与鉴别诊断（表4-1-41）

痛风可分为原发性和继发性两类，在排除其他疾病基础上由于先天性嘌呤代谢紊乱，和/或尿酸排泄障碍所引起的痛风称原发性痛风；继发于其他代谢性疾病、肾脏病变所致的尿酸排泄减少、骨髓增生性疾病所致尿酸生成增多，某些药物抑制尿酸的排泄等原因导致的痛风称为继发性痛风。

表4-1-41　痛风病因

疾病	病因		特点
原发性	HPRT缺乏	肾脏病 糖尿病 高血压 酸中毒 甲减 铅中毒	以关节炎最为典型 1. 午夜起病，突发的远端肢体关节红、肿、热、痛，多侵犯蹋趾关节或第一跖趾关节 2. 初次发作者常为自限性，数小时或数日后自行缓解 3. 血尿酸升高 4. 典型者X线见破坏骨质呈穿凿样、虫蚀样透亮缺损 5. 关节滑液、痛风石见双折光冰凌状结晶
	PRPP增高		
	PRPPAT浓度或活性增高		
继发性	溶血、白血病		
	酒精		
	肥胖		

注：HPRT，次黄嘌呤-鸟嘌呤磷酸核糖转移酶；PRPP，磷酸核糖焦磷酸；PRPPAT，磷酸核糖焦磷酸酰基转移酶。

1. 急性痛风性关节炎期需与下列疾病鉴别

（1）急性蜂窝织炎及丹毒：蜂窝组织炎局部皮下软组织肿胀明显，但中心点不在关节，疼痛、肿胀和触痛往往不明显。丹毒为链球菌感染所致，沿淋巴管走行，局部皮肤呈鲜红色，周围边界清楚，累及关节时关节处压痛并非最重处。二者病情严重时可有高热、寒战，血白细胞增高。应用抗生素有效。

（2）创伤性关节炎：较重的受伤史，血尿酸水平不高。

（3）化脓性关节炎：多见于负重关节并伴有高热、寒战；关节穿刺可有脓性渗出液。

（4）假性痛风：多发于老年男性，有遗传史，好侵及大关节，以膝关节最常见，常对称发病。

2. 慢性痛风性关节炎的鉴别诊断

（1）类风湿关节炎：多见女性，对称性、游走性的小关节疼痛及梭形肿胀，血尿酸正常、类风湿因子阳性。

（2）风湿性关节炎：除了多关节炎，游走性、对称性关节疼痛外，还具备心脏、皮肤损害等风湿热的表现。

（3）骨性关节炎：以远端指间关节，第一掌指关节、柘指关节、颈腰椎最为常见。

（4）银屑病性关节炎：常为不对称性累及远端指间关节，伴关节破损残废及骨质吸收。

（5）强直性脊柱炎：好发青年男性，是对称性的，几乎全部骶髂关节受累。

（6）血管性疾病：有足背动脉或胫后动脉波动减弱或消失，不单纯累及关节，远端可有坏死。

（五）痛风诊疗流程（图4-1-24）

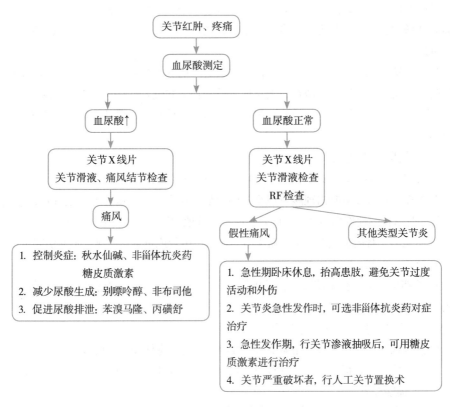

图4-1-24　痛风诊疗流程

（六）实践要点

1. 生活方式干预　控制饮食，减少高嘌呤食物的摄入；多饮水，每日在2 000ml以上。

2. 碱化尿液　如使用碳酸氢钠。

3. 药物使用注意事项

（1）小剂量开始，逐渐增量，根据血尿酸水平调整剂量。

（2）注意药物不良反应。

（七）需急诊转诊指征

1. 急性痛风性关节炎

2. 痛风性器官损伤，如痛风肾、痛风性泌尿系结石

3. 严重基础性疾病引起痛风

4. 严重药物不良反应者

（孙广慧）

十三、骨质疏松症

骨质疏松症（osteoporosis，OP）是一种以骨量减少、骨组织微结构破坏为特征，以骨质脆性增加、易于骨折为主要表现的全身代谢性疾病。本病常见于老年人，但各年龄段均可发病。

骨质疏松可以分为原发性——不伴有本病之外的其他疾病，如幼年型骨质疏松、成年性骨质疏松、绝经期骨质疏松、老年性骨质疏松，和继发性——继发于全身性或其他疾病，如内分泌代谢性疾病、结缔组织病、营养不良性疾病、慢性肝肾功能不全和药物所致等。

（一）询问病史要点

1. 疼痛　疼痛是骨质疏松最常见症状。早期无特殊临床症状，故骨质疏松有"寂静之病"之称。病情较重时出现腰背或全身性疼痛，通常疼痛弥漫、无固定部位，但主要以脊柱、骨盆持续性疼痛为主，多因骨折所致。其他如压痛等均可发生。

2. 肌无力　骨质疏松者多半有肌无力，尤其以劳累或负重后明显，不易引起重视。

3. 骨折　以胸、腰椎压缩性骨折最常见。

4. 基础疾病史　有无糖尿病、甲状腺疾病、甲状旁腺疾病、肝肾功能不全等基础疾病史。

（二）体格检查

1. 身长改变　脊柱骨折或压缩变形，故身长变短、脊柱和胸廓畸形。

2. 脊柱检查　骨折、压痛。以胸11、12和腰3椎骨骨折、压缩变形最常见。

（三）辅助检查

1. X线检查　用X线诊断OP的敏感性和准确性低，只有当骨量下降30%以上才有所显现。骨小梁数目减少、变细，骨皮质变薄。颅骨变薄，出现多发性斑点状透亮区；颌骨牙硬板致密线密度下降或消失；脊柱椎体骨密度降低、出现双凹变形，椎间隙增宽，压缩性骨折时呈楔形改变；四肢长骨生长障碍线明显，易伴发骨折和骨畸形。

2. 骨密度测量　单光子吸收骨密度测量、双光子吸收骨密度测量、CT骨密度测量、双能X线吸收测量等。金标准为双能X线吸收法，常用的测量部位是L_{1-4}和股骨颈。

3. 骨转换功能检查　不能用于OP的诊断，但对骨转换率的评价十分重要。骨形成指标如碱性磷酸酶（ALP）、血骨钙素、血1型胶原羟基前肽（PINP）；骨吸收指标有血抗

酒石酸碱性磷酸酶、尿羟脯（赖）氨酸，血和尿Ⅰ型胶原羧基末端肽（CTX）和尿Ⅰ型胶原氨基末端肽（NTX）等。

4. 生化检查　血清钙、磷、PTH、维生素D检查有助病因诊断。

（四）骨质疏松病因与鉴别诊断

骨质疏松症只是临床表现，其病因众多。骨质疏松应与骨质软化和纤维囊性骨炎加以鉴别，见表4-1-42。

（五）骨质疏松诊疗流程（图4-1-25）

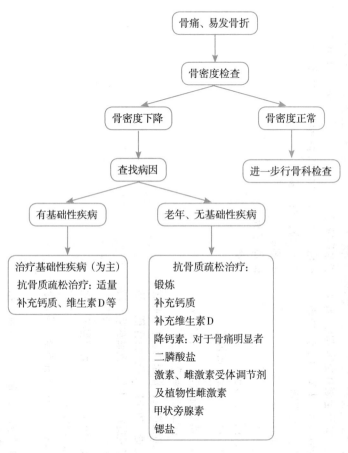

图4-1-25　骨质疏松诊疗流程

（六）实践要点

1. 需急诊转诊的危险信号

（1）有骨质破坏危险者

（2）骨痛常规治疗不能缓解者

（3）骨痛诊断条件限制或诊断不明者

（4）需要进一步确诊者

表4-1-42 骨质疏松病因与鉴别诊断

类型		病因及病史	组织学及X线	代谢改变			
				血钙	血磷	ALP	尿钙、磷
骨质疏松症	原发性	遗传:如维生素D受体基因、雌激素受体基因、I型胶原基因缺陷等 雌激素分泌下降 PTH分泌过多 CT分泌下降 维生素D$_3$合成减少 其他:营养、运动、吸烟等	骨基质缺乏 矿化正常 皮质薄、骨小梁减少 椎体压缩性骨质	正常（PHPT血钙增高）	正常（PHPT血磷降低）	正常	正常（PHPT尿钙、磷升高）
	继发性	药物:糖皮质激素、甲状腺激素、肝素、抗癫痫药物等 内分泌代谢性:糖尿病、甲状腺功能亢进、PHPT、库欣综合征、性功能减退症、生长激素瘤或生长激素缺乏 血液系统疾病:多发性骨髓瘤、肥大细胞增多症 结缔组织疾病:成骨不全、马方综合征 慢性疾病:营养不良、贫血、结核、肿瘤 其他:失用性、长期饮酒					

类型	病因及病史	组织学及X线	代谢改变			
			血钙	血磷	ALP	尿钙、磷
骨质软化	维生素D缺乏 缺乏光照 慢性肝肾疾病 慢性腹泻	骨基质正常 钙化不足 骨前质增多 皮质质薄、边缘模糊 骨小梁粗乱 骨骼变形	下降或正常	下降	升高	减少
纤维囊性骨炎	高钙血症 泌尿系结石 消化性溃疡 颈部肿块	骨质吸收 纤维组织充填吸收区	升高或正常	下降或正常	升高	升高

注：ALP，碱性磷酸酶；PTH，甲状旁腺素；CT，降钙素；PHPT，原发性甲状旁腺功能亢进症。

（5）有严重基础性疾病需要明确、制订治疗方案者

2. 药物使用

（1）补充钙盐、维生素者应注意检查血钙。

（2）长期补充钙质注意防止尿路结石形成。

（3）激素替代治疗者注意避免过量、不良反应。

（4）二膦酸盐制剂一定要空腹服用、服用后30分钟内不能卧位、不能与钙盐及牛奶等制品同服。

（5）有反流性食管炎、活动性胃及十二指肠溃疡者慎用。

（6）降钙素制剂使用同时必须补充钙盐。

（孙广慧）

十四、脂代谢异常

脂代谢异常指血浆中脂质的质和量的异常。由于脂质不溶于水，在血浆中必须与蛋白质以脂蛋白的形式存在，因此，血脂异常实际上表现为脂蛋白异常血症。

（一）询问病史要点

1. 家族史　大部分原因不明高脂血症已证明存在遗传基因缺陷或缺失，且多数具有家族聚集现象。

2. 血管疾病　有无外周动脉血管粥样硬化、脑动脉瘤、脑出血、冠状动脉硬化（心绞痛、心肌梗死）病史。

3. 基础性疾病　继发性高脂血症常继发于内分泌代谢性疾病，如糖尿病、甲状腺功能减退，此外肾病、肝病以及长期饮酒均可导致高脂血症。有无胰腺炎病史。

（二）体格检查

1. 眼睑、臀部皮肤有无脂质沉积　黄瘤，有无角膜环。

2. 心血管系统　血压、动脉搏动。

3. 眼底　有无脂血症眼底改变。

（三）辅助检查

1. 血脂测定　基本检测项目有：①总胆固醇（TC）；②甘油三酯（TG）受饮食和不同采血时间影响较大；③高密度脂蛋白胆固醇（HDL-C）；④低密度脂蛋白胆固醇。

2. 抽血前患者要求　①至少禁食12小时；②2周内保持饮食习惯和体重稳定；③测定前24小时内不应剧烈运动。

（四）病因及鉴别诊断

分为原发性和继发性两类，前者指不明原因的高脂血症，有些已被证实与遗传有关，后者继发于其他疾病糖尿病、甲状腺功能减退症、肝肾疾病、系统性红斑狼疮、骨髓瘤、绝经后雌激素水平降低以及药物糖皮质激素应用，噻嗪类利尿剂和β受体阻滞剂等。在排除继发性血脂异常的基础上可诊断原发性血脂异常。如需进行病因诊断，则要进行有

关基因、受体功能、酶活性或其他特殊的检查（表4-1-43）。

表4-1-43　高脂血症病因与鉴别诊断

分类	病因	特点
原发性高脂血症	LPL缺乏症	1. 常染色体隐性遗传 2. 高甘油三酯血症 3. 易发胰腺炎　TG>11.3mmol/L时 4. 合并脾大
	LCAT缺乏症	1. 角膜混浊　角膜脂质沉积 2. 贫血　RBC生成障碍 3. 肾损害　肾内游离胆固醇及卵磷脂增高 4. 动脉粥样硬化症　40岁之前即发大动脉硬化、小动脉纤维化、肾动脉狭窄
	家族性apoB100缺乏	1. 常染色体显性遗传 2. LDL-C增高
	家族性apoCⅡ缺乏	1. 乳幼期发病 2. 腹痛、腹泻、肝大、急性胰腺炎、视网膜色素变性及发育障碍 3. 低LDL、HDL血症，高TG血症
	apoE异常 （家族性异常β脂蛋白血症）	1. 常染色体隐性遗传 2. VLDL、IDL显著增高，LDL、HDL低值
	apoAⅠ、apoCⅢ缺乏	1. 黄色瘤：多见全身性 2. 冠心病：早发 3. HDL含量低下、LCAT活性下降、apoAⅠ极低、apoCⅢ不能检出
	LDLR遗传性缺陷	1. 常染色体显性遗传 2. LDL明显升高 3. 20岁前即发冠心病
继发性高脂血症	糖尿病	1. 40%糖尿病有高脂血症 2. TG增高明显 3. 50%患者罹患冠心病（心肌梗死）
	肝胆疾病	急性肝炎、慢性肝炎、肝硬化、胆道阻塞
	肾病综合征、尿毒症	1. 肾功能不全保守治疗者、肾移植后血液透析者 2. TC、TG增高明显
	甲状腺功能减退症	TG增高明显：LDL代谢低下
	肥胖症、代谢综合征	1. TG（为主）、TC增高 2. HDL降低、VLDL-TG增高

续表

分类	病因	特点
继发性 高脂血症	慢性酒精中毒	1. 嗜酒者 2. VLDL-TG增高（肝内合成增加）
	药物	利尿剂、雌激素、孕酮、β受体阻滞药、糖皮质激素、干扰素、环孢素及避孕药

注：TG，甘油三酯；TC，总胆固醇；LDL，低密度脂蛋白；HDL，高密度脂蛋白；VLDL，极低密度脂蛋白；LPL，脂蛋白脂酶；LCAT，胆固醇酰基转移酶；LDLR，低密度脂蛋白受体。

（五）高脂血症诊疗流程（图4-1-26）

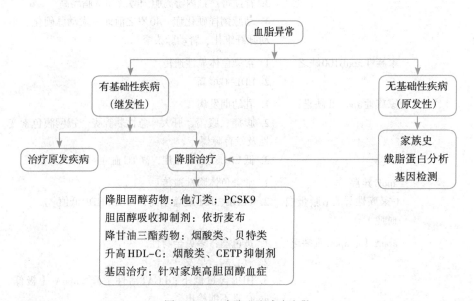

图4-1-26　高脂血症诊疗流程

PCSK9.前蛋白转换酶抑制剂和甘油三酯转运蛋白抑制剂前蛋白转换酶-枯草杆菌蛋白酶。

（六）实践要点

1. 需转诊的情况

（1）高脂血症血管合并者：动脉粥样硬化、冠状动脉性心脏病、脑动脉硬化。

（2）脂肪浸润性：胰腺炎、脂肪肝等。

2. 药物使用

（1）注意降脂药物的副作用，定期复查肝生化、肌酸激酶、血糖、血尿酸、心电图等。

（2）1~3个月复查血脂，视血脂情况调整药物使用剂量。

（孙广慧）

十五、贫血

贫血（anemia）为继发于多种疾病的一种临床表现，是机体红细胞总量减少，不能对组织器官充分供氧的一种病理状态，单位体积血液中的血红蛋白（hemoglobin，Hb）水平，红细胞计数（red blood cell count，RBC）及红细胞比容（hemotocrit，Hct）低于可比人群正常值的下限即可认为有贫血存在。

国内诊断贫血的标准为：我国海平面地区，成年男性血红蛋白<120g/L，红细胞<4.5×10^{12}/L，及红细胞比容<0.42；成年女性血红蛋白<110g/L，红细胞<4.0×10^{12}/L，及红细胞比容<0.37。妊娠中后期因血浆量增加，血液发生生理性稀释，故孕妇贫血的诊断标准定为血红蛋白<100g/L，及红细胞比容<0.30。

有血液浓缩或者脱水的如严重腹泻、大面积烧伤、糖尿病酸中毒等可使以上指标相对增高，相反血液稀释的病理情况如充血性心力衰竭及急性肾炎可造成相对降低，当急性失血后6小时以内，以上指标可在正常范围，因此要考虑各种影响因素，以避免误诊。

（一）询问病史要点

1. 年龄、性别、职业、发病的缓急、病程长短等。

2. 诱因，饮食习惯，是否有发热、头晕、耳鸣、记忆力减退、口角炎、舌炎、食欲不振、消化系统症状，以及大小便颜色。

3. 既往史、用药史、毒物或化学物暴露、出血倾向或出血史、慢性系统病史、黑便史、体重变化、家族遗传史，如女性则问月经史及经量等。

（二）体格检查

1. 皮肤黏膜检查的内容包括颜色、皮疹、溃疡、毛发和指甲的改变以及出血点、瘀斑和紫癜。

2. 黄疸提示溶血性贫血。

3. 舌乳头萎缩，镜面舌，舌质红甚至呈鲜牛肉样多见于巨幼细胞性贫血。

4. 要特别注意无胸骨压痛和全身浅表淋巴结及肝脾大。

5. 心脏杂音可由贫血引起的，但是应排除可能的器质性病变。

6. 进行肛门和妇科检查，该部位的出血和肿瘤是常见的贫血原因。

7. 神经系统检查也包括眼底，脊髓后索和侧索变性体征提示维生素B_{12}缺乏和恶性贫血。

（三）病因及鉴别诊断（表4-1-44~表4-1-46）

（四）贫血的诊疗流程（图4-1-27）

（五）实践要点

1. 缺铁性贫血治疗过程中要询问有无新症状，必要时可再次追问病史以明确真正原因。

2. 增加蛋白质、坚果和柑橘、燕麦类食物和含强化铁的食物摄入。

3. 口服铁剂时可能对胃肠道产生一定的副作用，嘱患者进餐时或餐后即刻服药。

4. 缺铁性贫血治疗2个月症状缓解，规律监测铁蛋白≥50μg/L表示储存铁足量。

表 4-1-44　小细胞（MCV<80fl）贫血的鉴别诊断

疾病名称	临床特点	血常规	实验室检查	骨髓或其他
缺铁性贫血	妊娠、儿童生长期 挑食、月经过多 胃肠道出血 （非甾体抗炎药或抗凝药） 胃肠道疾病或胃切除术后 恶性肿瘤	小细胞低色素性贫血	SI↓SF↓ 转铁蛋白↑ 可伴大便潜血（+）	增生活跃、红系增生为主 呈核老浆幼、外铁消失、 铁粒幼细胞<15%
铁粒幼细胞贫血	遗传性	小细胞性贫血	SI、SF N或↑	环形铁粒幼细胞>15%
地中海贫血	种族或遗传史（中国南部）	靶形红细胞	SI、SF N或↑	血红蛋白电泳
慢性疾病所致贫血	继发性	小细胞贫血 或正细胞贫血	SI、SF N或↑	转铁蛋白↓

注：MCV，平均红细胞体积；SI，血清铁；SF，铁蛋白；N，正常。

表4-1-45 大细胞（MCV>100fl）贫血的鉴别诊断

疾病名称	临床特点	血常规	实验室检查	骨髓
维生素 B_{12} 缺乏	内因子缺乏 胃切除术 胃肠道疾病 素食	大细胞贫血	维生素 B_{12} ↓	增生活跃 红系 >40% 巨幼细胞改变
叶酸缺乏	高龄、妊娠、酗酒	同上	叶酸 ↓	
骨髓增生异常综合征	多老年男性，起病隐袭 贫血、出血、感染	一至三系 ↓	—	至少一系异常 染色体核型异常
肝病或慢性酒精中毒	可作为酗酒第一指征	同上＋部分正细胞	肝功能异常	

表4-1-46 正细胞（MCV 80~100fl）贫血的鉴别诊断

疾病名称	临床特点	血常规	实验室检查	骨髓
急性失血性贫血	急性出血性疾病	正细胞正色素贫血	Rtc ↑	—
再生障碍性贫血	贫血、出血、感染	三系血细胞减少	Rtc ↓	增生低下，巨核细胞↓
			红细胞形态正常	非造血细胞↑，造血组织↓
溶血性贫血	—	特殊的红细胞改变	Rtc ↑	有核红细胞增生
			s.Bil，IBil，s.LDH ↑	
			s.hapt ↓	
慢性肾脏疾病	—	—	Rtc ↓	以幼红细胞为主
			肾功能不全	
甲状腺功能减退	—	—	Rtc ↓	—
			甲状腺功能异常	

注：Rtc，网织红细胞；s.Bil，血清胆红素；IBil，间接胆红素；s.LDH，血清乳酸脱氢酶；s.hapt，血清珠蛋白；CD₅₉，膜攻击复合物抑制物；CD₅₅，衰变加速因子。

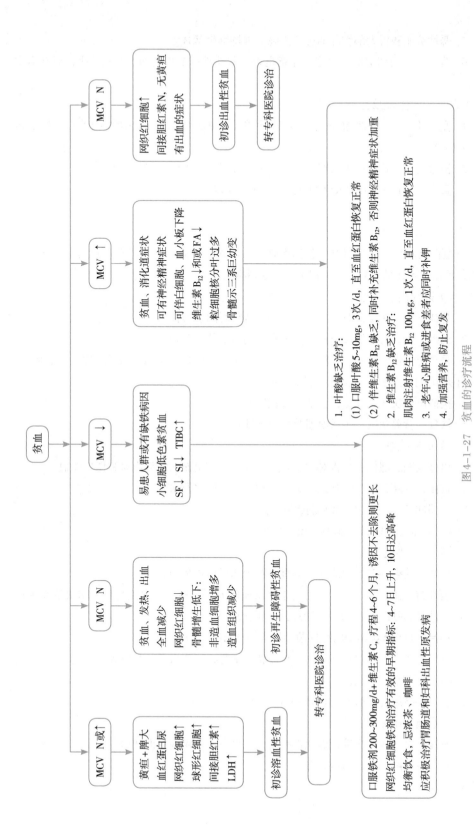

图 4-1-27 贫血的诊疗流程

5. 恶性贫血和胃大部切除的患者需终身维持维生素 B_{12}。

6. 营养性巨幼细胞贫血治疗中注意是否合并缺铁；治疗后期红细胞新生，对铁需求增加。

（六）转诊指征及注意事项

1. 危险信号　急性重型再生障碍性贫血（Rtc<1%，NAC<0.5×10^9/L，血小板<20×10^9/L）。

2. 拟诊失血性贫血而无法明确出血部位，或者贫血无法明确病因者。

3. 重度贫血 Hb<60g/L 或红细胞压积 <0.2，需转院。

十六、出血性疾病

出血性疾病是因止血机制（包括血管、血小板、凝血因子）异常引起的自发性出血或创伤后出血不止的疾病，分为遗传性和获得性两大类。

（一）询问病史要点

1. 特征　第一次出血时的年龄、部位、持续时间、出血量。

2. 诱因　是否为自发性出血，与手术、创伤及使用药物的关系。

3. 是否患慢性肝肾疾病、糖尿病、免疫系统、感染性疾病和服阿司匹林、华法林等，是否有关节出血、咯血、黑便、血尿、便血等。

4. 类似出血疾病家族史，包括1~2代所有成员。

5. 饮食、营养状况、生活习惯及职业环境。

（二）体格检查

1. 出血范围、部位、是否对称、有无血肿、关节出血、深部出血和伤口渗血。

2. 贫血，肝脾、淋巴结肿大，黄疸，蜘蛛痣，腹水及水肿。

（三）常见出血性疾病的鉴别诊断（表4-1-47）

（四）出血性疾病诊疗流程（图4-1-28）

（五）实践要点

1. 单纯性紫癜一般无须治疗，应避免服用非甾体抗炎药。

2. 慢性ITP血小板 >50×10^9/L 且不伴出血倾向可观察，不立刻治疗。初次治疗足量用泼尼松4周仍无反应，考虑泼尼松无效，应快速减量至停用。

3. 难治性ITP患者如幽门螺杆菌阳性考虑抗HP治疗。

4. 腹型紫癜弥漫性腹绞痛，体征与症状不平行，可伴血便，与急腹症鉴别。

（六）转诊指征及注意事项

1. 服华法林患者紫癜监测 INR>5.0，伴有出血者。

2. 血小板 <10×10^9/L 者。

3. 血栓性血小板减少性紫癜死亡率高，一旦考虑该疾病立即转诊。

4. 病因不明确或缺乏诊治条件。

5. 治疗效果不佳。

表4-1-47 常见出血性疾病的鉴别诊断

疾病名称	病因发病机制	临床特点	家族史及性别	凝血	其他实验室检查
遗传性毛细血管扩张症	小动静脉平滑肌不完整周围基质缺乏弹性组织	反复鼻、胃肠自发出血 出血时间延长	+/20%~	—	部分束臂试验 +
过敏性紫癜	呼吸道感染、过敏 叮咬、急性血管炎	对称性紫癜、关节、腹痛	男 > 女	—	部分束臂试验 +、蛋白尿、血尿、血便
老年性紫癜单纯性紫癜	血管胶原减少 脆性增加	前臂伸侧、手背 持续数周	女性	—	部分束臂试验 +
药物性紫癜	特异性抗血管抗体 产生免疫复合物 改变血管通透性	华法林、雌激素 四肢瘀点、瘀斑 停药消退	—	N/↓	部分束臂试验 +
免疫性血小板减少紫癜	慢性与自身免疫有关	慢性ITP为排除性诊断 急性ITP与病毒相关	女 > 男	—	血涂片排除假血小板减少 白血病巨核细胞成熟障碍
血栓性血小板减少紫癜	低水平ADAMTS13 抗ADAMTS13抗体	五联征： 发热、血小板减少 微血管病溶血性贫血、 神经精神异常 肾脏损害	—	PT N APTT N	中重度贫血，Rtc↑ 巨大血小板、红细胞碎片 红系增生 巨核系成熟障碍 IBIL↑, vWF↑, LDH↑
血友病A	FⅧ缺乏	自发或轻外伤出血不止 软组织和深部肌肉血肿	男性	APTT↑ PT N	vWF:Ag N FⅧ:C↓

注：ITP，特发性血小板减少性紫癜；IBIL，间接胆红素；PT，凝血酶原时间；APTT，活化部分凝血活酶时间；Rtc，网织红细胞；vWf，血管性血友病因子；LDH，乳酸脱氢酶。

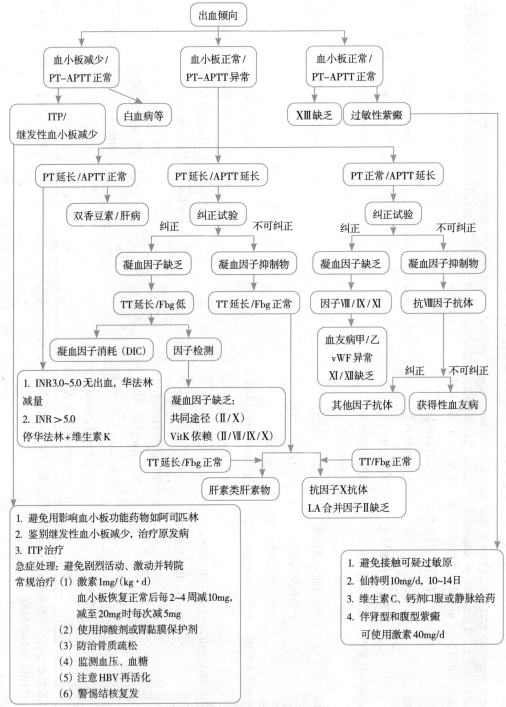

图4-1-28 出血性疾病诊疗流程

T.凝血酶时间；PT.凝血酶原时间；APTT.部分活化的凝血酶原时间；Fbg.纤维蛋白原；
LA.狼疮物抗凝；TTP.血栓性血小板减少性紫癜；ITP.特发性血小板减少性紫癜。

（胡　芳）

十七、肾衰竭

急性肾衰竭是指由多种病因引起的短时间内（几小时至几天）肾功能急剧下降，以致机体内环境出现严重紊乱的临床综合征。慢性肾衰竭是发生在各种慢性肾实质疾病基础上，引起肾单位和肾功能不可逆的丧失，导致以机体内环境紊乱及内分泌失调为特征的临床综合征。2004年国际肾脏病学界提出了急性肾损伤（acute kidney injury，AKI）和慢性肾脏病（chronic kidney disease，CKD）的概念，已分别替代以往"急性肾衰竭"和"慢性肾衰竭"的名称，成为统一的疾病分类名词。

（一）急性肾损伤（AKI）

AKI是对既往急性肾衰竭概念的扩展和向疾病早期的延伸，一般指病程不超过3个月的肾脏功能或结构异常，包括血、尿、组织学、影像学及肾损伤标志物检查异常。根据病因发生的解剖部位分为肾前性、肾性和肾后性。肾前性AKI最常见，包括各种原因引起的肾脏血流灌注量的急剧减少。肾性AKI占25%～40%，包括肾小球疾病、肾小管坏死、急性间质性肾炎及血管损伤等。肾后性AKI主要原因是急性尿路梗阻。肾前性致病因素可转化为肾性，同一致病因素也可引起不同类型的AKI。

1. 询问病史要点

（1）尿量情况包括少尿（<400ml/d）和无尿（<100ml/d），恢复期尿量可达3 000ml/d或更多。

（2）有无肾脏血流灌注不足病史，包括细胞外液丢失过多，如大出血、胃肠道液体丢失、大量渗出等；心排出量减低，如心肌梗死、心肌病、肺栓塞等；全身血管阻力减低，如脓毒血症、肝衰竭等；血管阻力增加，如肾动脉或静脉栓塞等。

（3）有无肾脏损害病史，包括肾小球疾病，如急进性肾小球肾炎；肾缺血和肾毒性物质（生物毒素、化学毒素、造影剂、肌红蛋白）引起的肾小管坏死；药物（β-内酰胺类抗生素、利尿剂）、细菌和病毒感染引起的急性间质性肾炎；微血管和大血管病变引起的血管损伤。

（4）有无尿路梗阻病史，包括双侧肾脏和输尿管、膀胱、前列腺、尿道病变，如结石、前列腺增生等；肾、输尿管周围外在压迫性病变，如盆腔肿瘤、腹膜后疾病。

（5）呼吸系统有无呼吸困难、胸闷、咳粉红色泡沫痰。循环系统有无高血压和心力衰竭。消化系统有无食欲减退、恶心、呕吐、腹胀、腹泻、消化道出血。神经系统有无意识障碍、躁动、谵妄、抽搐、昏迷。血液系统有无出血倾向、贫血。注意有无呼吸道、泌尿道等感染表现。

（6）有无水、电解质和酸碱平衡紊乱表现。代谢性酸中毒可抑制心肌收缩力，进一步加重低血压。高钾血症可出现感觉异常、肢体麻木、瘫软，严重时可导致心搏骤停。低钠血症可引起脑水肿，表现为嗜睡、反应迟钝。

2. 体格检查

（1）患者营养状况、神志、脉搏、呼吸、血压、面容、表情、体位等。

（2）皮肤是否异常，有无双下肢水肿、眼睑水肿等。

（3）心脏有无增大、是否可闻及心音亢进或杂音、肺部湿啰音等。

（4）腹部有无压痛、反跳痛，肝脏、脾脏是否有肿大，移动性浊音，腹水征等，着重注意双侧肋脊点有无叩击痛，双侧输尿管有无压痛等。

3. 辅助检查

（1）实验室检查：血尿大便三大常规、肝功能、肾功能、电解质、血尿渗透压、甲状旁腺激素（PTH），同时完善风湿系列、抗中性粒细胞胞浆（ANCA）抗体、血清抗肾小球基底膜（GBM）抗体、补体等辅助寻找病因，危重患者同时完善血气分析。

（2）影像学检查：首选超声检查，或可行CT、MRI完善肾脏形态学，尤其注意肾脏大小。如需明确梗阻、肾血管异常等相关因素可选择MRU或CTU、MRA或CTA、肾血管造影等。

（3）肾活检：明确肾性AKI病因的重要手段。

4. AKI的主要病因和鉴别诊断

AKI的病因多样，可分为肾前性、肾性及肾后性，但又常相继出现（表4-1-48）。

表4-1-48　急性肾衰竭（AKI）的病因分类

分类	病因
肾前性（肾脏低灌注）	血容量不足 　细胞外液丢失（烧伤、腹泻、呕吐、消化道大出血、盐消耗性肾病、利尿、尿崩症、原发性肾上腺皮质功能不全） 　细胞外液重新分布（烧伤、挤压伤、胰腺炎、营养不良、肾病综合征、严重肝脏病） 心搏出量下降 　心肌功能下降（心肌梗死、心律不齐、缺血性心脏病、心肌病、瓣膜病、高血压心脏病、肺心病） 周围血管扩张 　药物引起（抗高血压药物、麻醉药、药物中毒） 　脓毒血症 　其他：肝衰竭、过敏、肾上腺皮质功能不全、低氧血症、低磷血症 肾脏血管收缩、扩张失衡 　脓毒血症 　药物：NSAIDs、ACEI、α肾上腺受体拮抗剂 肝肾综合征 肾动脉机械性阻塞 　夹层形成 　外伤（血肿压迫、血管创伤） 药物引起血液胶体渗透压高张状态

分类	病因
肾实质性（肾脏本身疾病）	肾小球疾病 　各型急进性肾炎 　急性感染后肾小球肾炎 肾小管坏死 　缺血性（肾前性急肾衰迁延而致） 　肾毒性（药物、造影剂、高渗性肾病、重金属或有机溶剂等） 　色素尿（肌红蛋白尿、血红蛋白尿） 肾间质疾病 　药物 　自身免疫疾病 　感染 　肿瘤细胞浸润（淋巴瘤、肉瘤、白血病、结节病） 肾血管疾病 　小血管炎（常表现为急进性肾炎Ⅲ型） 　血栓性微血管病（恶性高血压，溶血性尿毒症综合征、硬皮病肾脏危象、弥散性血管内凝血等） 　肾梗死（肾动脉栓塞、动脉粥样硬化性肾动脉闭塞、肾小动脉胆固醇栓塞综合征）
肾后性（尿路梗阻）	肾内梗阻 　骨髓瘤、轻链病、尿酸和/或草酸钙，磺胺、阿替洛韦等药物结晶 双侧肾盂、输尿管梗阻 　管腔内梗阻肿瘤、结石、血块、组织块或脓块、脱落肾乳头、真菌团块 　管腔外压迫肿瘤、肿大淋巴结、后腹膜纤维化、误结扎 膀胱及以下部位 　结石、肿瘤、血块 　神经性膀胱 　前列腺肿大（恶性或良性） 　尿道狭窄（外伤、肿瘤）、严重的包茎

注：NSAIDs，非甾体抗炎药；ACEI，血管紧张素转化酶抑制剂。

　　应仔细鉴别每一种可能引起 AKI 的原因。详细询问病史，特别注意有无基础慢性肾脏疾病可能，全面的体格检查有助于诊断。先筛查肾前性和肾后性因素，再筛查可能的肾性原因。如果确定为肾性 AKI，还应鉴别是肾小球、肾小管，肾间质或者肾血管病变。肾脏超声检查可以判断双肾大小和形态、是否存在尿路梗阻等，是诊断 AKI 的基本检查项目之一。尿液检查中的红细胞、白细胞、各种管型等有助于肾前性、肾性和肾后性

AKI的鉴别诊断（表4-1-49）。

表4-1-49　急性肾衰竭（AKI）时尿液检查常见异常

AKI病因	尿液检查
肾前性	正常或透明管型
肾性	
急性肾小管坏死	棕色颗粒管型、上皮细胞管型
间质性肾炎	白细胞尿、血尿、轻度蛋白尿、颗粒管型、上皮细胞管型、嗜酸性粒细胞
肾小球肾炎	血尿、蛋白尿、红细胞管型、颗粒管型
肾血管疾病	正常或者血尿、轻度蛋白尿
肾后性	正常或者血尿、颗粒管型、脓尿

5. AKI的诊疗流程（图4-1-29）

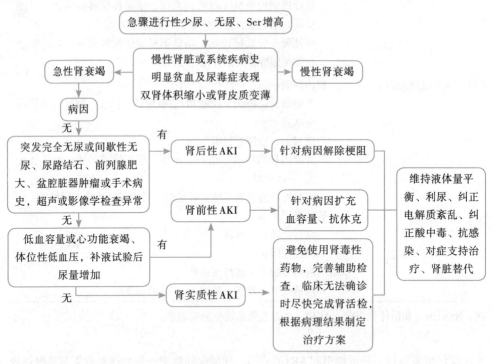

图4-1-29　急性肾衰竭（AKI）的诊疗流程

BUN.血尿素氮；Scr.血肌酐。

6. 转诊指征　AKI者病情多发展迅速，可能伴有多器官功能障碍综合征，需紧急转诊。转诊过程中应注意补充血容量、抗休克、抗感染。

7. 实践要点

（1）确定AKI的病因非常重要，多可通过病史和临床表现进行区分。

（2）首先纠正可逆病因是治疗的关键，如早期补充血容量、抗感染、抗休克，阻止肾前性肾衰竭向肾小管坏死发展。肾后性肾衰竭解除梗阻可取得满意效果。

（3）维持体液平衡的原则是量出而入。

（二）慢性肾脏病（CKD）

CKD指肾脏功能或者结构异常 >3个月，并对健康有所影响。CKD为各种慢性肾脏病持续进展的共同结局。CKD诊断标准包括两方面，一是出现肾损伤标志（一项或以上）>3个月，包括白蛋白尿，尿沉渣异常，肾小管病变引起的电解质紊乱和其他异常，肾脏病理异常，肾脏结构异常，肾移植病史；二是或者出现肾小球滤过率（GFR）下降 >3个月。

1. 询问病史要点

（1）有无引起CKD的疾病，包括肾小球肾炎、泌尿道梗阻性疾病、多囊肾、高血压、动脉硬化、肾动脉狭窄、狼疮性肾炎等结缔组织病、痛风、高钙血症等。

（2）有无食欲减退、恶心、呕吐、胸闷、呼吸困难、气促、不能平卧、心慌、胸痛、高血压、贫血、出血倾向，乏力、疲倦、烦躁、记忆力减退、皮肤干燥、瘙痒，腰疼、尿频、排尿困难等。

（3）有无服用肾毒性药物、感染、体液失衡等加重肾脏损害因素。

2. 体格检查

（1）全身状况包括精神、体质、营养状况等。

（2）体温、血压、脉搏、心率、心律、心包摩擦音、呼吸音、心脏大小等。

（3）有无贫血貌、眼睑苍白、皮肤瘀斑等。

（4）感觉功能、运动功能及深反射有无异常。

（5）肾脏大小、肾区有无叩痛、盆腔有无肿物、膀胱是否充盈饱满。

3. 辅助检查

（1）实验室检验：三大常规、肝功能、肾功能、电解质、血尿渗透压、PTH、脑利尿钠肽（BNP），风湿系列、ANCA、GBM抗体、补体等。

（2）影像学检查：首选超声检查，或可行CT、MRI完善肾脏形态学，尤其注意肾脏大小。

（3）肾活检：明确CKD病因的重要手段，尤其在早期实施，对后续治疗方案的选择具有重大意义。

4. CKD的主要病因和鉴别诊断

我国目前CKD患病率为10.8%，CKD病因主要有糖尿病肾病、高血压肾小动脉硬化、原发性与继发性肾小球肾炎、肾小管间质疾病（慢性间质性肾炎、慢性肾盂肾炎、尿酸性肾病、梗阻性肾病等）、肾血管疾病、遗传性肾病（多囊肾病、遗传性肾炎等）。目前，在我国原发性肾小球肾炎是CKD的最常见病因，但近年糖尿病肾病和高血压肾病导致的CKD有明显上升趋势。

CKD与肾前性氮质血症的鉴别并不困难，在有效血容量补足48～72小时后肾前性氮质血症患者肾功能即可恢复，而CKD患者肾功能则难以恢复。

CKD与急性肾损伤的鉴别，多数情况下并不困难，往往根据患者病史即可作出鉴别。

在患者病史欠详时，可借助影像学检查（如超声、CT等）结果进行分析，如双肾明显缩小，或肾图提示慢性病变，则支持CKD的诊断。

但需注意，CKD有时可发生急性加重或伴发急性肾损伤。如慢性肾衰本身已相对较重，或其病程加重过程未能反映急性肾损伤的演变特点，则称之为"慢性肾衰急性加重"。如果慢性肾衰竭较轻，而急性肾损伤相对突出，且其病程发展符合急性肾损伤演变过程，则可称为"慢性肾衰基础上急性肾损伤"，其处理原则基本与急性肾损伤相同。

5. CKD的诊疗流程（图4-1-30）

根据病史、临床表现和实验室检查多易作出诊断，同时需注意寻找原发性疾病，寻找促进发展的可逆性因素，明确有无感染、心血管系统等并发症。

积极治疗原发性疾病。干预CKD进展的危险因素：①调整生活方式，包括体育锻炼、控制体重、戒烟、规律作息和避免疲劳等；②营养治疗，包括低蛋白饮食、足够能量、低盐等；③控制蛋白尿，根据患者具体情况使用ACEI或ARB，糖皮质激素及免疫抑制剂；④控制高血压、高血糖、血脂异常及高尿酸血症；⑤治疗并发症，包括贫血、心血管疾病、矿物质-骨代谢异常、酸中毒及感染等。

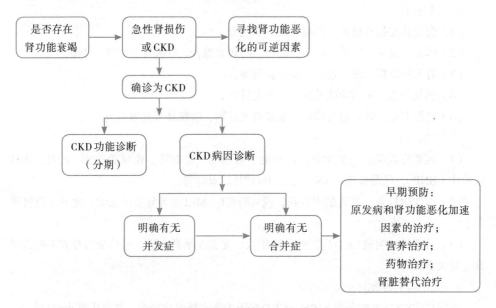

图4-1-30　慢性肾脏病（CKD）的诊疗流程

6. 转诊指征

（1）转诊确定原发性疾病并制订治疗、干预危险因素及追踪随访的方法。

（2）慢性肾脏病急性加重。

（3）出现严重并发症。转诊时需要注意患者维护生命基本体征保证转诊安全。

7. 实践要点

（1）我国成年人群中慢性肾脏病患病率为10.8%，阻止其进展至终末期肾病极为重要。

（2）肾前性因素、肾性因素、肾后性因素、血管性因素、高分解代谢状态均可促进慢性肾脏病进展，需积极干预。

（3）控制血压和蛋白尿是重要的治疗方法。

（郑春燕）

第二节　肌肉和骨骼问题

一、关节痛

关节痛（arthralgia）是关节疾病最常见的症状。根据不同病因及病程，关节痛可分急性和慢性。急性关节痛以关节及其周围组织的炎性反应为主，慢性关节痛则以关节囊肥厚及骨质增生为主。

常见的引起关节疼痛的疾病有：

1. 骨性关节炎（osteoarthritis，OA）　多种因素引起关节软骨纤维化、皲裂、溃疡、脱失而导致的以关节疼痛为主要症状的退行性疾病。

2. 类风湿性关节炎（rheumatoid arthritis，RA）　结缔组织广泛性非感染性炎症病变，以肢体关节对称性疼痛、畸形为主要临床表现的慢性全身性自身免疫性疾病。

3. 感染性关节炎（infectious arthritis，IA）　各种病原体，包括细菌、病毒、真菌等感染关节腔及其组成部分而引起的炎症病变。

（一）询问病史要点

1. 起病的情况　年龄、性别、职业、家庭住址、发病的缓急、病程长短等。

2. 诱因　外伤、手术（如关节置换手术）、劳累、着凉、感染等病史。

3. 主要症状及伴随症状　单个或多个关节发病，皮温、颜色的改变、红肿、疼痛（疼痛的性质，持续时间、加重及缓解因素等），是否伴有寒战、高热、活动障碍、功能受限、晨僵等。

4. 个人史　所生活的地区是否为该病的高发区（如牧区、高寒地区），是否有高发区旅居史，是否有寄生虫接触、感染史（如饲养宠物）。

5. 既往史及家族史　是否有先天性或遗传性因素。

6. 就诊治疗史　既往诊断、检查、服用药物及治疗效果等。

（二）体格检查及辅助检查

1. 骨性关节炎（OA）

（1）大多无全身症状。

（2）局部：关节肿胀变硬、触痛（＋）、活动受限、摩擦音、弹响、畸形、关节僵硬、活动范围明显减小。

（3）影像学检查：关节间隙狭窄、软骨硬化、关节边缘骨赘形成、软骨囊性化，骨骼末端形状改变。

2. 类风湿性关节炎（RA）

（1）一般无全身症状。

（2）局部症状：皮下结节、软组织肿胀、温度升高（活动期）、局部疼痛、触痛（＋）、活动受限、肌肉萎缩、早晨关节僵硬至少持续一个小时、活动后缓解、呈对称性关节胀痛甚至可多个关节受累。

（3）实验室检查：抗核抗体部分（＋）、类风湿因子多呈（＋）、血沉增快。

（4）影像学检查：早期特异性不高。中晚期可见关节边缘受侵犯；关节间隙消失，骨质疏松或明显的脱钙现象。MRI示滑囊炎、骨髓水肿、骨侵蚀。

3. 感染性关节炎（IA）

（1）全身中毒症状：头痛、呕吐、多尿、烦渴、寒战、高热、食欲减退、皮肤环形红斑、皮下结节、贫血、巩膜炎等。

（2）局部症状：关节肿胀、活动受限、触痛（＋）、患肢不能负重、关节腔内有液波感、局部可形成窦道、发生病理性骨折、关节脱位或半脱位。相关关节积液的检查试验为（＋）。

（3）影像学检查：关节间隙增宽，关节面毛糙，关节腔可有积液、积血等改变。

（4）实验室检查：血沉增快、炎症细胞增高。

（三）关节痛鉴别诊断（表4-2-1）

表4-2-1　关节痛的鉴别诊断

疾病	年龄/岁	受累部位	相关特征
骨性关节炎	>50	好发于膝关节、髋关节、脊柱及手指的远侧指间关节	静止或晨起时感到疼痛，活动多时疼痛加重，休息后缓解
类风湿性关节炎	30~50	对称性手指的近端指间关节、掌指关节、足趾等	任何关节：休息时恶化，活动后好转，晨僵症状持续存在，关节畸形，腕管综合征（正中神经受累时）
感染性关节炎	任何年龄	任何受感染的关节	关节局部肿胀、皮温增高、疼痛、活动受限，全身出现中毒症状

疾病	年龄/岁	受累部位	相关特征
系统性红斑狼疮	15~35	手部小关节受累，症状较轻，病变多位于疏松结缔组织	发热、皮疹、胸膜炎、胸腔积液、雷诺现象、黏液样水肿、纤维蛋白样变性等症状持续存在
系统性硬化	20~50	对称性，手部多发关节，疏松结缔组织	雷诺现象、皮肤改变、吞咽困难、黏液样水肿、急性或慢性全身性结缔组织炎症
病毒性关节炎	儿童	短暂性，通常累及手的近端指间关节	皮疹、发热
强直性脊柱炎	18~30	脊柱，骶髂、髋、膝、踝关节	关节病变，如颈、胸、腰、骶髂关节及脊髓压迫的改变；关节外改变，如虹膜睫状体炎、中耳炎、胸膜炎、心包炎等
银屑病关节炎	任何年龄	手指和脚趾的远端指间关节、骶髂关节	银屑病皮疹，指甲凹陷"香肠指（趾）"
肠病性关节炎	任何年龄	髋关节、骶髂关节、膝、踝关节及双足	溃疡性结肠炎，局限性回肠炎、肠炎，节段性肠炎和肉芽肿性肠炎
痛风	任何年龄	四肢关节远端	痛风石，血清尿酸增高，老年患者使用利尿剂
风湿性多肌痛	>60	晨僵和肢带关节疼痛，特别是肩关节	血沉升高
老年性关节炎	中老年	膝关节多见	肌肉、关节疼痛、功能障碍，DR检查可见胫骨平台髁间嵴变尖，关节间隙变窄
风湿热	任何年龄	呈游走性、多发性，同时侵犯数个大关节，以膝、踝、肘、腕、肩关节较常见	可表现为下颌关节、颈椎、髋关节、指/趾关节或胸锁关节痛、胸肋关节痛（易误诊为心肌炎、心脏神经官能症、肋间神经痛）
寄生虫感染	任何人群	脊柱及全身各关节	可出现疼痛、麻木、跛行和肢体肌肉萎缩等症状，随着病情发展出现剧痛、骨质破坏、畸形、病理性骨折，脊髓受累时出现截瘫，关节脱位

续表

疾病	年龄/岁	受累部位	相关特征
反应性关节炎	15~30	膝及踝等下肢大关节。肩、腕、肘、髋关节及手和足的小关节也可累及	痢疾或尿道炎，肌腱末端病变
假性痛风	>60	膝关节	软骨钙化，四肢大关节特别是膝关节受累，急性期关节肿痛、局部温度升高、活动受限
儿童关节炎	幼年儿童	手的小关节、手腕、膝盖、足踝和足趾关节	通常有弛张热和红色皮疹

（四）关节痛的诊疗流程（图4-2-1~图4-2-3）

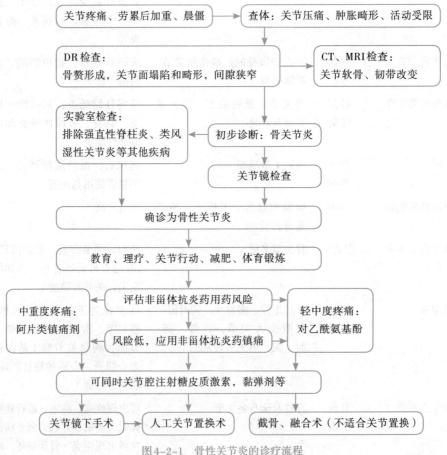

图4-2-1　骨性关节炎的诊疗流程

DR. 数字X射线摄影（digital radiography）；CT. 计算机体层摄影（computed tomography）；
MRI. 磁共振成像（magnetic resonance imaging）。

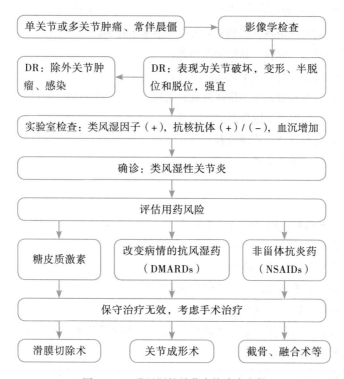

图 4-2-2 类风湿性关节炎的诊疗流程

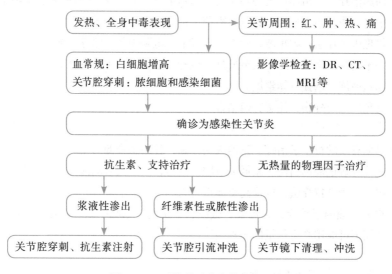

图 4-2-3 感染性关节炎的诊疗流程

（五）急诊转诊指征

1. 明确诊断的重症炎症性疾病并需要立即手术治疗者。

2. 骨性关节炎合并软骨、软组织损伤者。

3. 类风湿性关节炎合并全身症状较重者。

4. 脊柱疾病合并椎管狭窄、椎体滑脱、结核、肿瘤、骨折者。

5. 存在相关炎症但不能除外其他疾病者。

6. 怀疑存在化脓性或严重感染者。

7. 儿童有幼年性关节炎者。

（六）实践要点

1. 骨性关节炎

（1）用适当的药物控制疼痛和维持功能。

（2）给予合适的活动、运动与物理治疗的建议。

（3）尽量避免引起复发的诱因。

（4）对顽固性和难治性疼痛或残疾需外科干预。

（5）注意观察药物副反应及药物依赖性。

（6）运动疗法：关节松动、关节活动、关节牵伸时视情况而定，不可超关节范围活动，以免对患者造成不必要的损伤。

（7）物理因子治疗：超短波、音频、微波、干扰电、电脑中频、磁疗、超声波、蜡疗、泥疗等疗法。

2. 类风湿性关节炎

（1）西药治疗：非甾体抗炎药物（注意药物不良反应）、糖皮质激素、生物制剂等。

（2）中医、中药治疗方法：针灸、熏蒸、推拿、按摩、中药离子导入等。

（3）物理因子疗法：超短波、微波、干扰电、电脑中频、蜡疗、泥疗等。

（4）手术治疗：滑膜切除、关节成型、截骨、融合术、关节置换。

（5）加强锻炼，增强身体素质。

（6）避免风寒、外伤，注意劳逸结合。

3. 感染性关节炎

（1）早期有效的抗生素治疗，以消灭病原菌，杜绝感染源为主。

（2）充分有效地局部引流，减低关节腔内压力，减少关节的破坏及后遗症。

（3）积极全身支持疗法，以提高机体抵抗力。

（4）相关物理因子治疗：超短波、微波、干扰电，电脑中频、磁疗等疗法，需要注意的是急性期不可应用产生热量的物理因子治疗。

二、颈椎病、肩周炎和腰痛

颈椎病（cervical spondylosis，CS）

颈椎椎间盘退行性变及其继发性椎间关节退行性变引起颈部脊髓、神经、血管受到刺激或压迫，造成损害而产生的一系列相应症状和体征。

（一）询问病史要点

1. 起病情况　患者的年龄、性别、职业、家庭住址、起病部位、发病的缓急、病程长短等。

2. 诱因　长期坐卧姿势不良、劳累、着凉、结核、肿瘤、无菌性炎症、外伤、手术等。

3. 主要症状及伴随症状　颈项部肌肉僵硬、酸胀、疼痛、活动受限、肌紧张或肌肉萎缩，伴有单或双上肢牵扯痛、运动和感觉障碍、痛觉过敏，有触电感、手指麻木或无力沉重、持物不稳及肌张力变化；下肢可出现麻木、无力，脚踩棉花感。伴随有头晕目眩、眼部胀痛、视物模糊、睡眠欠佳、记忆力减退、注意力不易集中、血压增高、恶心、呕吐、耳鸣、听力下降、心前区不适、胸闷、气短、二便功能障碍等。同时了解上述症状的性质、持续时间、加重及缓解因素等。

4. 家族病史及遗传史　有无高血压、冠心病、糖尿病、结核、肿瘤病史等。

5. 既往就诊治疗史　既往诊断、检查、服用药物及治疗效果等。

（二）体格检查及辅助检查

1. 一般表现　颈部神经受到刺激或压迫，表现为颈肩部放射痛、上肢麻木等；脊髓受到刺激或压迫，表现为上肢精细动作减退、行走乏力、病理征阳性等；椎动脉受到刺激或压迫，表现为头痛、头晕、恶心等。

2. 颈部检查

（1）颈部肌肉紧张、僵硬、活动受限的程度

（2）颈椎棘突及棘旁压痛（＋）

（3）臂丛神经牵拉试验（＋）

（4）椎动脉扭曲试验（＋）

（5）压头试验（＋）

（6）Hoffmann征（＋）

3. 影像学检查

（1）数字X射线摄影（digital radiography，DR）：可示颈椎生理曲度改变、椎间隙变窄、骨质增生、钩椎关节增生，斜位片可见椎间孔变形、缩小，过伸过屈可见颈椎立线不稳等征象。

（2）CT：可显示椎间盘突出的位置、大小、椎管的有效矢状径，关节突关节骨赘的形成情况。

（3）MRI：可显示椎管内、脊髓内部、神经根、血管等受压部位及形态改变，后纵韧带、黄韧带骨化对椎管的侵占程度。

（三）颈椎病的鉴别诊断（表4-2-2）

表4-2-2　颈椎病的鉴别诊断

名称	病因	症状	体征	辅助检查
软组织的损伤	外伤史	颈枕部疼痛，活动困难呈"军人颈"外观	受伤部位有明显压痛点，肌肉呈痉挛状态，活动受限	DR、CT检查一般无特殊 MRI：可明确诊断
颈部肌纤维炎	寒冷、潮湿、劳损	颈背部弥漫性疼痛，晨起时重，活动后可减轻，但活动过多后再次加重	压痛点明确，颈部活动正常	DR、CT检查一般无特殊 MRI：可明确诊断
颈椎肿瘤	原发或转移瘤	局部疼痛，开始轻微或酸痛，易误诊为颈椎病；随着肿瘤的生长疼痛逐渐加重，以夜间痛甚	早期检查可在肿瘤部位有压痛，颈后肌肉可呈痉挛状态	CT或MRI，可明确病变，颈椎血管瘤典型者呈"栅栏样"表现（粗大，垂直的骨小梁影像所致），血液中嗜酸性粒细胞增多
颈型颈椎病	着凉，长期的不良姿势（高枕）	颈部酸胀、疼痛、有负重感、颈项强直	颈部肌肉压迫时有酸胀感，颈部活动受限	DR可发现颈椎生理曲度变直或反屈，过屈或过伸位可有部分患者出现颈椎力学不稳征象
神经根型颈椎病	长期劳累、卧姿不良、外伤	颈、肩、臂部酸痛或有电击样牵扯痛或麻木。颈部体位改变可以诱发或加重症状。部分患者前臂及手部肌肉出现萎缩现象	颈肌紧张、僵直、颈部活动受限，椎间孔压迫试验（+），臂丛神经牵拉试验（+）	DR片可显示颈椎曲度改变、椎体立线不稳及骨赘形成等，CT及MRI检查可显示局部的病理解剖状态，包括髓核的突出与脱出、血管、脊神经根受累的部位与程度等
椎动脉型颈椎病	慢性劳损或外伤史	头晕、头痛、与颈部姿势明显相关，耳鸣、视物模糊、眼睛胀痛等	椎动脉挤压试验（+），压顶试验（+）	DR见钩椎关节增生、横突孔狭小、或颈椎立线不稳，CT及MRI可视椎动脉受累情况

名称	病因	症状	体征	辅助检查
交感神经型颈椎病	椎间盘退变、外伤	胸闷、心悸、气短、恶心、呕吐、记忆力减退、听力下降、手脚湿冷等	体格检查无特异性改变	影像学显示颈椎立线不稳
脊髓型颈椎病	慢性劳损或外伤史	上肢精细动作减退、行走乏力或困难	肢体无力、麻木，膀胱和直肠功能障碍	DR可见椎管有效矢状径减小、椎体后缘明显骨赘形成，后纵韧带骨化征象；CT及MRI可视脊髓受累情况
脊髓空洞症	先天性疾病，脊髓缺血、出血、蛛网膜下腔梗阻、坏死性脊髓炎等	感觉障碍、痛温觉减退或消失、眩晕、恶心、呕吐、少汗或无汗	步态不稳及眼球震颤、肌张力亢进、腹壁反射消失及Babinski征（＋）	MRI：空洞显示为低信号，矢状位出现于脊髓纵轴，横切面可清楚显示所在平面空洞的大小及形态。MRI对本病诊断价值较高
小儿斜颈	产伤、胎位不正、无菌性炎症	小儿头偏向一侧、扶正时哭闹	受累肌肉有梭形肿块、质硬、不活动、肌萎缩变短呈条索状、牵拉枕部偏向患侧、下颌转向健侧肩部	超声检查对比两侧受累肌肉厚薄、质地，有助于鉴别是否肌性斜颈；DR检查可明确是否为骨性斜颈

（四）颈椎病的诊疗流程（图4-2-4）

（五）急诊转诊指征

1. 保守治疗无效，持续性神经根疼痛不缓解或症状加重。

2. 脊髓压迫症者例如上臂无力、麻木或者笨拙、持物不稳、细小动作失灵。

3. 影像学检查出现颈椎不稳定，椎体滑脱。

4. 有全身症状，一般治疗不能缓解病情。

（六）实践要点

1. 非手术治疗

（1）物理因子治疗：常用治疗方法：直流电离子导入疗法、低频调制的中频电疗法、高频电疗法、超声波疗法、超声电导靶向透皮给药治疗、光疗。

其他疗法：如磁疗、蜡疗、激光照射等治疗，针灸、中药热敷、熏蒸等。

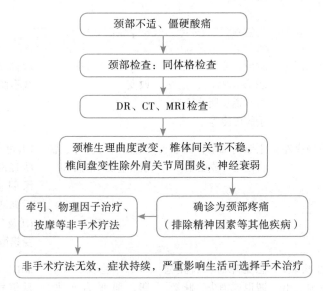

图 4-2-4　颈椎病的诊疗流程

（2）牵引治疗

1）牵引方式：常用枕颌带牵引法，通常采用坐位牵引，但病情较重或不能坐位牵引时可用卧式牵引，一般采用全电脑多功能间歇牵引（持续牵引适用于骨折患者）。

2）牵引角度：一般按病变部位而定，同时注意结合患者舒适来调整角度。

3）牵引重量：间歇牵引可为患者自身体重的1/10~1/8，持续牵引一般成人可从6kg开始，以后逐渐增加。

4）牵引时间：间歇牵引以20~30分钟为宜，每日1~2次，10~15天为一疗程。

5）注意事项：应充分考虑个体差异，年老体弱者宜牵引重量轻些，牵引时间短些，牵引过程要注意观察询问患者的反应，如有不适或症状加重者应立即停止牵引，查找原因并调整、更改治疗方案。

6）牵引禁忌证：牵引后有明显不适或症状加重，经调整牵引参数后仍无改善者；脊髓受压明显、节段不稳严重者；椎间关节退行性变严重、椎管明显狭窄、韧带及关节囊钙化严重者。

（3）手法治疗：手法治疗是颈椎病治疗的重要手段之一，是根据颈椎骨关节的解剖及生物力学的原理为治疗基础，针对其病理改变，对脊椎及脊椎小关节进行推动、牵拉、旋转等手法进行被动活动治疗，以调整脊椎的解剖及生物力学关系，同时对脊椎相关肌肉、软组织进行松解、理顺，达到改善关节功能、缓解痉挛、减轻疼痛的目的。

常用的方法有中式手法及西式手法。中式手法指中国传统的按摩推拿手法，一般包括骨关节复位手法及软组织按摩手法、关节粘连传统松解术等；西式手法在我国常用的有麦肯基（Mckenzie）疗法、关节松动（Maitland）疗法、动态关节松动（Mulligan）疗法、脊椎矫正术（Chiropractic）等。

（4）运动治疗：颈椎的运动治疗是指采用合适的运动方式对颈部等相关部位以至于全身进行锻炼。运动治疗可增强颈肩背肌的肌力，使颈椎稳定，改善椎间各关节功能，增加颈椎活动范围，减少神经刺激，减轻肌肉痉挛，消除疼痛等不适，矫正颈椎排列异常或畸形，纠正不良姿势。长期坚持运动疗法可促进机体的适应代偿过程，从而达到巩固疗效，减少复发的目的。

（5）药物治疗：给予营养神经、改善循环、消除水肿等药物治疗。

2. 手术治疗　手术治疗主要是解除由于椎间盘突出、骨赘形成或韧带钙化所致的对脊髓或血管的严重压迫，以及重建颈椎的稳定性。脊髓型颈椎病一旦确诊，经非手术治疗无效且病情日益加重者应当考虑手术治疗；神经根型颈椎病症状重、影响患者生活和工作或出现了肌肉运动障碍者；保守治疗无效或疗效不巩固、反复发作的神经根型、脊髓型颈椎病，应考虑行手术治疗。

肩周炎（periarthritis of shoulder joint，PSJ）

肩关节周围炎的简称，肩关节周围肌肉、韧带、肌腱、滑囊、关节囊等软组织损伤、退变而引起的关节囊和关节周围软组织的慢性非特异性炎症。

（一）询问病史要点

1. 起病情况　患者的年龄、性别、职业、家庭住址、起病部位、发病的缓急、病程长短等。

2. 诱因　长期劳累、着凉、结核、肿瘤、无菌性炎症、外伤、手术等。

3. 主要症状及伴随症状　酸痛或钝痛，早期肩部疼痛剧烈，肿胀明显，疼痛可扩散至同侧颈部和整个上肢；后期肩部疼痛减轻，但局部活动障碍显著。病程较久者，由于疼痛和失用，出现肩部肌肉广泛性萎缩，以三角肌最为明显，但疼痛感明显减轻；肩部怕冷。同时了解上述症状的性质、持续时间、加重及缓解因素。

4. 家族病史及遗传史　有无高血压、冠心病、糖尿病、结核、肿瘤病史等。

5. 既往就诊治疗史　既往诊断、检查、服用药物及治疗效果等。

（二）体格检查及辅助检查

1. 一般表现　肩各方向主动活动、被动活动均不同程度受限，以旋转、外展和后伸受限最明显。

2. 肩部检查

（1）肩袖及肩关节周围肌僵硬、疼痛、压痛明显。

（2）肩部活动受限：前屈、后伸，内收、外展，内旋、外旋。

（3）肩部肌肉萎缩：三角肌有轻度萎缩，斜方肌痉挛。

（4）臂丛神经牵拉试验。

3. 影像学检查　DR、CT检查：一般无改变，有时可见局部骨质疏松，MRI检查可见冈上肌腱、肩峰下滑囊钙化、关节腔是否有积液等。

（三）肩周炎的诊疗流程（图4-2-5）

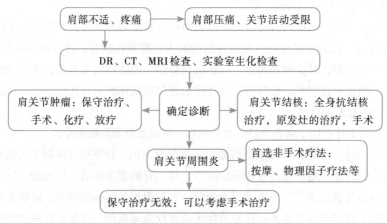

图4-2-5　肩周炎的诊疗流程

（四）肩周炎的鉴别诊断（表4-2-3）

表4-2-3　肩周炎的鉴别诊断

名称	诱因	症状	体征	辅助检查
肩关节周围炎	外伤、无菌性炎症、手术	年龄多为50岁左右、肩臂疼痛、洗脸、梳头、穿衣都出现困难	活动受限，以外展、上举、内外旋受限更为明显	DR：肩关节骨质疏松，大结节或与肩峰端相对的部分发生囊性变、增生硬化、软组织钙化
肩部周围的肿瘤	原发性或继发性肿瘤	肩部疼痛进行性加重，范围因肿瘤的生长而逐步扩大，由于肿物的压迫，出现肩臂及手指的麻痛	良性肿瘤形状多规则，质软而活动度好；恶性肿瘤多形状不规则，质硬而固定不移	DR：不显影或仅见轮廓，若肿瘤侵蚀了骨组织，可见不同程度的骨破坏甚至可见到病理性骨折
肩关节结核	原发或继发性结核	可有低烧、盗汗、食欲减退、消瘦等症状，肩关节疼痛、压痛、肿胀、活动度受限，三角肌显示萎缩；可出现寒性脓肿，溃破形成窦道	活动受限、方肩畸形，肱骨头向下半脱位或脓肿破溃形成窦道	DR：滑膜型结核可见骨质疏松、软组织肿胀、骨破坏、死骨形成、关节间隙变窄、肱骨头变形、有时可见半脱位，结核活动期血沉增快

名称	诱因	症状	体征	辅助检查
肩袖损伤	外伤、手术	肩部疼痛不能外展	部分冈上肌腱断裂者有60°~120°的外展疼痛弧，但仍可自动抬起上臂；而肩袖完全断裂者则严重影响肩的外展功能，不能抬起上臂	MRI：可见受累肌腱断裂、水肿、炎症反应等
胸廓出口综合征	颈肋，前、中斜角肌病损	单侧肩臂痛，手臂发麻，乏力感，患臂持重物或上举时症状加重	Adson试验（+）[头旋向后方或同时上肢上举，桡动脉搏动由减弱到消失为（+）]	DR：有时可发现存在颈肋；肌骨超声可见，斜角肌病损
颈椎病	颈椎退行性病变	颈痛、颈部僵硬、伴一侧肩、上肢痛或上臂和前臂的放射痛	臂丛神经牵拉实验	CT/MRI：可见突出的椎间盘压迫相应节段的神经根
肺沟瘤（Pancoast肿瘤）	肺癌发生于肺尖部，可能浸润颈部神经血管	肩部疼痛，上肢感觉异常及血管症状	锁骨上窝有时可触及质硬的肿物	肺DR检查即可鉴别
肩手综合征	上肢植物性神经功能异常	肩、上肢及手部疼痛，运动障碍，伴血管运动障碍	肢体肿胀，皮肤温度升高、充血，手指喜取伸直位，被动屈曲出现明显疼痛；肩关节活动往往受限但无局限性压痛	肩关节影像学检查可未见明显异常

（五）急诊转诊指征

1. 顽固性的冈上肌肌腱病变、肩关节活动受限、肩袖撕裂或退化。
2. 确诊或怀疑肩关节后脱位（常被漏诊），周期性不完全脱位或肱骨头缺血。
3. 儿童的肩关节不稳。
4. 严重的盂肱关节、肩锁关节骨性关节炎。
5. 患者全身症状严重，一般治疗不能缓解病情。

（六）实践要点

1. 常用的物理因子治疗　直流电离子导入疗法、低频调制的中频电疗法、高频电疗法，超声波疗法、超声电导靶向透皮给药治疗、光疗。

其他疗法：如磁疗、蜡疗、激光照射等治疗、针灸、中药热敷、熏蒸等。

2. **手法治疗** 手法治疗肩周炎治疗的重要手段之一，是根据肩关节的解剖及生物力学的原理为治疗基础，针对其病理改变，对关节进行推动、牵拉、旋转等手法进行被动活动治疗，以调整与盂肱关节、肩胛胸壁关节、肩锁关节，并对周围肌肉、软组织进行松解、理顺，达到改善关节功能、缓解痉挛、减轻疼痛的目的。

3. **运动治疗** 肩周炎的运动治疗是指采用合适的运动方式对肩周相关部位及全身进行锻炼。运动治疗可增加肩关节周围肌的肌力，使关节稳定，改善各关节功能，增加肩关节活动范围，减少神经刺激，减轻肌肉痉挛，消除疼痛等。长期坚持运动疗法可促进机体的适应代偿过程，从而达到巩固疗效，减少复发的目的。

4. **药物治疗** 给予营养神经、改善循环、止疼等药物治疗。

腰痛（low back pain，LBP）

是以腰部疼痛为代表的一组症候群或症状综合征。

（一）询问病史要点

1. **起病情况** 患者的年龄、性别、职业、家庭住址、发病的缓急、病程长短等。

2. **诱因** 劳累、着凉、手术、外伤病史。

3. **主要症状及伴随症状**

（1）疼痛的性质：酸胀、刺痛、钝痛。

（2）疼痛程度。

（3）以往有无发作。

（4）疼痛持续时间。

（5）疼痛部位、加重及缓解因素。

（6）有无胃肠、盆腔或泌尿系症状。

（7）有无伴随症状：如双下肢疼痛、麻木、间歇跛行等。

（8）体位或腹压改变时疼痛是否加重。

（9）活动是否受限。

（10）其他症状。

4. **家族病史及遗传史** 有无高血压、冠心病、糖尿病、结核、肿瘤病史。

5. **既往就诊治疗史** 既往诊断、检查、服用药物及治疗效果等。

（二）体格检查及辅助检查

1. **体格检查**

（1）步态：症状较重者行走时身体前倾，臀部以向一侧倾斜的姿态下跛行。

（2）脊柱外形：腰椎生理曲度变直或侧弯。

（3）压痛点：腰部肌肉僵硬，腰椎棘突及棘旁压痛明显，向臀部及沿坐骨神经区放射。

（4）腰部活动度：各方向的活动度是否受影响。

（5）下肢肌肉萎缩：一是失用性肌肉萎缩，二是神经根受压所致肌肉萎缩。

（6）肌力改变：多为肌力降低。

（7）感觉减退：可以是主观麻木，也可以是客观麻木，皮肤感觉功能异常，如针刺、温度觉不灵敏。

（8）反射改变：患侧有膝反射及跟腱反射减弱或消失。

（9）直腿抬高试验（+）、直腿抬高加强试验（+）、屈颈实验（+）、跟臀试验（+）等。

2. 辅助检查

（1）DR：能直接观察腰椎体是否存在生理曲度的改变、结核、肿瘤、滑脱、骨质疏松、骨质增生等。

（2）CT：主要显示骨性结构变化，椎管形态、骨质破坏等，是否有椎间盘突出或膨出，黄韧带是否增厚。

（3）MRI：对椎间盘、神经结构等敏感，明确是否有血管畸形、血管瘤、肿瘤，神经根、硬脊膜囊及脊髓受压程度。

（三）腰痛的主要鉴别诊断（表4-2-4）

（四）腰痛的诊疗流程（图4-2-6）

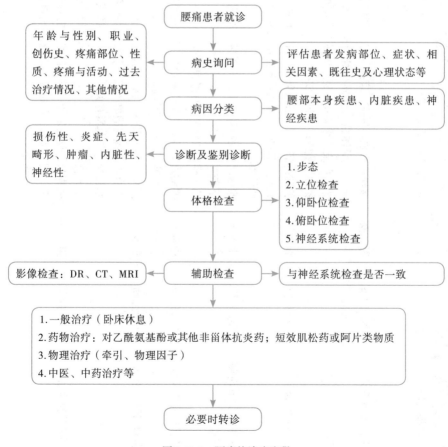

图4-2-6 腰痛的诊疗流程

表4-2-4　腰痛的主要鉴别诊断

种类	诱因	发患者群	症状	体征	影像检查
急性腰扭伤	外伤	男>女	腰背疼痛，活动受限	有压痛点，肌肉痉挛，脊柱可出现痉挛性侧凸，下肢可有牵涉痛	可发现腰椎生理曲度减小或增大
腰背肌筋膜炎	寒冷、潮湿、慢性劳损	男>女	腰骶部酸痛，钝痛，疼痛与劳累、改变体位、气候变化有关，可波及大腿部及臀部后出现腰部下坠感；无下肢放射痛	压痛点不局限，直腿抬高试验(-)，可触及肌筋膜结节，重压有酸痛感	影像学检查一般无特殊变化
L₃横突综合征	腰部外伤史	青壮年	腰部疼痛，双下肢放射痛，可致膝关节以上，也可放射至小腿外侧	L₃横突部有明显的局部压痛，位置固定，是本综合征的特点	影像学检查一般无特殊变化
腰椎小关节滑膜嵌顿	活动中发作	中青年	腹压增加时疼痛加重，腰部放射性疼痛，下肢放射性疼痛，椎旁肌痉挛，椎旁肌压痛，神经根疼痛	受累关节棘旁有明显压痛点，棘突倾斜，直腿抬高试验(+)	腰椎生理曲度变直或侧弯，腰椎间隙改变，腰椎骨质增生
腰椎间盘突出症	劳损或扭伤	中青年	腰酸重痛伴有"坐骨神经痛"，可有单(双)下肢牵扯痛	直腿抬高试验，直腿抬高加强试验等(+)；压痛点是否明确	CT：是否有椎间盘突出或膨出，黄韧带是否增厚
腰椎骨质增生关节病	重体力劳动	男>女	间歇性腰部酸痛，活动受限，伴有不同程度的单(双)下肢牵扯痛，与劳累有关	痛点明确，可有脊柱侧凸，棘旁压痛及叩击痛，可有直腿抬高试验(+)，间歇跛行，二便障碍及不全瘫	DR：可见椎间隙变窄，椎体边缘增生，骨赘，受累关节骨桥形成
腰椎管狭窄症	外伤，劳累	男>女	病程长，反复发作，进行性加重，腰、腿痛，间歇跛行为特征性病变	脊柱生理曲度变直，后伸时可出现下肢麻痛，甚至出现电击样痛，也可表现受累神经支配区感觉，运动障碍，腱反射减弱或消失	CT测量椎管矢状径<12mm，可明确诊断；MRI可明确脊髓受压变形情况

（五）急诊转诊指征

1. 脊髓，尤其是急性马尾受压综合征。

2. 严重的神经根病变，有进展性神经功能受损害表现。

3. 脊柱骨折或感染。

4. 瘤样病（Paget病：骨骼的Paget病是一种慢性骨瘤样变性，可造成骨的膨胀、畸形、强度减弱，进而形成骨痛）。

5. 关节炎、畸形和骨折。

6. 不能明确诊断的腰痛。

7. 伴有其他系统合并症。

8. 经一般治疗不能缓解病情。

（六）实践要点

1. 非手术疗法是治疗腰椎间盘突出症的基本疗法，其主要疗法有

（1）卧床休息。

（2）牵引治疗

1）牵引方式：电脑多功能腰椎牵引、三维动态腰椎牵引。

2）牵引重量：间歇牵引的重量可为患者自身体重的25%~35%为宜，持续牵引则应适当减轻。

3）牵引时间：间歇牵引20分钟，每日1~2次，10~15日为一疗程。

4）注意事项：应充分考虑个体差异；牵引过程要注意观察询问患者的反应，必要时调整、更改治疗方案。

5）牵引禁忌证：脊髓受压明显、节段立线不稳严重者。

（3）物理因子治疗常用方法：直流电离子导入疗法、低频调制中频电疗法、高频电疗法、超声波疗法、超声电导靶向透皮给药治疗、光疗。

其他疗法：如磁疗、蜡疗、激光照射。

（4）药物治疗：主要应用营养神经、改善循环、消除水肿的药物；注意药物的不良反应。

（5）中医、中药治疗：中药熏蒸、离子导入、针灸、推拿、按摩等。

（6）手法治疗：参见颈椎病部分。

（7）运动治疗：腰部的运动治疗是指采用合适的运动方式（核心肌群训练、悬吊治疗）对腰部及全身进行锻炼。运动治疗可增强腰肌的肌力，使腰椎稳定，改善椎间各关节功能，增加腰椎活动范围，减少神经刺激，肌肉痉挛，消除疼痛等不适，矫正腰椎排列异常或畸形，纠正不良姿势。长期坚持运动疗法可促进机体的适应代偿过程，从而达到巩固疗效、减少复发的目的。

2. 手术治疗　手术治疗主要是解除由于椎间盘突出、骨赘形成或韧带钙化所致对脊髓、血管、神经根的严重压迫；适用于经非手术治疗无效且病情日益加重者。

三、常见骨折、脱位或半脱位、扭伤或挫伤

骨折（fracture）：骨的完整性或连续性受到破坏所引起的，以疼痛、肿胀、青紫、功能障碍、畸形及骨擦音等为主要表现的疾病。

脱位（dislocation）：构成关节的骨端关节面脱离正常位置，导致关节功能障碍；半脱位（subdislocation）：构成关节的骨端关节面部分脱离正常位置，导致关节功能障碍。

扭伤（sprain）：旋转、牵拉或肌肉猛烈而不协调的收缩等间接暴力，使关节突然发生超出生理范围的活动时，引起肌肉、肌腱、韧带、筋膜、关节囊等组织产生撕裂、断裂或移位等，以局部肿胀、疼痛、活动受限、皮色紫青为主要表现的损伤性疾病；挫伤（contusion）：直接暴力、跌仆撞击、重物挤压等作用于人体软组织而引起的闭合性损伤，以外力直接作用的局部皮下或深部组织损伤为主，轻者局部血肿、瘀血，重者肌肉、肌腱断裂，关节错缝或血管神经严重损伤，甚者伤及脏腑经脉和气血而造成内伤的疾病。

（一）询问病史要点

1. 起病情况 患者的年龄、性别、病因、时间、地点、受伤部位等，如有创口出血，应询问处理经过，是否用过止血带及应用止血带的时间。

2. 诱因 是否有明确的外伤史。

3. 主要症状及伴随症状 皮温升高、疼痛、肿胀、瘀斑、功能障碍、畸形、活动受限、骨擦音、假关节；肢体远端感觉麻木、运动障碍等；脱位时局部的空虚感和关节正常生理结构的改变。伴随发热、休克、弥散性血管内凝血（DIC）、蛛网膜下腔出血、脊髓震荡、脊髓休克、气胸、血胸、腹膜刺激征、感觉及运动功能障碍、二便功能的改变、血尿等。

4. 既往史 是否有骨质疏松、结核、肿瘤、高血压、糖尿病、冠心病病史。

5. 家族史 家族性、遗传性疾病史。

6. 既往史及就诊治疗史 既往诊断、检查、服用药物及治疗效果等。

（二）体格检查及辅助检查

1. 一般检查 生命体征。

2. 局部检查

（1）骨折检查

1）局部红肿、疼痛，皮温增高，瘀斑，感觉异常。

2）畸形：短缩、旋转、成角。

3）反常活动：假关节。

4）骨擦音：一般不要故意检查是否有骨擦音。

（2）脱位或半脱位检查

1）局部肿胀、疼痛，神经感觉异常。

2）畸形：关节局部畸形，关节囊空虚。

3）关节活动局部有弹响。

4）骨性标志改变。

（3）扭伤或挫伤检查

1）局部肿胀、疼痛，主动活动受限。

2）可以被动活动，活动伴有疼痛。

3）可有局部固定压痛点。

3. 影像学检查

（1）DR线检查可见到骨折线、骨折的类型、骨折的稳定与否。

（2）CT检查可显示关节内的骨折、骨折的类型、骨折的粉碎程度。

（3）MRI检查可见关节内积液、软组织的水肿、韧带的损伤、神经的受压情况。

（三）鉴别诊断

1. 关节脱位或半脱位

（1）颞下颌关节脱位或半脱位的鉴别诊断（表4-2-5）

表4-2-5　颞下颌关节脱位或半脱位的鉴别诊断

名称	病因	症状	体征	辅助检查
颞下颌关节脱位	局部关节炎	张口不能闭合，不能说话和咀嚼，局部疼痛和压痛，口涎外溢	下颌关节髁状突位置有空凹	DR：可见髁突脱位于关节结节前上方
颌骨髁颈部骨折	外伤	局部疼痛，肿胀，淤血，活动受限	颌中线偏向患侧（单侧骨折时），或前牙呈开颌状态（双侧骨折时），髁颈部有明显压痛，血肿	DR：可见到骨折线

（2）肩关节脱位或半脱位的鉴别诊断（表4-2-6）

表4-2-6　肩关节脱位或半脱位的鉴别诊断

名称	病因	症状	体征	辅助检查
肩关节脱位	外伤	局部疼痛、肿胀、肩关节活动障碍	方肩畸形；搭肩试验（+）	DR：可见关节间隙增宽，肱骨头移位
肩周炎	劳损	早期以剧烈疼痛为主，中晚期以功能障碍为主	肩关节活动受限、触痛（+）	DR：一般无特征性改变，少部分患者可以看到关节囊内钙化点
锁骨骨折	外伤	局部肿胀、皮下瘀血、压痛或有畸形，活动受限	骨折部位压痛，骨擦音及异常活动；骨折移位并有重叠，肩峰与胸骨柄间距离变短	DR：可明确诊断

（3）肘关节脱位、桡骨小头半脱位的鉴别诊断（表4-2-7）

表4-2-7　肘关节脱位、桡骨小头半脱位的鉴别诊断

名称	病因	症状	体征	辅助检查
肘关节脱位	间接暴力	肘关节肿痛，关节置于半屈曲状，伸屈活动受限	后脱位时，肘后方空虚，鹰嘴部向后明显突出；侧方脱位，肘部呈现肘内翻或外翻畸形，肘窝部充盈饱满，肘三角形关系改变；同时应注意血管、神经损伤的症状及体征	DR：可见鹰嘴部向后或向侧方明显突出
桡骨小头半脱位	间接暴力	肘部疼痛、活动受限	局部可无肿胀、畸形，肘关节略屈曲，桡骨小头处可触及空虚感	DR：可见桡骨小头移位
伸直型孟氏骨折	创伤	前臂肿胀、旋转受限，重者可见尺骨成角或凹陷畸形	肘关节前外或后外方可摸到脱出的桡骨头，严重可出现短缩畸形	DR：以肘关节为中心的正侧位片，可明确诊断
肱骨髁上骨折（伸直型）	外伤	局部肿胀，活动受限	肘关节可部分活动，肘后三角无变化，上臂短缩、前臂正常	DR：可见明显的骨折征象
肱骨远端全骺分离	外伤	一般发生于小儿	肿胀、压痛及瘀斑	DR：不易诊断应考虑CT/MRI检查

（4）髋关节脱位或半脱位的鉴别诊断（表4-2-8）

表4-2-8　髋关节脱位或半脱位的鉴别诊断

名称	病因	症状	体征	辅助检查
髋关节半脱位	外伤	局部疼痛、肿胀、活动受限	患肢明显内收、屈曲及内旋短缩畸形；患侧臀部膨隆，在髂、坐骨结节连线后方可摸到股骨头	DR：可见股骨头移位
髋关节发育不良	多为先天性	双下肢不对称，臀部、腹股沟与大腿皮纹增多、增深和上移，患肢活动少	患肢股动脉搏动减弱或消失，内收肌紧张痉挛，Nelaton线征被破坏	超声检查主要用于6月龄以内婴儿，对脱位、半脱位和髋臼发育不良都可以诊断

名称	病因	症状	体征	辅助检查
髋关节积液	感染、外伤	髋关节疼痛、肿胀、跛行等	"4"字试验（+）	MRI可见关节内积液
股骨颈骨折	外伤或暴力	患肢屈髋屈膝及外旋畸形，疼痛、肿胀	患肢功能障碍、短缩畸形	DR：可明确诊断

（5）膝关节脱位或半脱位的鉴别诊断（表4-2-9）

表4-2-9　膝关节脱位或半脱位的鉴别诊断

名称	病因	症状	体征	辅助检查
膝关节脱位	外伤	膝关节前、后、内、外侧脱位及旋转脱位均可有疼痛剧烈、皮温增高、肿胀、瘀斑、活动受限	皮下波动空虚感，前后抽屉试验、内外翻应力试验、过伸应力试验均（+），应注意有无血管或神经损伤	DR、CT、MRI：可明确脱位情况
胫骨平台骨折	外伤	疼痛剧烈、皮温增高、肿胀、瘀斑、活动受限	浮髌试验（+），前后抽屉试验、内外翻应力试验、过伸应力试验均（+）	DR：可明确诊断；疑伴有韧带损伤者，可酌情选用MRI检查
膝关节退变	劳损、外伤	局部疼痛、肿胀、活动受限	浮髌试验（+），"4"字试验（+）	MRI：可明确诊断

（6）踝关节脱位或半脱位的鉴别诊断（表4-2-10）

表4-2-10　踝关节脱位或半脱位的鉴别诊断

名称	病因	症状	体征	辅助检查
踝关节脱位	外伤	局部剧痛、皮温增高、肿胀、瘀斑、活动受限	关节畸形	DR：关节间隙增宽，滑车关节移位
踝关节骨折	外伤	疼痛、肿胀，皮下可出现瘀斑，活动受限	踝关节畸形，局部明显压痛，并可有骨擦音	DR：明确诊断
踝关节扭伤	外伤	疼痛、瘀斑、可有皮温增高、肿胀、负重能力受限	外踝扭伤，足内翻时疼痛症状加剧。内侧三角韧带损伤，足外翻时疼痛症状加剧	DR：可无明显变化 MRI示：可见局部软组织肿胀、关节腔见积液

2. 扭伤或挫伤

（1）膝关节扭伤或挫伤的鉴别诊断：都表现为膝关节的疼痛、肿胀，MRI可明确损伤的韧带（表4-2-11）。

表4-2-11　膝关节扭伤或挫伤的鉴别诊断

名称	病因	症状	体征	辅助检查
内侧副韧带损伤	外伤，为膝外翻暴力所致	股骨内髁局部剧痛、肿胀、瘀斑、活动受限	膝关节外翻试验（+）	DR：内侧膝关节间隙增宽 MRI示：可见局部韧带断裂、关节腔见积液
外侧副韧带损伤	外伤，为膝内翻暴力所致	疼痛、肿胀，皮下可出现瘀斑，活动受限	膝关节内翻试验（+）	DR：外侧膝关节间隙增宽 MRI示：可见局部韧带断裂
前交叉韧带损伤	外伤，膝关节伸直位下内翻损伤和膝关节屈曲位下外翻损伤	疼痛、瘀斑、可有皮温增高、肿胀、负重能力受限	膝关节前抽屉试验（+）	DR：可见胫骨向前移位 MRI示：可见局部软组织肿胀、前交叉韧带显示不清，关节腔见积液
后交叉韧带损伤	外伤，来自前方的使胫骨上端后移的暴力	疼痛、瘀斑、可有皮温增高、肿胀、负重能力受限	膝关节后抽屉试验（+）	DR：可见胫骨向后移位 MRI示：可见局部软组织肿胀、后交叉韧带显示不清，关节腔见积液

（2）踝关节扭伤或挫伤的鉴别诊断（表4-2-12）

表4-2-12　踝关节扭伤或挫伤的鉴别诊断

名称	病因	症状	体征	辅助检查
踝关节侧副韧带完全断裂	外伤	疼痛剧烈，肿胀、皮温增高，活动受限且负重功能障碍	距骨有异常活动，重者外踝与距骨外侧可触到沟状凹陷	DR：可见距骨有明显倾斜（内侧副韧带），距骨体与内踝的间隙增宽
第五跖骨基底部撕脱骨折	外伤	受损部位疼痛，肿胀，不可站立	在第5跖骨基底部可有明显压痛	DR：足部正斜位片可确诊

（四）骨折、关节脱位或半脱位、扭伤或挫伤的诊疗流程（图4-2-7~图4-2-9）

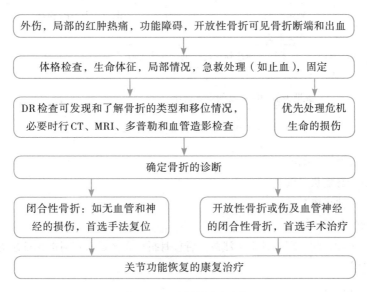

图4-2-7　骨折的诊疗流程

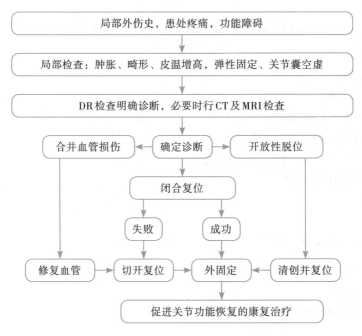

图4-2-8　关节脱位或半脱位的诊疗流程

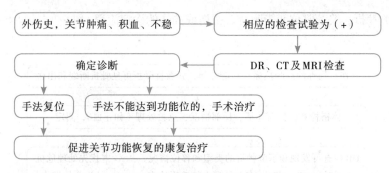

图4-2-9　扭伤或挫伤的诊疗流程

（五）急诊转诊指征

1. 患者全身症状严重。

2. 伴有其他系统合并症。

3. 开放性骨折。

4. 脊柱（颈、胸、腰）骨折（注意：脊柱骨折患者搬运转移时应保证患者脊柱的伸直位及稳定性）。

（六）实践要点

1. 骨折的治疗

（1）优先处理危及生命的并发症及内脏损伤，病情稳定后再处理骨折，对骨折部位应行临时制动。

（2）开放骨折应彻底清创。

（3）复位。

（4）固定。

（5）康复治疗。

2. 脱位或半脱位的治疗

（1）伤后在麻醉下尽早手法复位。

（2）如不能手法复位则应采取手术复位。

3. 扭伤或挫伤的治疗

（1）制动。

（2）固定。

（3）冷敷（急性渗出期）。

（4）喷洒药物或热敷（急性渗出期过后）。

（5）抬高肢体。

（6）物理因子治疗。

（闫忠伟）

第三节　皮　肤　问　题

一、皮肤细菌感染

（一）询问病史要点

1. 皮肤黏膜症状及全身症状。

2. 症状持续时间。

3. 皮肤创伤史。

4. 是否经过治疗及疗效。

（二）体格检查

1. 皮损的颜色，界限是否清晰。

2. 皮损表面是否有糜烂、脓液等。

3. 触诊皮损是坚实或柔软，是深在或浅在。

4. 局部温度正常，升高或降低，有无压痛。

5. 局部有无感觉减低或异常。

6. 附近淋巴结有无肿大，疼痛。

（三）皮肤细菌感染的主要病因鉴别诊断（表4-3-1）

（四）皮肤细菌感染的诊疗流程（图4-3-1）

（五）实践要点

1. 需急诊转诊的危险信号

（1）皮损已化脓破溃者。

（2）伴有疼痛、高热、寒战和全身不适。

2. 药物使用

（1）轻症脓疱疮、毛囊炎以局部外用药物治疗为主。病情严重者以内用药物为主，同时辅以外用药物治疗。

（2）丹毒和蜂窝织炎应持续用药2周左右以防止复发。

二、皮肤真菌感染

（一）询问病史要点

1. 皮肤黏膜症状及持续时间。

2. 是否与真菌病患者或患畜有接触史。

3. 是否经过治疗及疗效。

（二）体格检查

1. 累及头皮的损害检查局部头发是否异常。

2. 皮损的界限是否清晰。

3. 皮损是否具有边缘向外扩展，中央趋于消退倾向。

表4-3-1　皮肤细菌感染的主要病因鉴别诊断

种类	病原菌	好发部位	皮损特点	瘙痒	疼痛	皮温	全身症状
寻常型脓疱疮	葡萄球菌和/或链球菌	面部	红色丘疹，脓疱，破溃后形成蜜黄色痂	有	轻	正常	病情严重者可有全身中毒症状
毛囊炎	金黄色葡萄球菌	面、颈、臀部及外阴	红色毛囊性丘疹，中央可有脓疱	轻微	有	正常	无
疖、痈	金黄色葡萄球菌	面、颈、臀部	红色坚硬、肿胀结节，数天后可变软，表面黄色点状脓栓	轻微	有	升高	可伴有畏寒、发热等症状
丹毒	链球菌	足背、小腿、面部	水肿性红斑，界限清	无	有	升高	可有不同程度全身中毒症状
蜂窝织炎	链球菌和葡萄球菌	四肢、面部、外阴和肛周	水肿性、浸润性红斑，界限不清	无	有	升高	常伴有全身中毒症状
寻常狼疮	结核分枝杆菌	面部、颈、臀、四肢	红色结节，质软，表面薄嫩，玻片压诊呈棕黄色	无	无	正常	无

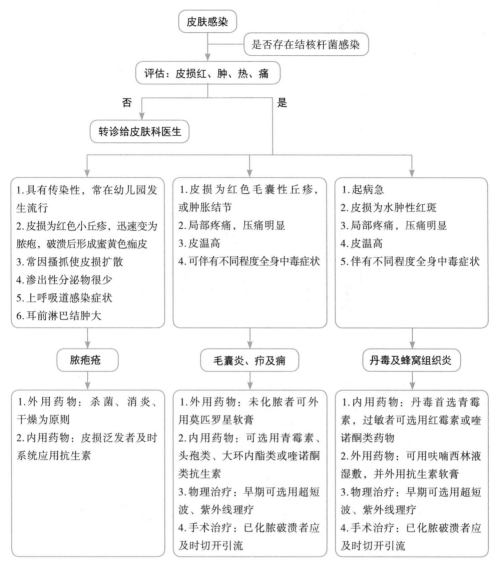

图 4-3-1 皮肤细菌感染诊疗流程

4. 甲的颜色、光泽度及甲表面是否光滑，增厚或破损。

5. 皮损的分布、排列是否有特异性。

（三）皮肤真菌感染的主要病因鉴别诊断（表4-3-2）

（四）皮肤真菌感染的诊疗流程（图4-3-2）

（五）实践要点

1. 根据临床表现、真菌检查明确诊断。

2. 口服抗真菌药物需定期检测肝功，且疗程应足够。

3. 切断传染源，防止反复感染。

表4-3-2 皮肤真菌感染的主要病因鉴别诊断

种类	病原菌	发生部位	皮损形态	瘙痒
头癣	皮肤癣菌	头皮和头发	黄癣痂或白色糠屑性斑片；有断发及脱发，病发可形成菌鞘	轻
体癣、股癣	皮肤癣菌	腹股沟、会阴、肛周、臀部和除头皮、掌跖、甲以外部位	红色丘疹、丘疱疹，由中心向外扩展，形成环状，中央趋于消退	有
手癣、足癣	皮肤癣菌	手、足	手癣：单侧多见，无明显边界的红斑、细小鳞屑；足癣：最常见的症状是皮肤表层发白浸润，趾间鳞屑及皲裂	有
甲真菌病（甲癣）	皮肤癣菌、酵母菌、非皮肤癣菌性真菌	甲板或甲下组织	甲表面失去光泽、凹凸不平、增厚、浑浊或破损	无
念珠性间擦疹	念珠菌	腹股沟、会阴、腋窝等皱褶部位	潮红、糜烂、浸渍、界清、边缘附有鳞屑	有
孢子丝菌病	申克孢子丝菌	面、颈、躯干、手臂	绿豆至蚕豆大坚实结节、脓肿、肉芽肿及增殖性溃疡	无

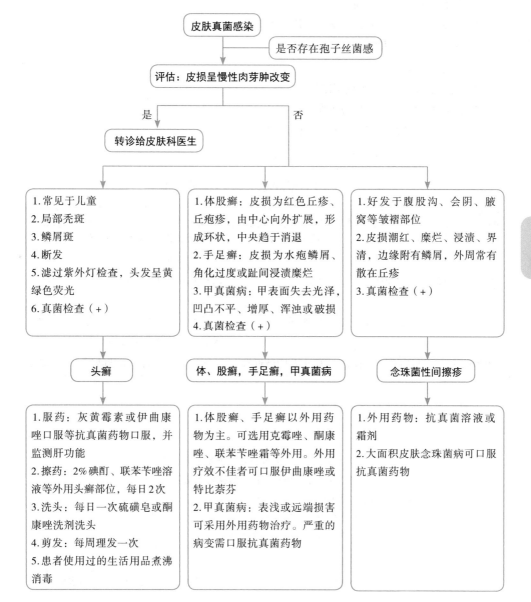

图4-3-2 皮肤真菌感染诊疗流程

皮肤真菌感染

是否存在孢子丝菌感

评估：皮损呈慢性肉芽肿改变

是 → 转诊给皮肤科医生

否

1. 常见于儿童
2. 局部秃斑
3. 鳞屑斑
4. 断发
5. 滤过紫外灯检查，头发呈黄绿色荧光
6. 真菌检查（+）

→ 头癣

1. 服药：灰黄霉素或伊曲康唑口服等抗真菌药物口服，并监测肝功能
2. 擦药：2%碘酊、联苯苄唑溶液等外用头癣部位，每日2次
3. 洗头：每日一次硫磺皂或酮康唑洗剂洗头
4. 剪发：每周理发一次
5. 患者使用过的生活用品煮沸消毒

1. 体股癣：皮损为红色丘疹、丘疱疹，由中心向外扩展，形成环状，中央趋于消退
2. 手足癣：皮损为水疱鳞屑、角化过度或趾间浸渍糜烂
3. 甲真菌病：甲表面失去光泽，凹凸不平、增厚、浑浊或破损
4. 真菌检查（+）

→ 体、股癣，手足癣，甲真菌病

1. 体股癣、手足癣以外用药物为主。可选用克霉唑、酮康唑、联苯苄唑霜等外用。外用疗效不佳者可口服伊曲康唑或特比萘芬
2. 甲真菌病：表浅或远端损害可采用外用药物治疗。严重的病变需口服抗真菌药物

1. 好发于腹股沟、会阴、腋窝等皱褶部位
2. 皮损潮红、糜烂、浸渍、界清，边缘附有鳞屑，外周常有散在丘疹
3. 真菌检查（+）

→ 念珠菌性间擦疹

1. 外用药物：抗真菌溶液或霜剂
2. 大面积皮肤念珠菌病可口服抗真菌药物

三、脂溢性皮炎

（一）询问病史要点

1. 症状及症状持续时间。

2. 生活习惯：是否偏食、嗜酒、休息不规律。

3. 是否经过治疗及疗效。

（二）体格检查

1. 皮损是否发生于皮脂溢出部位。

2. 皮损的颜色，界限是否清晰。

3. 皮损表面是否有鳞屑、糜烂、脓液等。

（三）脂溢性皮炎的主要鉴别诊断（表4-3-3）

表4-3-3　脂溢性皮炎的主要鉴别诊断

种类	病因	好发部位	皮损特点	瘙痒
脂溢性皮炎	尚未明确	皮脂溢出部位	暗红或黄红色斑片，被覆油腻鳞屑或痂	有
头皮银屑病	尚未明确	头皮	银白色鳞屑的红色丘疹、斑块，Auspitz征及束状发（+）	轻微
湿疹	与变态反应有关	任何部位	皮损多形性，对称分布，常有渗液，无油腻性鳞屑和痂皮	剧烈
玫瑰糠疹	与病毒感染有关	躯干及四肢近端	玫瑰红色，表面有糠状鳞屑	有

（四）脂溢性皮炎的诊疗流程（图4-3-3）

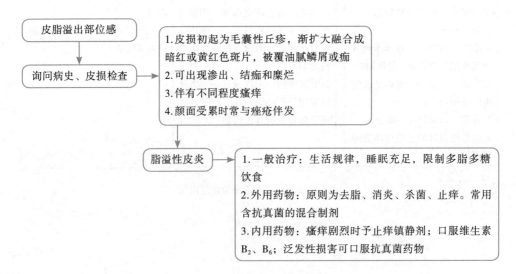

图4-3-3　脂溢性皮炎诊疗流程

（五）实践要点

1. 生活规律、睡眠充足、低脂饮食、补充B族维生素有助于治疗。

2. 口服抗真菌药物疗程应达到2~3周。

四、接触性皮炎

（一）询问病史要点

1. 发疹前是否接触过某些外源性物质。

2. 自觉症状及症状持续时间。

3. 是否经过治疗及疗效。

（二）体格检查

1. 判断皮损是否发生于外源性物质接触部位。

2. 皮损的特点：形态单一或多形性。

3. 皮损境界是否清楚。

4. 局部温度是正常，升高或降低，有无压痛。

5. 附近淋巴结有无肿大、疼痛。

（三）接触性皮炎的主要病因鉴别诊断（表4-3-4）

表4-3-4　接触性皮炎的主要病因鉴别诊断

种类	危险人群	接触物特性	接触物浓度	潜伏期	斑贴试验
刺激性接触性皮炎	任何人	有机溶剂、肥皂等	较高	无	（-）
变应性接触性皮炎	遗传易感性	低分子量半抗原	较低	有	（+）

（四）接触性皮炎的诊疗流程（图4-3-4）

（五）实践要点

1. 积极寻找致病因素，迅速脱离接触物。

2. 尽量避免再接触致敏原，以防复发。

3. 糖皮质激素用于治疗重度、泛发的炎症，短疗程后一般不需逐渐减量。

五、银屑病

（一）询问病史要点

1. 皮肤黏膜症状及症状持续时间。

2. 全身症状及关节症状。

3. 是否经过治疗及疗效。

4. 是否有银屑病家族史。

（二）体格检查

1. 皮损发生的部位　头皮、肘膝、骶尾部等。

2. 头皮　头发是否呈束状。

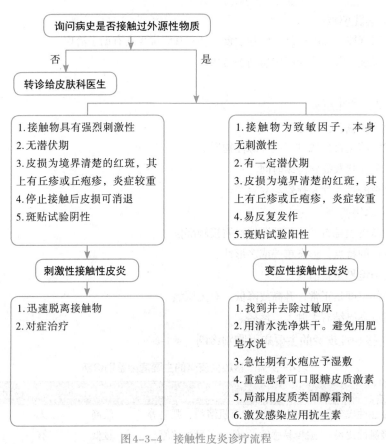

图4-3-4 接触性皮炎诊疗流程

3. 甲 点状凹陷、横沟、浑浊等。

4. 皮损特性 蜡滴现象、薄膜现象、点状出血。

5. 是否有科布内（Koebner）现象。

6. 关节 肿胀、活动受限或畸形。

（三）银屑病的主要鉴别诊断（表4-3-5）

表4-3-5 银屑病的主要鉴别诊断

种类	病因	发生部位	皮损特点	实验室检查
银屑病	尚未明确	任何部位	银白色鳞屑的红色丘疹、斑块，奥斯皮茨（Auspitz）征及束状发（+）	组织病理：角化过度伴角化不全，颗粒层减少，棘层增厚，表皮突下延，真皮乳头毛细血管扩张充血
脂溢性皮炎	尚未明确	皮脂溢出部位	暗红或黄红色斑片，被覆油腻鳞屑或痂	真菌检查可（+）
头癣	皮肤癣菌	头皮	头皮上覆盖白色糠状鳞屑，有断发及脱发	真菌检查（+）

种类	病因	发生部位	皮损特点	实验室检查
二期梅毒疹	梅毒螺旋体	任何部位	掌跖部铜红色、浸润性斑疹或斑丘疹	梅毒血清反应（+）
慢性湿疹	与变态反应有关	任何部位	皮损浸润肥厚、苔藓样变，往往伴有剧痒	斑贴试验可（+）

（四）银屑病的诊疗流程（图4-3-5）

（五）实践要点

1. 本病治疗只能达到近期疗效，不能防止复发，避免上呼吸道感染、劳累、精神紧张等诱发因素。

2. 治疗中禁用刺激性强的外用药物，以及可导致严重不良反应的药物。

3. 应针对不同病因、类型、病期给予相应治疗。

六、荨麻疹

（一）询问病史要点

1. 皮肤黏膜症状及症状持续时间。

2. 胃肠道症状：恶心、呕吐、腹痛、腹泻等。

3. 呼吸系统：呼吸困难、窒息。

4. 全身中毒症状：寒战、发热、脉速等。

5. 致敏因素：食物、药物、感染、物理因素、精神因素等。

（二）体格检查

1. 皮损的颜色、大小、形状。

2. 皮肤划痕试验。

3. 冰块试验或冷水浸浴试验。

（三）荨麻疹的主要鉴别诊断（表4-3-6）

表4-3-6 荨麻疹的主要鉴别诊断

种类	病因	分布特点	皮损特点	瘙痒	疼痛
荨麻疹	食物、药物、感染、物理因素、精神因素等	孤立或散在，可融合成片	皮疹为风团，发生及消退迅速，消退后不留痕迹	有	无
丘疹性荨麻疹	昆虫叮咬	群集但较少融合	风团样损害中央有丘疱疹、水疱，持续数日	有	无
荨麻疹性血管炎	尚未明确	散在	皮损持续数日，消退后常遗留紫癜、鳞屑和色素沉着	轻微	有

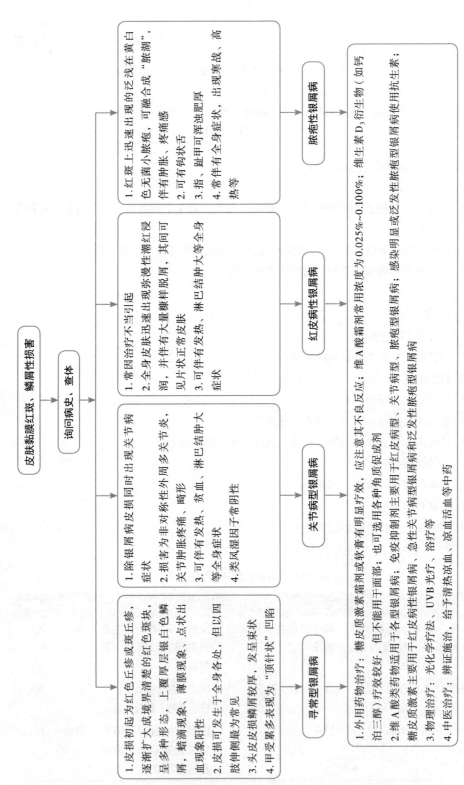

皮肤黏膜红斑、鳞屑性损害

询问病史、查体

寻常型银屑病

1. 皮损初起为红色丘疹或斑丘疹，逐渐扩大成境界清楚的红色斑块，呈多种形态，上覆厚层银白色鳞屑，蜡滴现象、薄膜现象、点状出血现象阳性
2. 皮损可发生于全身各处，但以四肢伸侧最常见
3. 头皮皮损鳞屑较厚，发呈束状
4. 甲受累多表现为"顶针状"凹陷

关节病型银屑病

1. 除银屑病皮损同时出现关节病症状
2. 损害为非对称性外周多关节炎，关节肿胀疼痛、畸形
3. 可伴有发热、贫血、淋巴结肿大等全身症状
4. 类风湿因子常阴性

红皮病型银屑病

1. 常因治疗不当引起
2. 全身皮肤迅速出现弥漫性潮红浸润，并伴有大量糠样脱屑，其间可见片状正常皮肤
3. 可伴有发热、淋巴结肿大等全身症状

脓疱性银屑病

1. 红斑上迅速出现的泛发在黄白色无菌小脓疱，可融合成"脓湖"，伴有肿胀、疼痛感
2. 可有钩状舌
3. 指、趾甲可浑浊肥厚
4. 常伴有全身症状，出现寒战、高热等

1. 外用药物治疗：糖皮质激素霜剂或软膏有明显疗效，应注意其不良反应；维A酸霜剂常用浓度为0.025%～0.100%；维生素D_3衍生物（如卡泊三醇）疗效较好，但不能用于面部；也可选用各种角质促成剂

2. 维A酸类药物适用于各型银屑病；免疫抑制剂主要用于红皮病型银屑病，关节病型、脓疱型银屑病；感染明显或泛发性脓疱型银屑病使用抗生素；糖皮质激素主要用于关节病型银屑病和泛发性脓疱型银屑病，急性关节型、红皮病型银屑病，浴疗等

3. 物理治疗：光化学疗法、UVB光疗、浴疗等

4. 中医治疗：辨证施治，给予清热凉血、凉血活血等中药

图4-3-5　银屑病诊疗流程

（四）荨麻疹的诊疗流程（图4-3-6）

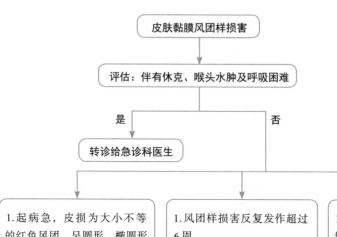

皮肤黏膜风团样损害

评估：伴有休克、喉头水肿及呼吸困难

是   否

转诊给急诊科医生

1.起病急，皮损为大小不等的红色风团，呈圆形、椭圆形或不规则形
2.皮损数小时内自行消退，不留痕迹，但反复发生
3.可伴有为肠道症状
4.可伴有呼吸系统症状
5.可有全身中毒症状

1.风团样损害反复发作超过6周
2.风团时多时少，反复发生
3.全身症状一般较轻

1.人工荨麻疹：搔抓或钝器划过皮肤后出现条状隆起，伴瘙痒，不久自行消退
2.寒冷性荨麻疹：接触冷风等刺激后产生风团，冰块试验或冷水浸浴试验阳性
3.胆碱能性荨麻疹：运动、受热、情绪紧张等刺激后出现2~4mm圆形丘疹性风团
4.日光性荨麻疹：日光照射后诱发风团

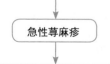

急性荨麻疹

慢性荨麻疹

特殊类型荨麻疹

1.首选没有镇静作用的H_1受体拮抗剂
2.维生素C及钙剂与抗组胺药有协同作用
3.伴腹痛给予解痉药物
4.合并感染者使用抗生素控制感染
5.外用止痒药物

1.以抗组胺药为主，给药时间应根据风团发生的时间进行调整
2.风团控制后宜继续用药并逐渐减量
3.可联合或交替使用抗组胺药
4.顽固性荨麻疹可联用H_2受体拮抗剂
5.外用止痒药物

1.在抗组胺药基础上，根据不同类型荨麻疹联合使用不同药物
2.外用止痒药物

图4-3-6 荨麻疹诊疗流程

（五）实践要点

1. 需急诊转诊的危险信号 伴有休克、喉头水肿及呼吸困难者。

2. 治疗

（1）治疗原则为抗过敏、对症治疗，但首先争取去除病因。

（2）具有镇静作用的第一代抗组胺药疗效更强，主要用于较为严重的荨麻疹。

七、单纯疱疹

（一）询问病史要点

1. 自觉症状及症状持续时间。

2. 是否经过治疗及疗效。

3. 既往史 同一部位是否反复发生类似皮损。

（二）体格检查

1. 皮损的形态 红斑、丘疹、水疱。

2. 损害排列 孤立或群集，单侧或无规律。

3. 好发部位 皮肤黏膜交界处。

4. 局部淋巴结 肿痛。

（三）单纯疱疹的主要鉴别诊断（表4-3-7）

表4-3-7 单纯疱疹的主要鉴别诊断

种类	病因	分布特点	皮损特点	疼痛
单纯疱疹	单纯疱疹病毒	皮肤黏膜交界处	集簇性小水疱，有自限性，易复发	有
带状疱疹	水痘-带状疱疹病毒	单纯排列，沿神经节段分布	皮损为以沿周围神经分布的集簇性小水疱为特征，一般不会再发	有
脓疱疮	金葡菌和/或链球菌	无规律	红色丘疹，脓疱，破溃后形成蜜黄色痂	轻

（四）单纯疱疹的诊疗流程（图4-3-7）

（五）实践要点

1. 注意与带状疱疹相鉴别。

2. 治疗原则为缩短病程、防止继发感染和全身播散、减少复发机会和传播机会。

八、带状疱疹

（一）询问病史要点

1. 自觉症状及症状持续时间。

2. 发疹前全身症状 乏力、低热、纳差等。

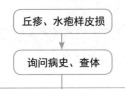

```
                    ┌─────────────────┐
                    │ 丘疹、水疱样皮损 │
                    └────────┬────────┘
                             │
                    ┌────────┴────────┐
                    │  询问病史、查体  │
                    └────────┬────────┘
```

1.好发于皮肤黏膜交界处，如唇缘、口角、鼻孔周围等 2.初起局部皮肤发痒、灼热或刺痛，继而在红斑基础上出现群集性米粒大小水疱，疱液清 3.原发感染者可伴发热、周身不适、局部淋巴结肿大	1.儿童、青少年多见，好发于口腔、牙龈、舌、硬腭、软腭、咽等部位 2.皮损为群集性小水疱、很快破溃成浅表溃疡，疼痛明显 3.可伴有发热、头痛、局部淋巴结肿大	1.一般出生后5~7日发病 2.皮损为皮肤、口腔黏膜、结膜出现水疱、糜烂，严重者可伴有发热、呼吸困难、黄疸、肝大等
皮肤单纯疱疹	**口腔单纯疱疹**	**新生儿单纯疱疹**

1.局部治疗：可选用5%硫磺炉甘石洗剂、喷昔洛韦软膏等

2.内用药物治疗

（1）初发型：阿昔洛韦200mg，每日5次口服；或伐昔洛韦1 000mg，每日3次口服；或泛昔洛韦250mg，每日3次口服，疗程均为7~10日

（2）复发型：阿昔洛韦200mg，每日5次口服；或伐昔洛韦500mg，每日1次口服；或泛昔洛韦125mg，每日2次口服，疗程均为5日

（3）频繁复发型：阿昔洛韦400mg，每日3次口服；或伐昔洛韦1 000mg，每日1~2次口服；或泛昔洛韦250mg，每日2次口服，一般需连续口服6~12个月

图4-3-7　单纯疱疹诊疗流程

3. 是否经过治疗及疗效。

（二）体格检查

1. 皮损的形态　红斑、丘疹、水疱。

2. 损害排列　孤立或群集；带状或无规律。

3. 分布　沿神经节段分布。

4. 局部淋巴结　肿痛。

（三）带状疱疹的主要鉴别诊断（表4-3-8）

表4-3-8　带状疱疹的主要鉴别诊断

种类	病因	分布特点	皮损特点	疼痛
带状疱疹	水痘-带状疱疹病毒	带状排列，沿神经节段分布	皮损为以沿周围神经分布的集簇性小水疱为特征，一般不会再发	有

续表

种类	病因	分布特点	皮损特点	疼痛
单纯疱疹	单纯疱疹病毒	皮肤黏膜交界处	集簇性小水疱，有自限性，易复发	有
脓疱疮	金葡菌和/或链球菌	无规律	红色丘疹，脓疱，破溃后形成蜜黄色痂	有（程度较轻）

（四）带状疱疹的诊疗流程（图4-3-8）

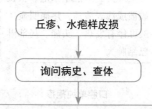

丘疹、水疱样皮损

↓

询问病史、查体

↓

1.发疹前可有轻度乏力、低热、全身不适、食欲不振等全身症状
2.患处神经疼痛及感觉过敏
3.潜伏症状1~4日后，皮肤出现群集小水疱或丘疱疹
4.皮损沿神经走向呈带状排列，一般不超过躯干中线
5.身体任何部位均可见，常见于胸部及三叉神经分布区
6.浅表淋巴结肿大
7.头面部皮损可累引起病毒性角膜炎、面瘫、耳痛、外耳道疱疹

↓

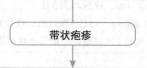

带状疱疹

↓

1.告知患者病情，消除顾虑
2.建议避免接触未出过水痘的婴儿及儿童、免疫抑制患者
3.抗病毒药物：阿昔洛韦800mg，每日5次口服；伐昔洛韦1 000mg，每日3次口服；或泛昔洛韦250mg，每日3次口服，疗程均为7日
4.镇痛药：如阿司匹林、对乙酰氨基酚可作为一线药物
5.营养神经药物
6.局部以干燥消炎为主
7.物理治疗紫外线、红外线等局部照射

图4-3-8　带状疱疹诊疗流程

（五）实践要点

1. 抗病毒治疗要早期、足量用药，有利于减轻神经痛，缩短病程。

2. 糖皮质激素的应用仍有争议。主要用于病程7日以内、无其他相关疾病的患者。

九、软组织感染

（一）询问病史要点

1. 发病时情况　患者的年龄、性别、受累部位。

2. 诱因　是否有感染史及感染接触史，皮肤创伤史，是否正在应用药物。

3. 局部症状　红肿、发热、瘙痒、疼痛及烧灼感、硬结、硬块或向心性蔓延的红色条状物、局部有无波动感、坏死、溃疡及功能障碍等。

4. 全身症状　畏寒发热、乏力、食欲不振等，有无手、足癣，有无下肢静脉曲张及其严重程度，有无结核和糖尿病史。

5. 症状性质、持续时间及缓解因素。

6. 过去曾罹患的各系统疾病名称。

7. 诊治及用药情况。

（二）体格检查

1. 检查　皮肤温度、颜色的改变、肿胀、压痛等。

2. 症状　全身感染症状及局部症状。

3. 超声检查和/或诊断性穿刺。

4. 深部脓肿须除外结核性脓肿、动脉瘤及肿瘤。

5. 细菌学检查　行伤口分泌物及脓肿穿刺液涂片检查，细菌培养及药敏试验，必要时行厌氧菌培养，疑有败血症时应做血培养及药敏试验。

（三）软组织感染的鉴别诊断

1. 皮下蜂窝组织炎的鉴别诊断（表4-3-9）

表4-3-9　皮下蜂窝组织炎的鉴别诊断

名称	特点
丹毒	浅层炎症，浸润较轻，不形成深在性脓肿，界限清楚的炎症性红斑
接触性皮炎	红斑与接触的致敏物一致，边缘清楚，瘙痒明显
血管性水肿	仅有水肿，无红斑，不化脓

2. 淋巴管炎和淋巴结炎的鉴别诊断（表4-3-10）

表4-3-10　淋巴管炎和淋巴结炎的鉴别诊断

种类	好发年龄	症状	体征	辅助检查
结核性淋巴结炎	多见于青壮年	有发热、多汗、乏力、血沉增快	淋巴结质地不均匀，较轻者（干酪样变），较重者（纤维化或钙化），且互相粘连，活动度差	结核菌素实验和血结核抗体（+）

续表

种类	好发年龄	症状	体征	辅助检查
恶性淋巴瘤	可见于任何年龄组	无痛性、进行性淋巴结肿大	与皮肤无粘连，初、中期相互不融合，可活动，晚期可侵犯多个器官，包括纵隔、肝、脾、肺、消化道、骨骼、皮肤、乳腺、神经系统等	活组织病理检查
巨大淋巴结增生	任何年龄	原因不明的淋巴结肿大	局部淋巴结肿大，主要侵犯胸腔、纵隔最多，也可侵犯肺及其他器官	活组织病理检查

（四）软组织感染的诊疗流程（图4-3-9）

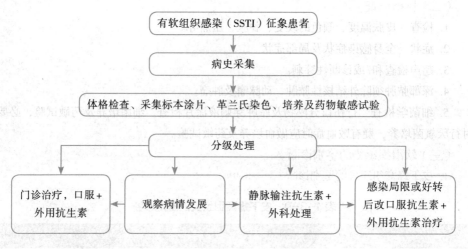

图4-3-9 软组织感染的诊疗流程

（五）急诊转诊指征

1. 患者全身症状严重。

2. 伴有其他系统合并症。

3. 一般治疗不能缓解病情。

（六）实践要点

总体原则：应分级分类治疗，外用药物和系统给药治疗结合，药物治疗和手术相结合。

1. 局部一般治疗

（1）制动及抬高患肢。

（2）局部热敷或辅以物理因子治疗。

（3）外敷中药。

（4）封闭疗法。

（5）放射治疗。

（6）局部已化脓溃烂者，应适当换药。

2. 酌情选用有效抗生素并用清热解毒中药　根据细菌药敏试验结果调整使用敏感抗生素，有厌氧菌混合感染时加用甲硝唑等抗厌氧菌药物。

3. 切开引流　脓肿形成时，应及时作切开引流术。

注意事项：

（1）切开引流术应待感染局限后进行，以防感染扩散。

（2）深部脓肿，术前应先行穿刺以确定脓肿的部位和深度。

（3）切开部位宜在病变最低位，以利于引流，切口方向宜与其深面的大血管、神经干平行。

（4）引流物不可填塞过紧（除非创口出血不止），以免妨碍引流，并妥善固定，准确记录其数目与部位。

（5）痈切开引流时，切口两端应超过炎症边缘少许，直达深筋膜。

4. 彻底清创、去除坏死组织　对有些严重的特殊感染，如坏死性筋膜炎、链球菌引起的坏死等，应广泛彻底清创，切开皮肤并充分潜行游离皮瓣，尽量清除皮肤、皮下及筋膜坏死组织，待感染控制、创口干净后再植皮。

5. 给予富有营养和易消化食物　必须维持水、电解质平衡；必要时少量多次输新鲜血液，以提高机体抵抗力；糖尿病患者应积极治疗糖尿病；有活动性足癣者应同时做癣的治疗，如局部涂酮康唑霜等抗真菌药物。

（闫忠伟）

第四节　神经和精神问题

一、脑卒中

脑卒中是一种由脑局部血液循环障碍所致的神经功能缺损综合征，表现为迅速发展的局灶性和/或全面性脑功能障碍，持续24小时以上，包括缺血性卒中和出血性卒中。而短暂性脑缺血发作往往预示将有卒中，尤其是梗死的发生，因此常常作为卒中的先兆表现。

（一）询问病史要点

1. 起病方式　症状突然发生、急性起病。

2. 肢体活动　一侧肢体（伴或不伴面部）无力、笨拙、沉重或麻木。

3. 面部　一侧面部麻木或口角歪斜。

4. 语言功能　说话不清或理解语言困难。

5. 眼部症状　双眼向一侧凝视；一侧或双眼视力丧失或模糊。

6. 平衡功能　视物旋转或平衡障碍。

7. 意识　意识障碍，可伴抽搐。

8. 认知　记忆、定向、计算、视空间等障碍。

9. 既往少见的严重头痛、呕吐。

10. 全身性疾病　高血压病、心脏病、糖尿病、血液病。

（二）体格检查

1. 首先注意全身　有无高血压、心脏疾病、心房颤动、血液病等。

2. 神经系统检查

（1）意识：清醒；嗜睡，昏睡、昏迷；意识模糊、谵妄。

（2）精神状态：语言、定向、视空间、运用、记忆、情感、思维、人格。

（3）脑膜刺激征：颈强直、克尼格征、布鲁辛斯基征。

（4）脑神经：动眼神经麻痹、面瘫、舌瘫。

（5）运动：肌力、肌张力及其对称性。

（6）感觉：感觉减退、感觉过敏。

（7）病理反射：巴宾斯基征、奥本海姆征、戈登征。

（三）脑卒中的主要病因鉴别诊断（表4-4-1）

（四）脑卒中的诊断流程（图4-4-1）

（五）转诊指征和注意事项

1. 需急诊转诊的危险信号

（1）对于无CT设备的医院，怀疑为脑卒中者，就近转送至上一级医院。

（2）起病急，进展快，发病时间短，缺血性卒中有溶栓适应证。

（3）病情重，伴随疾病多，诊断困难。

（4）颈动脉超声提示颈动脉狭窄。

（5）小于50岁的年轻人发生脑卒中者（考虑到卵圆孔未闭和其他罕见原因）。

2. 转诊注意事项

（1）对发病在6小时以内高度怀疑缺血性脑卒中的新发病例，尽可能快速、安全地运到最近的有资质提供脑卒中治疗的医院，最好将患者转至能在到达后1小时内进行溶栓治疗的医院，除非此医院的急救车程＞30分钟。

（2）转运过程中应密切监测和维持患者的生命体征，特别是意识水平、瞳孔、脉搏、呼吸等。必要时吸氧，建立静脉通道及心电监护。

（3）救护车上的人员应尽早通知即将到达医院，提醒医院，患者需急诊CT检查。急救系统在院前应收集和记录以下信息：症状发生的时间及其他常规资料、临床表现、重要体征、院前诊断、派遣时间、到达时间、给予的治疗、到达医院的时间。提供卒中评估结果。可采用格拉斯哥昏迷指数量表，用于评估意识障碍者神经系统损害的严重程度。

表 4-4-1 脑卒中的主要病因鉴别诊断

种类	发病年龄	起病状态	起病速度	全脑症状	意识障碍	神经体征	CT检查
脑血栓形成	多为60岁以上	安静或睡眠中	一至数日症状达到高峰	无或轻	无或较轻	多为非均等性偏瘫	脑实质内低密度病灶
脑栓塞	多为60岁以下	动态起病（多见活动）	数秒至数分钟症状达到高峰	无或轻	无或较轻	多为非均等性偏瘫	脑实质内低密度病灶
脑出血	多为60岁以上	动态起病（活动或情绪激动）	数分钟至数小时症状达到高峰	头痛、呕吐、嗜睡、打哈欠等颅内高压症状	多见且较重	多为均等性偏瘫（基底节区）	脑实质内高密度病灶
蛛网膜下腔出血	多为青壮年	动态起病	数秒至数分钟症状达到高峰	颈项强直、克尼格征、布鲁辛斯基征及脑膜刺激征及剧烈头痛	无或一过性	无	脑池、脑室及蛛网膜下腔高密度出血征
腔隙性脑梗死	多为中老年	安静或睡眠中	突然或逐渐起病	无	无	多为非均等性偏瘫	脑部低密度腔隙病灶
短暂性脑缺血发作	多为中老年	动态起病	突然起病，短时间内症状完全恢复	无	无	多为非均等性偏瘫	无

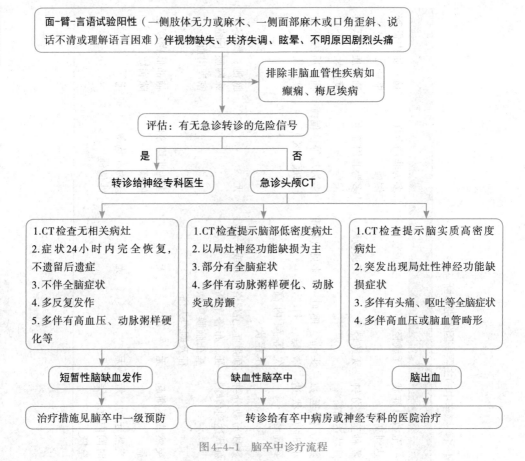

图 4-4-1　脑卒中诊疗流程

（4）尽管在路途或医院前能够获得上述信息十分重要，但也不要因为获得更详细的资料而延误转运，快速转运是最重要的。

（六）康复管理

1. 心理护理　鼓励患者勇于面对疾病和功能障碍，帮助树立战胜疾病的信心，使其与医护人员、家庭配合好，提高康复效率，改善生活质量。

2. 防止脑卒中再发　康复过程中，应注意血压平稳，心脏肺部合并症等。

3. 保证营养及摄入量适宜　定食谱、定入量、定时间供给，保证摄入量。若呛咳、吞咽困难时可经鼻管饲给。

4. 康复训练

（1）在疾病逐渐恢复中要注意安全，尽量减少各种不利因素，以防发生意外。

（2）加强正常肢体及躯干功能，偏瘫肢体的功能恢复应严格掌握康复训练的实施标准。

（3）防止因活动不足引起的肩部僵疼、肢体挛缩畸形等后遗症。

（4）对某些肢体畸形、运动异常的患者装配适当的矫形器，以预防畸形进一步发展，行走不方便的患者，应配备手杖。在日常生活功能训练时，要学习使用辅助装置及简单工具。

（5）康复时要按神经系统疾患的康复原则进行锻炼，但运动量开始要小，病后数周再开始功能训练。训练时不要操之过急，而应循序渐进，以恰到好处为宜。

（6）不适合康复训练的情况：安静休息时心率 >100次/min，收缩压 >195mmHg，舒张压 >120mmHg；有劳累性心绞痛，心功能在 Ⅱ 级以上，重度心律不齐，合并有心肌梗死；上消化道出血；呼吸道感染；肾功能不全；体温在38℃以上。

（七）脑卒中的预防

1. 脑卒中一级预防

（1）防治高血压：定期测量血压。一般控制在140/90mmHg以下，如果能耐受，最好控制在130/80mmHg以下。糖尿患者首选血管紧张素转换酶抑制剂或受体拮抗剂，心脏患者可选钙通道阻滞剂或β受体阻滞剂等。并注意血压负荷，在血压高峰前服药，老年高血压患者应逐步降压以避免并发症。

（2）防治高脂血症：推荐他汀类药物作为首选药物，根据《中国脑血管病一级预防指南2019》建议，应考虑动脉粥样硬化性心血管疾病的危险因素来制订调脂目标值，极高危者LDL-C<1.8mmol/L，高危者<2.6mmol/L，LDL-C基线值较高不能达标者，LDL-C水平至少降低50%，极高危患者LDL-C基线水平如果能达标，LDL-C水平仍应降低30%左右。

（3）抗栓治疗：没有血管危险因素的非瓣膜性心房颤动患者，服用阿司匹林75~150mg/d；有高血压、左心室功能不全等有血管危险因素的非瓣膜性心房颤动患者，口服抗凝剂（INR 2.0~3.0）。

（4）颈动脉手术和血管成形术：除卒中高危人群，不推荐无症状的颈动脉狭窄者行手术治疗。

2. 脑卒中二级预防

（1）血压管理：积极控制高血压，在患者可耐受的情况下，最好能将血压降至<140/90mmHg。降压治疗应于卒中急性期后开始。

（2）抗血小板凝集：单独应用阿司匹林的剂量为50~150mg/d，一次服用。也可使用小剂量阿司匹林（25mg）加潘生丁缓释剂（200mg）的复合制剂（片剂或胶囊），2次/d。有条件者、高危人群或对阿司匹林不能耐受者可选用氯吡格雷75mg/d。

（3）抗凝治疗：对已明确诊断为非瓣膜病变性房颤诱发的心源性栓塞患者可使用华法林抗凝治疗，剂量为2~4mg/d，INR值应控制在2.0~3.0之间；对年龄>75岁者，INR应在1.6~2.5之间为宜。如果没有监测INR的条件，则不能使用华法林，可以考虑新型口服抗凝剂。

（4）血脂管理：对于非心源性缺血性脑卒中或短暂性脑缺血发作患者，无论是否伴有其他动脉粥样硬化证据，均推荐给予他汀类药物长期治疗，目标值为LDL-C<1.8mmol/L，以减少脑卒中和心血管事件危险。

（5）血糖管理：定期监测血糖，推荐糖化血红蛋白的目标值为<7%，可采用饮食控制及增加体育锻炼，必要时药物治疗。

（6）颈动脉手术和血管成形术：狭窄达50%以上者，考虑行手术防治。

（吕 洋）

二、疼痛管理

疼痛是一种不愉快的感觉和情绪，通常意味着急性或慢性的组织损害。疼痛是一个重要的症状，是人类疾病的重要特点。疼痛可以描述为急性疼痛、癌症性疼痛和慢性非癌症性疼痛。在现代医学中，管理疼痛，尤其是慢性疼痛仍然面临和大的挑战。全科医生及早、适当的干预对于提高疼痛评估，防止其发展为慢性疼痛具有重要意义。

（一）询问病史要点

1. 起病时间是否准确描述。

2. 起病方式　缓、急。

3. 部位　头部、胸部、腰背部、颈肩部、关节等。

4. 范围　疼痛部位大小、局限还是广泛、一处还是多处。

5. 性质　针刺样、烧灼样、钝痛、隐痛、绞痛、闪电样、搏动性、跳痛等。

6. 有无放射痛或牵涉痛。

7. 加重和缓解方式。

8. 持续时间。

9. 演变方式　疼痛动态变化及变化过程的时间长短。

10. 伴随症状　恶心呕吐，感觉障碍、发热、皮疹等。

（二）体格检查

1. 全身内科检查。

2. 神经系统检查和心理评估。

3. 疼痛局部检查　有无红肿、皮温改变、皮疹、溃烂等。

（三）疼痛的主要病因鉴别诊断（表4-4-2）

表4-4-2　疼痛的主要类型及鉴别

病因	疼痛类型	发病部位	症状体征	举例
反应性疼痛	躯体性	皮肤黏膜	针刺样、烧灼样疼痛	皮肤溃疡、皮肤脓肿、口腔溃疡
		骨及关节	钝痛、隐痛	关节炎
		胸膜、腹膜	钝痛、隐痛，有或无不定位	小的骨折、胸膜炎
	内脏性	实体或中空脏器	较深的、弥漫性疼痛，难以定位，可伴绞痛、恶心呕吐	腹部肿瘤、肠梗阻、肾/胆绞痛

病因	疼痛类型	发病部位	症状体征	举例
反应性疼痛	肌肉痉挛	骨骼肌	运动时疼痛加重	急性腰痛
		平滑肌	严重绞痛	肾/胆绞痛
			下坠感	直肠功能障碍
神经性疼痛	外周神经	神经受压	神经支配区疼痛,可伴运动感觉缺失	椎间盘突出、早期束支被瘤浸润
	神经病性	神经损害	不同的疼痛症状,可伴营养改变	疱疹后疼痛、外周神经、神经束支浸润
	中枢性	中枢神经系统病变	自发性	脑卒中后遗症、脊髓损伤

（四）疼痛的诊疗流程（图4-4-2）

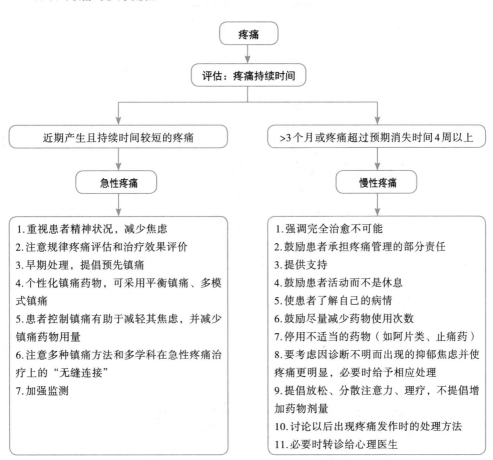

图4-4-2　疼痛诊疗流程

（五）转诊指征和注意事项

1. 需转诊的危险信号

（1）严重疼痛简单的止痛药不能缓解。

（2）疼痛原因不清，需要进一步诊断。

（3）需要处理原发疾病的严重疼痛。

（4）需要专科医生处理的疼痛：如神经阻滞治疗、关节腔注射。

2. 注意事项

（1）疼痛程度的评估

1）一维量表：视觉模拟评分法（visual analysis scale，VAS）是一个有用的工具，在记录急性疼痛和慢性疼痛水平时都有效，图4-4-3是VAS线性量表的例子，可以判断患者的疼痛程度，图4-4-4可用于儿童和残障者。

2）多维量表：如McGill疼痛问卷、疼痛伤残指数、SF-36量表、Oswestry腰痛量表，可以根据具体情况进行选择。

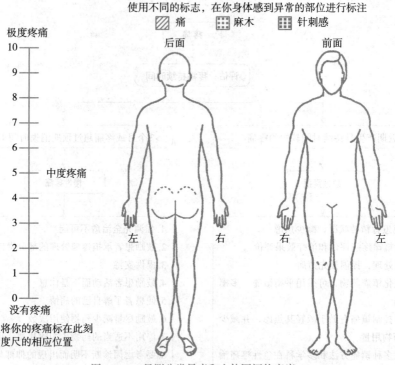

图4-4-3 目测分类量表和人体图评估疼痛

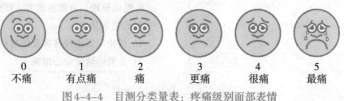

图4-4-4 目测分类量表：疼痛级别面部表情

（2）药物使用：

1）非甾体抗炎药（NSAID），如乙酰水杨酸盐类（阿司匹林等），非水杨酸盐类（布洛芬、吲哚美辛等），特异性环氧化酶-2抑制剂（塞来昔布等）

2）弱阿片类（如曲马多、可待因、羟考酮）

3）强阿片类（如吗啡、芬太尼）

4）抗抑郁药（如阿米替林）

5）膜稳定剂（如抗惊厥剂、抗心律失常药）

（吕　洋）

三、酒精和药物成瘾

酒精和药物成瘾又称为酒精和药物依赖，为长期反复饮酒或用药后对酒精或药物产生依赖性，患者持续或周期性地产生强烈的饮酒或用药欲望，强制性地长期或周期性地服用，其强烈渴求以致不择手段、不计后果地摄取。若停止饮酒或用药则出现心理和生理戒断症状。长期大量饮酒或用药，可导致心、肝和神经系统等损害，表现为心律失常、猝死、肝脏损害、周围神经病变、精神行为异常和脑病等疾病。

（一）询问病史要点

1. 饮酒情况　量及次数、有无酗酒、醉酒、酒精依赖、早晨一起床就喝酒。

2. 饮酒史。

3. 伴随症状　手抖、心悸、失眠、多梦、头痛、记忆减退等。

4. 酒精戒断症状　兴奋、明显震颤、多汗、失眠、抽搐发作、震颤性谵妄。

5. 服用违禁药物史。

6. 滥用违禁药物所致的躯体症状　苦笑无常、幻觉、傻笑、欣快、焦虑、出汗、易怒、偏执、动作不协调、迟钝、嗜睡、昏迷等。

7. 药物成瘾戒断症状　焦虑、恐慌、易怒、寒战、出汗、流泪、疲劳、失眠、肌痛、抽筋、腹痛等。

8. 并发疾病　脓毒血症、感染性心内膜炎、骨髓炎、乙肝、丙肝、横断性脊髓炎。

9. 负性事件　家庭不幸、离婚、分居、丧亲、失业等。

（二）体格检查

1. 注意全身　有无酒精气味、有无针眼、皮肤有无瘢痕、色素沉着、脓肿、溃疡。

2. 一般检查　体温、脉搏、呼吸、血压、血糖。

3. 酗酒者面部特征　面红、油腻、酒渣鼻、结膜充血、下唇肥大、唇炎、口角炎。

4. 气味　腐败酒精气味。

5. 神经系统检查　精神状态，包括是否清醒及存在意识障碍、记忆力、定向力、计算力、理解力；有无震颤谵妄；有无眼球运动障碍、共济失调、局灶性神经功能损害体征等。

6. 实验室检查 血液中酒精浓度及违禁药物浓度、血常规、血糖和肝肾功能及电解质等。

（三）酒精成瘾

1. 每日可饮用的标准酒精量（表4-4-3）

表4-4-3 每日可饮用的标准酒精量

性别	短期（每周最多 3 日）	长期
男性	最多6杯	最多4杯
女性	最多4杯	最多2杯

注：一个标准杯含10g酒精，相当于一扎标准啤酒量（285ml），或者一小玻璃杯葡萄酒（120ml），或者一小口烈酒（30ml）。

2. 酒精成瘾的主要表现

（1）不可克制的饮酒冲动

（2）有每日定时饮酒的模式

（3）对饮酒需求超过其他一切活动

（4）对酒精耐受性的增高

（5）反复出现戒断症状

（6）只有继续饮酒才可能消除戒断症状

（7）戒断后常可旧瘾重染

（四）药物成瘾（表4-4-4）

表4-4-4 成瘾药物的种类及潜在危险

药物	躯体症状及潜在危险
麻醉药	
阿片类	流鼻涕、眼部水肿、嗜睡/昏迷精神异常、血栓、肝功损害、（如海洛因）脑损害、死亡
可卡因	易怒、偏执、多动、肌肉疼痛心律失常、惊厥、精神错乱、呼吸抑制、猝死
巴比妥类	迟钝、困倦、昏迷惊厥、死亡
安非他命	欣快、思维混乱、好斗、颤抖、傻笑幻觉、精神错乱、死亡
大麻	欣快、思睡、神志恍惚、瞳孔散大、脑损害、成瘾、定位力降低、食欲改变
麦角酸	幻觉、语无伦次、苦笑无常、手脚发冷、行为不可预见、自杀倾向、染色体断裂
一氧化二氮	欣快、心律不齐、乏力、麻木、共济失调精神异常、脑、脊髓损害、死亡

（五）酒精或药物成瘾的诊疗流程（图4-4-5）

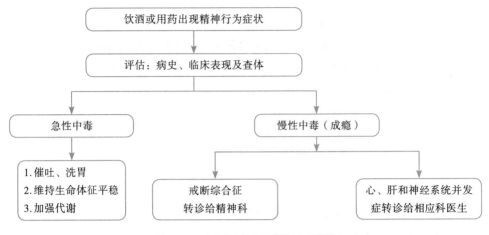

图4-4-5　酒精或药物成瘾的诊疗流程

（六）转诊指征

1. 意识障碍。

2. 出现震颤、谵妄等戒断症状。

3. 出现眼球运动障碍、共济失调等神经系统症状。

4. 出现错觉和幻觉等精神症状。

5. 出现心脏和肝脏损害等并发症。

（张拥波）

四、焦虑症

焦虑症（anxiety neurosis）是指以广泛和持续性紧张、担心、恐惧或反复发作的惊恐不安为主要特征的情绪障碍，伴有植物神经症状和运动不安等行为特征。其与5-羟色胺（5-HT）等神经递质增高明显相关。

（一）询问病史要点

1. 精神症状　紧张、焦虑、担忧、惊恐、不安全感、易哭泣、睡眠障碍等。

2. 消化症状　口干、咽下困难、上腹不适、腹胀等。

3. 运动系统症状　肌肉紧张、运动性不安、小动作增多、不能静坐等。

4. 呼吸症状　呼吸困难、胸闷、过度换气等。

5. 心血管系统症状　心悸、心前区不适、早搏、面色潮红等。

6. 泌尿生殖系症状　尿频、尿急、阳痿、性功能减退、月经紊乱等。

7. 最近经历的生活及压力情况。

8. 其他疾病情况　甲状腺功能亢进、低血糖、心律失常、癫痫等。

9. 精神病史、用药史及家族史。

（二）体格检查

1. 注意全身　有无低血糖、甲状腺功能亢进及药物和酒精依赖。

2. 辅助检查　血常规、血糖、甲状腺功能测定、心电图、超声心动图。

3. 评价量表　焦虑自评量表、汉密尔顿焦虑量表、焦虑状态–特质问卷、贝克焦虑量表和综合性医院焦虑抑郁量表。

（三）焦虑症种类

1. 广泛性焦虑症，需要具备三条或以上　易怒、不安、紧张、容易疲劳、难以集中注意力或大脑空白、肌紧张和睡眠障碍。

2. 归于医学条件的焦虑症。

3. 惊恐发作。

4. 急性焦虑症，伴有或不伴有广场恐惧症。

5. 无急性焦虑症病史的广场恐惧症。

6. 特异（单一）恐惧症。

7. 社交恐惧症。

8. 强制性障碍。

9. 创伤后精神紧张性障碍。

10. 急性应激障碍。

（四）焦虑症的诊疗流程（图4-4-6）

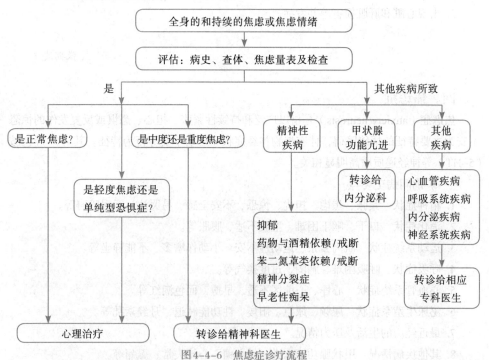

图 4-4-6　焦虑症诊疗流程

（五）转诊指征

1. 伴有抑郁症或精神病。

2. 有毒品和酒精依赖或戒断。

3. 基础治疗失败。

（六）实践要点

1. 抑郁症可能是焦虑症的原因。

2. 焦虑伴心悸、面色潮红等症状，需要排除甲状腺功能亢进症。

3. 要尽量尝试非药物措施来处理焦虑。

4. 使用苯二氮䓬类药物应小心，短期使用。

（张拥波）

五、抑郁症

抑郁症（depression）是一种常见的心境障碍，主要表现为情绪低落、兴趣缺乏和乐趣丧失等核心症状，并伴有焦虑、自罪自责等心理症状，以及存在睡眠紊乱、食欲紊乱、性功能减退等躯体症状，持续至少2周。其与脑内5-羟色胺（5-HT）和去甲肾上腺素（NE）等神经递质浓度下降有关。

（一）询问病史要点

1. 神经精神状态　情绪低落、无兴趣、易哭泣；注意力下降、犹豫不决；有自杀念头。

2. 睡眠方面　失眠或睡眠过度。

3. 饮食方面　明显食欲下降或增加，以及体重减少或增加。

4. 精力方面　精力缺乏、容易疲乏。

5. 性生活不感兴趣。

6. 生活适应能力　生活适应能力下降、感觉毫无希望、无价值、自罪自贬。

7. 躯体性症状　头痛、全身酸痛、消化不良、食欲减退、便秘、体重减轻、口干、胸、腹部不常见的疼痛或感觉、月经紊乱等。

8. 负性事件如最近离婚、分居、丧亲、失业或者退休等。

9. 其他疾病情况　甲状腺功能减退、恶性肿瘤、贫血等。

10. 用药史、精神病或自杀家族史。

（二）体格检查

1. 首先注意全身　有无贫血、甲状腺功能减退或亢进、药物和酒精依赖。

2. 辅助检查　血常规、血糖、甲状腺功能测定、心电图。

3. 抑郁量表　抑郁自评量表、汉密尔顿抑郁量表、Beck抑郁量表、一般健康问卷和老年抑郁量表。

（三）抑郁症的分类及诊断

1. 抑郁症的分类　按照《中国精神障碍分类与诊断标准第3版》（Chinese Classification of Mental Disorders Version 3，CCMD-3）

根据对社会功能损害的程度可分为轻性或重性抑郁症。

（1）根据有无幻觉、妄想，或紧张综合征等精神病性症状分为无精神病性症状和有精神病性症状的抑郁症。

（2）根据间隔至少2个月是否有过另一次抑郁发作，抑郁症又分为首发抑郁症和复发性抑郁症。

2. 重性抑郁发作诊断标准

（1）症状标准：以心境低落为主，并至少有下列4项：

1）兴趣丧失、无愉快感。

2）精力减退或疲乏感。

3）精神运动性迟滞或激越。

4）自我评价过低、自责，或有内疚感。

5）联想困难或自觉思考能力下降。

6）反复出现想死的念头或有自杀、自伤行为。

7）睡眠障碍，如失眠、早醒，或睡眠过多。

8）食欲降低或体重明显减轻。

9）性欲减退。

（2）严重标准：社会功能受损，给本人造成痛苦或不良后果。

（3）病程标准：符合症状标准和严重标准至少已持续2周；可存在某些分裂性症状，但不符合分裂症的诊断。若同时符合分裂症的症状标准，在分裂症状缓解后，满足抑郁发作标准至少2周。

（4）排除标准：排除器质性精神障碍，或精神活性物质和非成瘾物质所致抑郁。

（四）抑郁症的诊疗流程（图4-4-7）

（五）转诊指征

1. 重要抑郁。

2. 精神病性抑郁。

3. 有自杀风险。

4. 常规抗抑郁药物治疗失败。

5. 伴随精神和躯体疾病。

6. 年老患者诊断困难，痴呆诊断不除外时。

7. 有明显重度抑郁症的儿童。

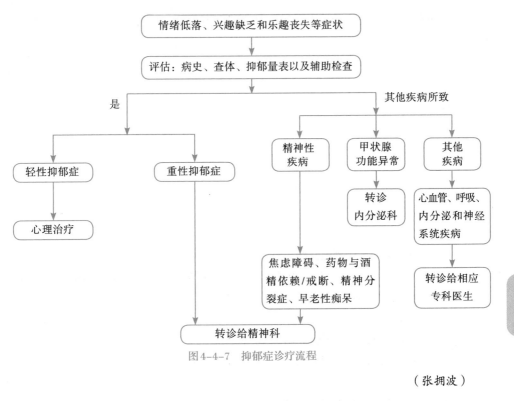

图 4-4-7 抑郁症诊疗流程

（张拥波）

第五节 耳、鼻、咽和眼睛问题

一、耳痛

耳源性耳痛即原发性耳痛，系指耳部本身病变所引起的耳痛。反射性耳痛即继发性耳痛，是由于支配耳部的神经，同时又支配其他部位的感觉，所以其他部位病变引起的疼痛，可通过该神经反射至耳部引起耳痛。神经性耳痛是由于耳部感觉神经本身的病变而引起的疼痛。

（一）询问病史要点

1. 疼痛的部位、持续时间、严重程度、发作频率、加重因素。

2. 单侧或双侧。

3. 随机出现或随吞咽或下颌活动出现。

4. 伴随症状 耳溢液、听力丧失、咽痛。

5. 非耳科症状 声音嘶哑、吞咽困难、鼻阻塞等。

6. 近期有无清洗耳道（如用棉拭子），耳道内器械操作，异物，航空旅行，反复接触水的活动（潜水、游泳等）。

7. 有无警戒症状（red flags）：体重下降、发热等。

8. 外伤史。

9. 过敏史。

10. 既往耳疾病（特别是感染）以及吸烟、饮酒的量和持续时间。

11. 全身性疾病　糖尿病、其他免疫功能缺陷状态等。

（二）体格检查

1. 首先注意全身　有无发热、耳皮肤病变、区域淋巴结肿大。

2. 耳部检查

（1）听力。

（2）耳郭和乳突周围（耳道红肿、溢液、耵聍或异物等）。

（3）鼓膜检查：充血、穿孔和中耳液体聚积的征象（如鼓膜膨出、光锥变形、液平），见耳镜检查相关内容。

（4）咽部及颞颌关节检查

1）皮肤、口腔黏膜（红斑等）、扁桃体（渗出液、周围肿胀）。

2）颞下颌关节功能检查：张口、闭口、牙关紧闭等。

3. 咽和喉部纤维镜检查

（三）耳痛的主要病因及鉴别诊断（表4-5-1）

表4-5-1　耳痛的病因

原因	指示性所见	诊断方法
中耳		
急性咽鼓管阻塞	较轻的不适或气过水声，爆鸣声或爆音，伴或不伴鼻充血 鼓膜不充血但活动性减少，一侧传导性听力丧失	临床评估
压伤	显著的疼痛 气压迅速改变史（如航空旅行、自携式水中呼吸器潜水） 鼓膜或鼓室内可有出血	临床评估
乳突炎	近期中耳炎史 可有耳溢液、乳突部红肿、触痛	临床评估 有时CT检测程度和合并症
中耳炎（急性或慢性）	临床非常常见 明显的疼痛，经常有上呼吸道症状 鼓膜膨出、充血 儿童常见 如鼓膜穿孔可能溢液	临床评估

原因	指示性所见	诊断方法
外耳		
耵聍或异物嵌塞	临床非常常见 耳镜下可见	临床评估
局部外伤	通常有耳部试图清洁史 耳镜下可见耳道病变	临床评估
外耳炎（急性或慢性）	临床非常常见 瘙痒和疼痛 通常有游泳或反复的水接触史 有时恶臭的溢液 外耳道充血、肿胀、脓性脱屑，鼓膜正常 慢性外耳炎更痒，只轻度不适	临床评估 如可疑恶性外耳炎行颞骨CT检查
非耳科的原因		
癌症（鼻咽、扁桃体、舌底、喉）	长期不适 经常有长期吸烟或饮酒史 有时中耳有渗漏液，颈淋巴结肿大 通常为年长的患者	增强MRI 可见病变的活检
感染（扁桃体、扁桃体周围脓肿）	吞咽时疼痛 可见的咽部脓斑 如有脓肿可见膨出	临床评估 有时链球菌培养
神经痛（三叉、蝶腭、舌咽、膝状神经）	随机的、短暂的、剧烈的、刀割样疼痛	临床评估
颞下颌关节障碍	下颌活动时疼痛加剧，颞下颌关节活动不流畅	临床评估

（四）耳痛的诊疗流程（图4-5-1）

（五）急诊转诊指征

1. 耳郭多发红斑。

2. 面神经麻痹。

3. 外耳道出现溃疡。

4. 耳部病变历久不愈。

5. 乳突有压痛。

（六）实践要点

1. 对于大多数大于6月龄的患儿，通常可用简单的方法观测中耳炎症状。中耳炎症状持续超过48小时的患儿应用抗生素治疗。

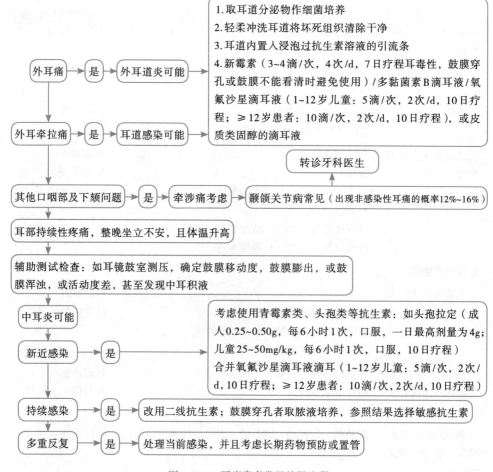

图 4-5-1　耳痛患者常见处置流程

2. 对于新感染者应该给予3~5日的单一窄谱抗生素治疗；广谱抗生素应仅限用于对一线治疗方法不敏感的患者。

（方力争）

二、鼻出血

鼻出血又称为鼻衄，是临床常见症状之一，多因鼻腔病变引起，也可由全身疾病所引起，偶有因鼻腔邻近病变出血经鼻腔流出者。

（一）询问病史要点

1. 哪一侧开始出血，单侧或双侧。

2. 症状持续时间。

3. 诱发因素，如喷嚏、擤鼻涕、挖鼻孔等。

4. 患者止血的尝试。

5. 发病前相关症状　上呼吸道感染症状、鼻塞感、鼻痛、面痛。

6. 既往发病史　如鼻出血发作的时间，次数及以往解决的办法；鼻部手术或外伤史。

7. 大量鼻出血时伴随的症状　皮肤瘀斑、血性或柏油样便、咯血、血尿或刷牙时牙龈出血。

8. 应注意已知的出血疾病史（包括家族史）和与血小板或凝血功能缺陷相关的疾病，特别是癌症、肝硬化等。

9. 药物史：阿司匹林、非甾体抗炎药（NSAID）、其他抗血小板药（如氯吡格雷）、肝素和华法林等。

（二）体格检查

1. 首先注意全身有无瘀点、紫癜，口周和口腔黏膜有无毛细血管扩张，有无鼻内肿物等。

2. 应注意观察血容量减少的征兆，如心动过速、低血压。

3. 有无严重的高血压。

4. 对活动性出血治疗应与评估同时进行。

5. 鼻部检查

1）头灯和额镜

2）鼻内镜

3）纤维鼻咽镜

（三）鼻出血的主要病因鉴别诊断（表4-5-2）

表4-5-2　鼻出血的主要病因鉴别诊断

病因	提示性所见	诊断途径
常见的		
局部外伤（如擤鼻子、挖鼻孔、钝器冲击）	根据病史	临床评估
鼻黏膜干燥（如在寒冷的天气）	检查时通常可见鼻黏膜干燥	临床评估
不太常见的		
局部感染（如鼻前庭炎、鼻炎）	鼻前庭结痂，经常伴局部疼痛和黏膜干燥	临床评估
系统性疾病（如艾滋病、类肉瘤病）	存在已知的疾病 黏膜糜烂和肿胀	临床评估
异物（主要是儿童）	反复出血，伴恶臭的溢液	临床评估
动脉硬化、高血压	通常在年长的患者	临床评估
Rendu-Osler-Weber（伦-奥-韦）综合征	面部、唇、口和鼻黏膜及指或趾尖毛细血管扩张 阳性家族史	临床评估

病因	提示性所见	诊断途径
鼻咽或鼻窦肿瘤（良性或恶性）	见鼻或鼻咽部肿块 鼻腔侧壁膨出	CT及MRI
鼻中隔穿孔	检查可见	临床检查
凝血障碍	以前鼻出血或其他部位出血史，如齿龈	CBC/PLT/ PT/APTT
任何原因的鼻出血在出血性疾病（如血小板减少症、肝病、凝血病、应用抗凝剂）患者中较常见的。在这类患者中出血也经常是较严重和难以治疗的		

注：CT，计算机体层摄影；MRI，磁共振成像；CBC，全血细胞计数；PLT，血小板计数；PT，凝血酶原时间；APTT，活化部分凝血酶原时间。

（四）鼻出血的诊疗流程（图4-5-2）

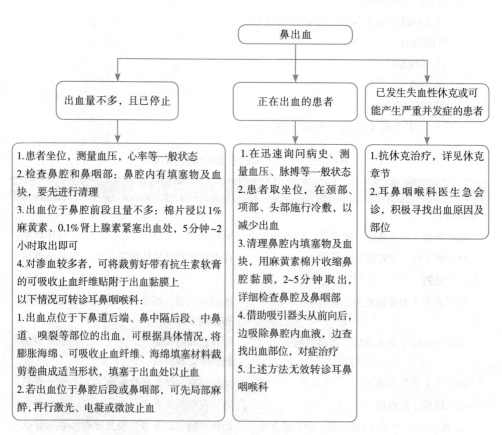

图4-5-2 鼻出血的诊疗流程

（五）急诊转诊指征

1. 血容量减少或出血性休克的征象。

2. 正在应用抗凝药。

3. 有出血性疾病的皮肤体征。

4. 靠直接压迫或血管收缩剂浸泡的棉片不能止血。

5. 多次复发，不能很快找到明确的原因。

（六）实践要点

1. 根据前鼻镜和鼻内镜检查结果、出血部位、病因和患者全身状态的不同，采取相应的治疗方法。对病情严重或一时难以迅速查明出血点者，应在防休克的同时，迅速彻底止血。

2. 临床经验

（1）多数鼻出血是前部的，并用直接压迫止血。

（2）通过病史和体格检查筛查出血性疾病是很重要的。

（3）注意询问是否服用阿司匹林或其他NSAID类药物。

（方力争）

三、咽喉痛

咽喉痛是一种常见的病症，多发于一年中的寒冷季节，除外伤外多由炎症引起。任何刺激咽喉及口腔黏膜的物质都可能引起咽喉痛，如感染、过敏、慢性咳嗽、牙齿或牙龈感染、刺激性食物或物质（灰尘、香烟、废气、热饮料等）、胃酸反流、极干燥的环境及说话声音过大等。

（一）询问病史要点

1. 咽痛的持续时间。

2. 咽痛的严重程度。

3. 伴随症状　流鼻涕，咳嗽，吞咽、说话和呼吸困难、肌痛、发热。

4. 病发前是否存在无力、不适和持续时间。

5. 接触史　如与已证实的A组β型溶血性链球菌感染的人亲密接触；淋病传播的危险因素（如最近口-生殖器性接触）以及人类免疫缺陷病毒（human immunodeficiency virus，HIV）感染的危险因素（如未防护的性交、多个性伴侣、毒品静脉滥用）；发病前14日内新型冠状病毒感染确诊患者接触史；发病前14日内新型冠状病毒中高危地区旅行史或居住史；聚集性发病（14日内在小范围如家庭、办公室、学校班级等场所，出现2例及以上发热和/或呼吸道症状的病例）。

6. 既往有无单核细胞增多症病史。

（二）体格检查

1. 应注意发热、呼吸窘迫的体征，诸如呼吸急促、呼吸困难、喘鸣以及在儿童的

"三脚架"姿势（垂直坐姿，由于颈部过伸和下颌向前突而前倾）。

2. 应注意红斑、渗出物、扁桃体周围及咽后部肿胀的任何体征。

3. 注意悬雍垂居于中线或被推向一侧。

4. 颈部有无肿大的、触痛的淋巴结，腹部触诊有无脾大。

（三）咽喉痛的主要病因及鉴别诊断（表4-5-3）

表4-5-3　咽喉痛的主要病因及鉴别诊断

病因	患病概率 /%
传染性病因	
病毒	50~80
链球菌（A组）	
成人	5~10
儿童	20~35
爱泼斯坦-巴尔病毒	1~10
肺炎衣原体、肺炎支原体、淋病奈瑟氏菌、b型流感嗜血杆菌	1~5
念珠菌病	<1
非传染性病因	
胃食管反流	—
鼻部疾病引起的鼻涕后流	—
急性甲状腺炎	—
持续性咳嗽	—

（四）咽喉痛的诊疗流程（图4-5-3）

（五）急诊转诊指征

1. 喘鸣或其他呼吸窘迫体征。

2. 流涎——怀疑声门上炎/会厌炎。

3. 低沉的、"热山芋"声音——咽部脓肿。

4. 咽部可见膨隆——咽部脓肿。

5. 其他一些并发症或危险疾病的某些报警症状见表4-5-4。

（六）实践要点

1. 在儿童若怀疑声门上炎/会厌炎就不要做咽部检查，因其可诱发完全性气道阻塞；不伴呼吸窘迫的　成人可以检查，但要谨慎。

2. 临床经验

（1）多数咽痛是由咽部感染性疾病引起的。

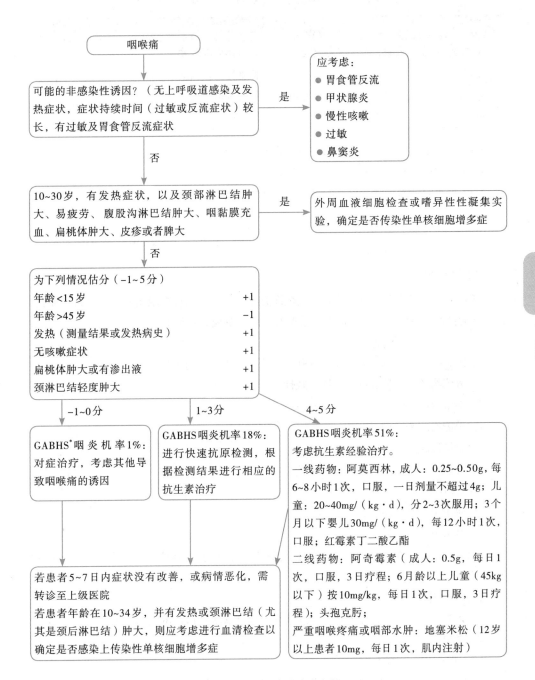

图 4-5-3　咽喉痛的诊疗流程

GABHS.A组β溶血性链球菌。

表4-5-4　咽喉痛患者出现并发症或危险疾病的某些报警症状

症状	可能情况
声音含混，毒血症表象，精神状态改变	扁桃体周围脓肿
脾大	传染性单核细胞增多症
呼吸加速，扁桃体严重肿大，明显的颈淋巴结肿大	上呼吸道阻塞

（2）临床上很难鉴别病毒性与细菌性原因的咽炎。

（3）咽部脓肿和会厌炎是严重的咽痛病因。

（4）严重咽痛而口咽部检查的患者应高度怀疑会厌炎。

（方力争）

四、红眼

红眼是指任何原因造成眼睛局部或全面充血而发红。是许多眼病所共有的常见症状。大部分为良性，炎症性疾病，但少数情况有可能危及视力甚至生命。

（一）询问病史要点

1. 眼睛症状　瘙痒、分泌物、红肿、疼痛、畏光、视力下降。

2. 分泌物类型　黏液样、水样、脓性。

3. 症状持续时间

4. 单侧或双侧发病

5. 感染接触史

6. 外伤史

7. 配戴隐形眼镜

8. 使用眼部化妆品

9. 过敏史

10. 全身性疾病　上呼吸道感染、病毒感染、传染病、高血压、血液病、尿道炎、皮肤病变等。

（二）体格检查

1. 首先注意全身　有无发热、皮肤病变、血液病等；区域淋巴结肿大。

2. 眼睛检查

（1）视力（矫正视力）。

（2）外眼检查：是否眼睑水肿，睫毛根部清洁度，结膜充血/出血，结膜囊分泌物特征。

（3）裂隙灯检查（如果有）

角膜：上皮完整性，角膜荧光染色是否阳性，透明性，是否水肿，角膜后沉着物形态和性质。

前房：房水是否清亮，是否有浮游细胞或房水闪光。

虹膜：是否纹理清晰，是否水肿。

瞳孔：形态，大小，是否存在虹膜（前/后）粘连，瞳孔光反射是否灵敏。

（三）红眼的主要病因鉴别诊断（表4-5-5）

表4-5-5　红眼的主要病因鉴别诊断

种类	炎症部位	疼痛	分泌物	视力	畏光	瞳孔	角膜	眼压
结膜炎（不同病因见图4-5-4）	结膜，包括睑缘	异物感	有	正常（过敏性也可视物模糊）	无	正常	正常	正常
结膜下出血	单侧，球结膜部位	无，或轻度胀痛	无	正常	无	正常	正常	正常
单纯疱疹性角膜炎	单侧，角膜树枝状溃疡	有，伴异物感	无，反射性流泪	视物模糊，程度不同	有	正常	异常	正常
角膜溃疡	单侧，角膜任何部位	有，异物感	无，反射性流泪	视物模糊，程度不同	有	正常	异常	正常
巩膜炎或	巩膜	有，深部压痛	无	正常	无	正常	正常	正常
虹膜睫状体炎	虹膜睫状体	有，睫状压痛，放射至额、颞、鼻	无，反射性流泪	视物模糊	有	可有后粘连，形态不规则	角膜后KP阳性	正常或低
急性闭角型青光眼	累及全眼组织	有，重者伴恶心呕吐	无，反射性流泪	视物有光圈	有	中等扩大，无光反射	水肿，上皮可有大疱	升高

（四）红眼的诊疗流程（图4-5-4）

（五）转诊指征和注意事项

1. 需急诊转诊的危险信号

（1）视力下降

（2）眼球疼痛，尤其伴头痛，恶心、呕吐者。

（3）瞳孔反射迟钝，局部后粘连。

（4）树突状角膜病变，提示感染性角膜炎。

（5）深部角膜溃疡合并周围组织浸润。

（6）前房积血、积脓。

2. 注意事项

（1）避免长期使用任何药物，尤其是抗生素（如氯霉素最大疗程为10日）。

（2）普通结膜炎避免使用局部皮质类固醇药物或皮质类固醇药物和抗生素的联合制剂。

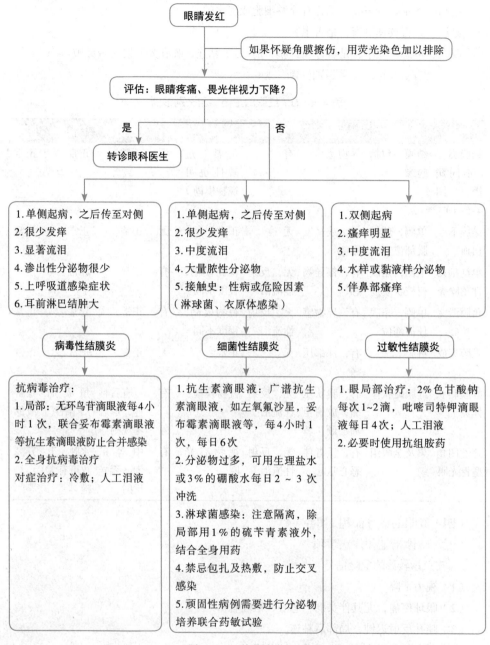

图4-5-4 红眼诊疗流程

（3）异物感是结膜炎常见症状，但在治疗前应确保已清除异物。

（方力争）

第六节　女性和男性健康问题

一、避孕与流产

（一）避孕

避孕是指采用科学手段达到避免怀孕目的，方法包括甾体激素、器具和自然避孕法三大类，避孕是计划生育的重要组成部分。

1. 问诊要点

（1）年龄及婚姻状况。

（2）月经周期、经期、经量。

（3）生育次数和方式，流产次数，有无特殊情况如稽留流产、清宫术、子宫穿孔、大出血、宫腔粘连等，以及处理。近期有无生育要求。

（4）既往采取的避孕措施和效果。

（5）有无妇科急性炎症及肿瘤。

（6）全身健康状况及过敏史。

2. 体格检查

（1）血压、脉搏、呼吸、体温。

（2）妇科检查有无炎症、肿瘤及生殖道畸形。

3. 主要避孕方法的比较（表4-6-1）

4. 避孕方法选择流程（图4-6-1）

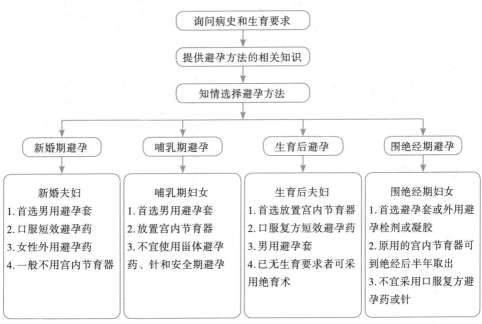

图4-6-1　避孕方法选择流程

表4-6-1 避孕方法的适应证、禁忌证、效果和副作用的比较

种类	适应证	禁忌证	效果或副作用
甾体激素避孕	生育年龄健康妇女	严重心血管疾病 急、慢性肝炎或肾炎 恶性肿瘤、癌前病变 血栓性疾病 糖尿病、甲亢 哺乳期禁用含雌激素避孕药 患精神疾病生活不能自理 年龄>40岁慎用含雌激素避孕药 年龄<35岁每日吸烟>15支，或年龄>35岁吸 烟慎用含雌激素避孕药	高效，避孕外还有调经、减少经量、减轻痛经 等治疗作用（除外紧急避孕药） 类早孕反应 阴道不规则流血 闭经 体重增加 头痛、乳房胀痛
宫内节育器	生育年龄健康妇女	妊娠或可疑妊娠 生殖道急性炎症 宫腔<5.5cm或≥9cm 生殖器官肿瘤、畸形 月经失调、阴道不规则出血 严重的全身疾病 宫颈内口过松、子宫脱垂 铜过敏史禁用含铜节育器	安全、经济、高效、长效 不规则阴道流血 下腹及腰骶部疼痛 带器妊娠需人流时同时取器

种类	适应证	禁忌证	效果或副作用
阴茎套 （男用避孕套）	选择适合型号 每次性交全程使用 一次性使用	无	正确使用避孕率达93%~95%，低于避孕药和节育器 部分预防性传播疾病
阴道杀精剂	剂型有片剂、栓剂、药膜、胶冻剂 性交前5~10分钟置入女性阴道深处	无	正确使用有效率可达95%以上，低于避孕药和节育器
自然避孕法 （又称安全期避孕）	月经周期规则 能确定排卵日期	无	可靠性差，失败率达20%

5. 转诊要点

（1）口服避孕药出现闭经或不规则阴道出血，一般治疗不能缓解时需转诊，以排除其他原因造成的异常子宫出血，如肿瘤及宫腔病变。

（2）带器妊娠者需转诊。

6. 实践要点

（1）做好计划生育、优生优育宣传工作，帮助妇女选择适合的避孕措施。

（2）严格掌握各种避孕方法的适应证和禁忌证。

（二）流产

妊娠不足28周，胎儿体重不足1 000g而终止称为流产，妊娠12周前终止称为早期流产，12周至不足28周终止称为晚期流产。流产分为自然流产和人工流产。

1. 问诊要点

（1）停经史及生育史。

（2）早孕反应。

（3）阴道流血量及持续时间。

（4）有无妊娠物排出，腹痛及其他不适。

（5）阴道分泌物性状及臭味。

2. 体格检查

（1）血压、脉搏、呼吸、体温。

（2）有无腹部压痛、反跳痛及贫血貌。

（3）妇科检查：阴道出血量，宫颈口是否扩张，妊娠物是否堵塞宫颈口，子宫大小、软硬、压痛，附件区有无压痛、包块。

3. 辅助检查

（1）尿妊娠试验。

（2）超声检查：子宫大小，宫腔内有无妊娠囊、胎芽、胎心，有无盆腔积液，附件包块。

（3）血常规及凝血功能检查。

4. 流产类型的鉴别诊断（表4-6-2）

表4-6-2　流产类型的鉴别诊断

类型	临床表现			妇科检查	
	出血量	下腹痛	组织排出	宫颈口	子宫大小
先兆流产	少	无/轻	无	闭	与孕周相符
难免流产	中/多	加剧	无	扩张	相符或略小
不全流产	少/多	减轻	部分	扩张伴组织物堵塞	小于孕周
完全流产	无/少	无	全部	闭	正常或略大
稽留流产	无/少	无	无	闭	相符或小

5. 流产的诊治流程（图4-6-2）

6. 转诊要点

（1）难免流产或不全流产伴出血量多需转诊。

（2）特殊类型的流产需转诊：如稽留流产、感染性流产、复发性流产。

（3）晚期流产需转诊。

7. 实践要点

（1）有性生活史的育龄妇女月经失调首先要排除流产及异位妊娠。

（2）先兆流产保胎治疗过程中，应定期检查超声，了解胎儿生长情况，避免盲目保胎。

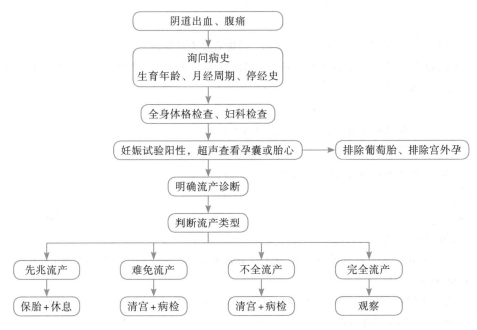

图4-6-2　流产的诊治流程

（三）人工流产

人工流产是避孕失败的补救措施，包括手术流产和药物流产。手术流产包括负压吸引术和钳刮术，药物流产是用米非司酮配伍米索前列醇的非手术终止妊娠的方法。

1. 手术适应证和禁忌证（表4-6-3）

表4-6-3　人工流产和药物流产的比较

类型	适应证	禁忌证
手术流产 （负压吸引术）	妊娠≤10周 患有严重疾病不宜继续妊娠	生殖道炎症 疾病急性期 全身情况不良不能耐受手术 术前两次体温在37.5℃以上

续表

类型	适应证	禁忌证
手术流产 （钳刮术）	妊娠10～14周 患有严重疾病不宜继续妊娠	同负压吸引术
药物流产	妊娠≤49日 年龄<40岁的健康妇女	肾上腺和其他内分泌疾病 血液病和血栓性疾病 心血管疾病 哮喘、青光眼、癫痫 药物过敏、过敏体质、带器受孕、 妊娠剧吐

2. 转诊要点

（1）术后体温37.5℃以上，伴下腹痛，考虑有感染可能时，需转诊。

（2）术后下腹痛，阴道出血时间长，出血量多，或有组织样物排出，考虑有吸宫不全可能时，需转诊。

3. 实践要点

（1）术后保持外阴清洁，1个月内禁止性生活。

（2）流产后2周常规随诊，注意体温和阴道出血情况，及时发现人流并发症。

（3）协助患者选择适合的避孕措施。

（叶慧玲）

推荐阅读文献

［1］WHO. Medical eligibility criteria for contraceptive use. 5th ed. Geneva: World Health Organization, 2015.

［2］程利南，狄文，丁岩，等.女性避孕方法临床应用的中国专家共识.中华妇产科杂志，2018，53（7）：433-447.

二、尿失禁

尿失禁是指尿液无法用意识控制，不自主地自尿道外口漏出。分为真性尿失禁、充盈性尿失禁、压力性尿失禁、急迫性尿失禁。尿液自尿道以外腔道漏出称为漏尿。尿失禁的初始评估包括明确尿失禁的特征和类型，识别可能表现为尿失禁的基础疾病（如神经系统疾病或肿瘤），以及识别潜在可逆的病因。

（一）问诊要点

1. 年龄、性别，尿失禁出现的时间。

2. 既往病史、手术史、生育史、生活习惯、活动能力、用药史、并发疾病如慢性咳嗽、便秘等。某些前驱事件或共存疾病有助于确定尿失禁类型，包括近期前列腺手术、药物使用及变化、神经系统合并症。

3. 有无发热、尿急感、尿量、血尿、膀胱刺激症状，是否合并有排尿踌躇、排尿费力、排尿间断或尿流缓慢。有无膀胱排空不全感、盆腔疼痛、尿床。有无排尿困难包括尿线细、排尿无力、射程缩短、排尿时间延长。排大便情况。

4. 与增加腹压动作如大笑、咳嗽、打喷嚏的关系。

5. 尿失禁程度。漏尿≤1g/h为轻度，1~10g/h为中度，10~50g/h为重度，≥50g/h为极重度。

（二）体格检查要点

1. 排尿后膀胱叩诊空虚或充盈。直肠指诊了解有无直肠膨出和检查肛门括约肌张力。男性患者还可以了解前列腺的大小和质地。

2. 外阴部有无异味或皮疹，女性有无盆腔脏器膨出及程度，双合诊有助于了解子宫大小、有无脱垂、和盆底肌收缩力。同时可行膀胱压力测试。

3. 会阴部感觉、下肢肌张力及病理征象。

（三）辅助检查

1. 尿液常规检查　结果提示存在泌尿道感染或血尿者，应进行尿培养。排除急迫性尿失禁。

2. 超声检查　了解膀胱充盈、前列腺增生情况及是否合并上尿路积液。合并上尿路积液者，行血清肌酐测定了解有无肾功能损害。

3. 中老年男性患者行血PSA系列检查排除前列腺癌。

（四）尿失禁鉴别诊断和治疗（表4-6-4）

表4-6-4　尿失禁鉴别诊断和治疗

鉴别点	真性尿失禁	充盈性尿失禁	急迫性尿失禁	压力性尿失禁
发病机制	尿道括约肌损伤	迫尿肌收缩力受损或活动低下，膀胱出口梗阻	不受控制的膀胱收缩	腹压增高使膀胱内压超过尿道括约肌压
常见疾病	前列腺切除术后，尿道产伤，神经源性病变	下尿路梗阻疾病，神经源性病变，术后尿潴留	膀胱出口梗阻或膀胱过度活动，神经源性病变，增加收缩力或加重阻塞效果的药物	前列腺手术，损害括约肌功能的脊髓损伤或疾病，多胎生育，盆腔脏器脱垂
表现	尿液持续不断流出	无预兆或诱因的情况下漏尿，常发生于体位改变和/或活动时	突然且强烈的尿急，尿意难以控制并伴不自主漏尿	腹内压突然升高时出现，没有膀胱收缩，无尿急感
诊断	相关损伤史，极少有正常排尿，膀胱空虚	排尿困难，多发生于夜间，膀胱充盈	尿液检查包括细菌培养	中老年女性，神经系统检查

续表

鉴别点	真性尿失禁	充盈性尿失禁	急迫性尿失禁	压力性尿失禁
治疗	盆底肌肉锻炼，人工括约肌植入	留置导尿，手术解除下尿路梗阻，药物增加逼尿肌收缩力	抗生素治疗，行为治疗	盆底肌肉锻炼，α_1受体激动剂等，尿道中段悬吊术

（五）转诊要点

1. 除单纯性尿路感染等不需手术治疗者外均需转诊。

2. 残余尿 >300ml 的急、慢性尿潴留者应留置尿管后转诊。

（六）实践要点

1. 尿失禁往往可以通过询问病史和体格检查确定诊断。

2. 正确区别不同类型尿失禁尤为重要。部分患者可能存在不止一种类型的尿失禁。

（叶慧玲）

三、乳房问题

乳房问题以急性乳腺炎（包括哺乳期与非哺乳期）、乳腺纤维腺瘤、乳头溢液、乳腺癌等为常见，以乳腺癌危害性最大。乳腺癌的发病率占女性恶性肿瘤的第一位。

（一）询问病史要点

1. 乳房肿块是双侧或单侧，多发或单发，短期内有无明显增大。

2. 疼痛是否发生在哺乳期，与月经周期关系。

3. 溢液的性状是浆液性或血性，是单侧乳头还是双侧乳头溢液，是单个乳孔还是多个乳孔溢液。

4. 乳头是否有脱屑、糜烂、乳头内陷、赘生物等。

5. 乳腺癌易感因素包括家族史，月经初潮较早或绝经较晚，未孕或高龄初产，大剂量或长期接触放射线。

（二）体格检查

1. 环境要求光线明亮，被检者取端坐位，双臂下垂或叉腰，两侧乳房充分暴露。

2. 诊察时机为月经来潮的第9~10日最佳。

3. 视诊包括乳房形状、大小，两侧是否对称，是否有局限性隆起或凹陷，乳头、乳晕有无内陷或糜烂，局部皮肤有无红肿及溃烂。

4. 触诊手法为用手指掌面而不是指尖做触诊，勿用手指捏乳房组织；触诊顺序为先健侧后患侧，由外上象限开始，左侧按顺时针方向，右侧按逆时针方向，由浅入深循序进行，最后触诊乳头乳晕。如触及肿块，应注意局部皮温、大小、硬度、边界、光滑度、压痛等。挤压乳头、乳晕区，观察溢液颜色、性质。注意腋窝淋巴结大小、硬度、活动度、有无触痛。

（三）乳腺疾病的鉴别诊断（表4-6-5）

表4-6-5 常见乳腺疾病的鉴别诊断

鉴别点	乳腺纤维腺瘤	乳腺增生	急性乳腺炎	乳腺癌
年龄	青年	中、青年	青年	中、老年
病程	缓慢	缓慢	急	较快
疼痛	无	周期性	明显	无
肿块数目	单/多个	多个	单个	单个
肿块边界	清楚	不清	不清	不清
肿块移动度	不受限	不受限	受限	受限
腋窝淋巴结肿大	无	无	可有	可有
脓肿	无	无	可有	无

（四）乳腺疾病的诊治流程（图4-6-3、图4-6-4）

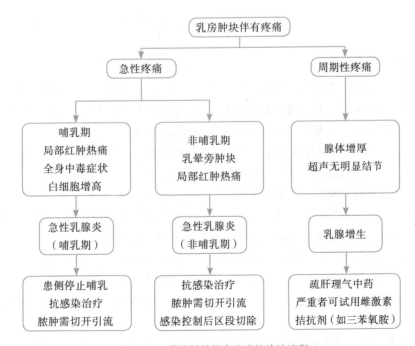

图4-6-3 乳腺肿块伴有疼痛的诊治流程

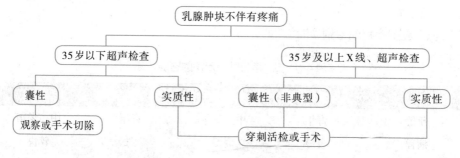

图4-6-4　乳腺肿块不伴有疼痛的诊治流程

（五）转诊要点

乳腺癌或与乳腺纤维瘤、乳腺增生等疾病鉴别困难时需转诊治疗。

（六）实践要点

1. 急性乳腺炎早期应用敏感抗生素，患侧停止哺乳，但须排空乳汁。

2. 反复发作的乳房慢性炎症需排查结核、自体免疫性疾病可能。

3. 乳腺肿块鉴别困难者，需行病理检查，常用的活检方法有空芯针穿刺活检术、真空辅助旋切活检系统、切除活检。不建议行切取活检、细针针吸细胞学检查。

（叶慧玲）

四、月经失调

正常月经受大脑皮层和下丘脑－垂体－卵巢轴的神经内分泌调节，月经周期、经期、经量都有一定的规律。月经周期及出血量和出血时间的任一项或多项出现异常统称为月经失调，包括异常子宫出血（abnormal uterine bleeding，AUB）和闭经。

AUB是指生育期非妊娠妇女，月经频率、规律性、经期长度和出血量其中任何一项出现异常，并源自子宫腔的异常出血。常见病因可分为两大类9个亚型（PALM-COEIN）。其中最常见的是排卵障碍性（ovulatory dysfunction）异常子宫出血（简称：AUB-O），由于下丘脑－垂体－卵巢轴功能异常，而非器质性病变引起。大多数AUB-O能通过药物取得良好的治疗效果。排卵障碍包括无排卵、稀发排卵和黄体功能不足。

闭经是一种常见的表现为无月经的妇科症状，包括原发性和继发性闭经。原发性闭经是指年龄超过14岁，第二性征未发育；或年龄超过16岁，第二性征已发育，但月经未来潮。继发性闭经是指正常月经周期建立后月经停止6个月，或按自身原有周期计算停止3个周期以上者。

（一）问诊要点

1. 年龄、月经史，尤其是最近3个月的月经情况，包括周期、经期和出血量，有无停经史。

2. 婚育史及避孕措施，有无产后出血病史，近期妇科及计划生育手术史。

3. 是否服用避孕药、减肥药、抗精神病药物。

4. 有无肝病、血液病、糖尿病、甲状腺疾病。

（二）体格检查

1. 全身检查　血压、脉搏、体重；有无多毛、色素沉着、痤疮；甲状腺有无增大或结节；心、肺检查；乳房及外阴发育情况，乳头有无溢乳。

2. 妇科检查　已婚妇女做阴道检查，未婚者得到患者和家属同意后做肛检，检查目的是排除阴道、宫颈及子宫器质性病变。

（三）辅助检查

1. 盆腔超声了解子宫大小、形状、宫腔内有无赘生物、子宫内膜厚度及回声。

2. 妊娠试验排除妊娠及妊娠相关疾病。

3. 血常规、凝血功能检查了解有无贫血及血液系统疾病。

4. 基础体温测定协助判断排卵情况，必要时查激素判断功血的原因。

5. 对年龄≥45岁、长期不规律子宫出血、有子宫内膜癌高危因素、超声检查提示子宫内膜过度增厚并且回声不均匀、药物治疗效果不满意者应行诊刮并行病理检查，以除外子宫内膜病变；有条件者推荐宫腔镜直视下活检。

（四）排卵障碍性异常子宫出血（AUB-O）的鉴别诊断（表4-6-6）

表4-6-6　排卵障碍性异常子宫出血（AUB-O）的鉴别诊断

疾病种类	月经情况	症状	妇科检查	妊娠试验	血常规	盆腔超声
AUB-O	不规则出血或闭经	可有头晕心慌	无器质性病变	阴性	可有贫血	无明显异常
异常妊娠	停经后阴道流血	腹痛	子宫增大压痛	阳性	可有贫血	宫内孕或异位妊娠
妇科肿瘤	经量多或不规则出血	无或有下腹痛	触及包块	阴性	可有贫血	盆腔包块或内膜异常
生殖道感染	可有不规则出血	下腹痛	子宫附件触痛	阴性	可有白细胞升高	可有炎性包块
血液系统疾病	不规则出血	可有其他部位出血	无异常	阴性	血小板减少	无异常
激素类药物使用不当	不规则出血或闭经	无	无异常	阴性	无异常	无异常

（五）异常子宫出血的诊治流程（图4-6-5）

（六）无排卵或稀发排卵AUB-O常用治疗方法（表4-6-7）

AUB-O治疗原则：急性出血期维持一般状况和生命体征，积极支持疗法（输液、输血），尽快止血并纠正贫血，止血方法选择要综合患者的年龄、出血量、出血速度、贫血严重程度、是否耐受、是否有生育要求等因素综合考虑。血止后调整月经周期，预防子宫内膜增生和复发。有生育要求者行诱导排卵治疗，完成生育后应长期随访。

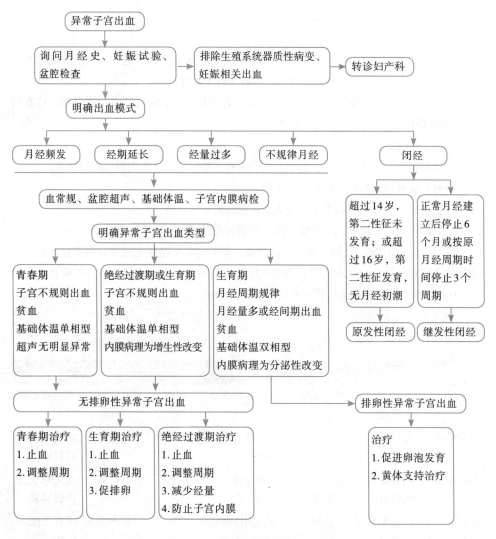

图 4-6-5 异常子宫出血的诊治流程

（七）转诊要点

1. 急性大出血但无刮宫条件时转诊。

2. 不能排除异常妊娠或宫颈癌、子宫内膜癌时转诊。

3. 雌、孕激素止血和调整月经周期治疗效果不佳时需转诊。

4. 无排卵性 AUB 需用促排卵药物治疗时转诊。

5. 原发性闭经或者继发性闭经经过药物治疗后仍无月经来潮应转诊。

（八）实践要点

1. 绝经过渡期异常子宫出血药物治疗无效必须诊刮，诊刮是最快速的止血方法。刮出物必须送病理检查，以排除恶性病变。

2. 异常子宫出血治疗效果不佳，可以考虑宫腔镜检查。

表4-6-7 无排卵或稀发排卵 AUB-O 常用治疗方法

方法	治疗方案	适用情况、优点	药物、用法及用量	
出血期止血	孕激素内膜脱落法	适用于一般情况较好，血红蛋白≥90g/L者	黄体酮（急性出血建议） 地屈孕酮10~20mg/d，微粒化黄体酮200~300mg/d甲羟孕酮6~10mg/d（出血淋漓不净、不愿意肌内注射的患者选）	20mg/d×3日，肌内注射 连用7~10日。停药后1~3日发生撤退性出血，约1周内血止
	大剂量短效复方口服避孕药	禁用于有避孕药禁忌证的患者 止血效果好、速度快，价格低、使用方便	炔雌醇环丙孕酮片 屈螺酮炔雌醇片 去氧孕烯炔雌醇片 复方左炔诺孕酮	1片/次，2~3次/d，大多数可在1~3日完全止血；继续维持原剂量治疗3日以上仍无出血可减量，每3~7日减少1片，仍无出血，可继续减量到每日1片，维持至血红蛋白含量正常，希望月经来潮，即停药
	高效合成孕激素	体内有一定雌激素水平的患者	炔诺酮5mg/次 或甲地孕酮 甲羟孕酮	每8小时1次，血止后每3日递减1/3量，达维持量2.5~50mg/d，血止后21日停药
	手术治疗	有诊刮指征或有药物治疗禁忌的患者	建议将诊刮（或宫腔镜检查直视下活检）、子宫内膜病理检查作为首次止血的治疗选择。还可发现或排除子宫内膜病变	对于近期已行子宫内膜病理检查，除外了恶变或癌前病变者不必反复刮宫

方法	治疗方案	适用情况、优点	药物、用法及用量
调整月经周期	孕激素定期撤退法	适用于经量多、痤疮、多毛、痛经、经前期综合征、有避孕要求的患者	口服地屈孕酮10~20mg/d 或微粒化黄体酮200~300mg/d 月经周期第11~15日起，共10~14日，酌情应用3~6个周期
	短效避孕药		服用方法与避孕方法相同
	左炔诺孕酮宫内缓释系统	避孕作用好，可长期保护子宫内膜，显著减少出血量，对全身的副作用较小	宫腔内局部定期释放低剂量孕激素（LNG 20μg/d）
	促排卵	希望尽快妊娠的患者	口服氯米芬、来曲唑、中药等
	雌孕激素序贯治疗	对雌激素缺乏的青春期或绝经过渡期患者	撤退性月经第5日开始口服结合雌激素1.25mg或戊酸雌二醇2mg，每晚1次，连服21日，第10日加服甲羟孕酮10mg，每日1次与雌激素同时停用 也可使用复合制剂，如戊酸雌二醇片雌二醇环丙孕酮片、17β雌二醇地屈孕酮片
其他治疗	氨甲环酸	维持一般状况和生命体征，配合性激素治疗可达到更好的止血效果，可酌情同时进行	1g/次，2~3次/d，5~7d/月
	丙酸睾酮		每个周期肌内注射75~300mg 酌情平分为多日多次使用
	输血		出血严重时
	铁剂、促红细胞生成素、叶酸		中重度贫血患者

3. 任何闭经诊断前均需要首先排除妊娠。

（叶慧玲）

推荐阅读文献

[1] 中华医学会妇产科学分会妇科内分泌学组.排卵障碍性异常子宫出血诊治指南.中华妇产科杂志, 2018, 53（12）: 801-805.

[2] 中华医学会妇产科学分会绝经学组.围绝经期异常子宫出血诊断和治疗专家共识.中华妇产科杂志, 2018, 53（6）: 396-401.

五、绝经综合征

绝经综合征是指绝经前后妇女出现性激素波动或减少所致的一系列躯体和精神心理症状。分为自然绝经和人工绝经（两侧卵巢经手术切除或受放射治疗所致的绝经）。

（一）问诊要点

1. 月经紊乱　年龄、月经周期是否不规律、经期持续时间和月经量增多或减少。

2. 植物神经功能障碍　潮热、出汗、心悸、眩晕、头痛、失眠、耳鸣。

3. 精神、情绪变化　情绪不稳定、激动易怒、抑郁、不能自我控制，记忆力减退。

4. 泌尿生殖道症状　尿急、尿频，反复泌尿系感染，阴道干燥，性交困难。

（二）体格检查

1. 全身情况　精神状态、身高、体重、腰围、臀围、血压、心率、有无心律不齐、有无皮肤和骨、关节病变。腹部、乳腺体格检查。

2. 妇科检查　注意阴道、宫颈、子宫有无器质性病变，附件有无包块。

（三）辅助检查

1. 盆腔超声检查　绝经后子宫萎缩变小，子宫内膜薄，厚度6mm以下，卵巢无卵泡影像。

2. 卵巢功能检查（如有性激素测定条件）　围绝经期妇女血卵泡刺激素（follicle-stimulating hormone，FSH）>10U/L，提示卵巢储备能力下降；闭经、FSH>40U/L且雌二醇（estradiol，E2）<10~20ng/L，提示卵巢功能衰竭。

3. 抗苗勒管激素（anti-mullerian hormone，AMH）测定　AMH低至1.1μg/L提示卵巢储备下降；若低于0.2μg/L，提示即将绝经；绝经后AMH一般测不出。

（四）绝经综合征主要鉴别诊断（表4-6-8）

表4-6-8　绝经综合征主要鉴别诊断

疾病种类	发病年龄	主诉	体征	辅助检查
绝经综合征	>40岁	月经紊乱、潮热、易怒、多梦、头晕、尿急	无明显阳性体征	性激素水平异常

续表

疾病种类	发病年龄	主诉	体征	辅助检查
心血管疾病	老年妇女	头痛、胸闷、头晕等	血压高	心电图等有异常
神经系统疾患	与年龄无明确关系	头痛、失眠、头晕等	无明显异常	专科检查异常
甲亢	与年龄无明确关系	心悸、畏热、出汗等	甲状腺增大、突眼等	甲状腺功能检查异常
生殖系统肿瘤	与年龄无明确关系	下腹疼痛、月经异常等	妇科检查有器质性病变	超声检查有肿物
泌尿系统疾病	与年龄无明确关系	尿急、尿频、尿痛	肾区叩击痛	尿常规异常超声检查异常

（五）绝经综合征诊治流程（图4-6-6）

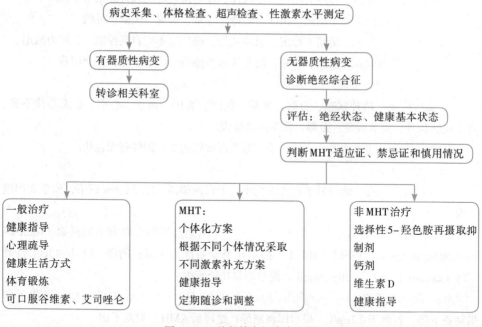

图4-6-6　绝经综合征诊治流程

（六）转诊要点

1. 无性激素测定条件和需要开展绝经激素治疗（menopause hormone therapy，MHT）时转诊。

2. 严重的精神症状需转诊精神科协助治疗。

3. 排除冠心病，骨质疏松症时需转诊。

4. 年轻女性仍有生育要求者应尽快转诊。

（七）实践要点

1. 绝经综合征诊断前应除外相关症状的器质性病变及精神疾病，绝经综合征严重者也会出现精神疾病。

2. 绝经过渡期和绝经后是妇科和其他系统肿瘤好发年龄，也是心血管系统疾病、骨质疏松症、老年性痴呆等疾病好发年龄，应注意鉴别诊断。不能把所有绝经期疾病归因于绝经期。激素替代治疗只是辅助治疗，不能解决所有问题，原有疾病的治疗要维持。

3. 绝经激素治疗必须个体化。根据治疗症状的需求、获益/风险评估、相关检查结果、个人偏好和治疗期望等因素，选择性激素的种类、剂量、配伍、用药途径、使用时间。

（叶慧玲）

推荐阅读文献

中华医学会妇产科学分会绝经学组.绝经管理与绝经激素治疗中国指南（2018）.中华妇产科杂志, 2018, 53（11）: 729-739.

六、阴道炎

阴道炎是妇科常见病，正常阴道内有多种微生物存在，在雌激素作用下，阴道乳杆菌大量繁殖，使阴道维持一定pH值，菌群之间形成生态平衡，当生态平衡被打破或外源性病原体侵入才会导致炎症发生。

（一）问诊要点

1. 阴道分泌物的量、性状（稀薄或稠厚，豆腐渣状、凝乳状或脓性）、有无异味。

2. 外阴有无瘙痒、灼热、疼痛、性交痛和皮疹。

3. 有无尿频、尿急、尿痛。

4. 近期是否服用抗生素、免疫抑制剂、有无糖尿病和泌尿系统感染。

（二）体格检查

1. 妇科检查

（1）外阴：皮肤黏膜有无充血、水肿、抓痕、糜烂、溃疡。

（2）阴道：黏膜有无充血、水肿、糜烂、出血点，分泌物量及性状。

（3）宫颈：有无糜烂、息肉、是否有接触性出血。

（4）子宫及双附件：未见异常。

2. 分泌物涂片病原体检查

（1）低倍镜下有无大量白细胞、滴虫。

（2）0.9%氯化钠溶液或10%氢氧化钾溶液湿片或革兰氏染色法有无芽生孢子和假菌丝。

（3）高倍镜下是否见线索细胞。

（4）胺试验：分泌物涂片加入10%氢氧化钾1~2滴，产生烂鱼样腥臭味。

（三）阴道分泌物异常主要病因的鉴别诊断（表4-6-9）

表4-6-9　阴道分泌物异常主要病因的鉴别诊断

疾病种类	症状	分泌物特点	阴道黏膜	宫颈	子宫	附件
阴道炎	分泌物多 瘙痒 灼痛	豆腐渣样 脓性有疱 灰白凝乳状	充血水肿 出血点 糜烂	光滑 或柱状上 皮移位	正常	正常
宫颈炎	分泌物多 性交后出血	血性 脓血性	正常	糜烂 赘生物 充血	正常 或增大	正常 或增厚
盆腔炎性 疾病	下腹疼痛 分泌物多	脓性 臭味	正常	充血 举痛 宫口流脓	稍大 压痛 活动受限	增粗、增厚 包块 压痛

（四）阴道炎的诊疗流程（图4-6-7）

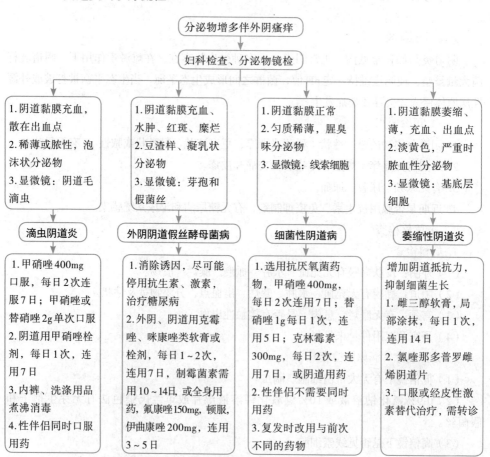

图4-6-7　阴道炎的诊疗流程

（五）转诊要点

1. 阴道炎经常复发或治疗效果不佳时转诊。

2. 妊娠合并阴道炎时转诊。

3. 萎缩性阴道炎需要补充雌激素时转诊。

（六）实践要点

1. 阴道炎的共同特点是分泌物增多和外阴瘙痒，但病原体不同、分泌物性质及瘙痒轻重不同，治疗方法也不同，诊疗时应注意鉴别。

2. 阴道炎可能与长期使用抗生素、免疫抑制剂及糖尿病等有关，故治疗炎症同时要积极去除诱因。

（叶慧玲）

推荐阅读文献

李婷，刘朝晖.2020年美国妇产科医生学会《非妊娠期阴道炎》管理指南解读.中国实用妇科与产科杂志,2021,37（2）:205-207.

七、盆腔炎性疾病

盆腔炎性疾病是女性上生殖道的感染性疾病，包括子宫内膜炎、输卵管炎、输卵管卵巢脓肿、盆腔腹膜炎，其中输卵管炎和输卵管卵巢炎多见，炎症可局限于一个部位或累及多个部位。盆腔炎性疾病多发生在育龄期有性生活的妇女，初潮前、绝经后和未婚妇女较少发生。

（一）问诊要点

1. 年龄、性生活及月经婚育史。

2. 有无经期性交、使用不洁卫生巾史。

3. 腹痛性质、部位，有无牵涉痛和胃肠道症状。

4. 近期有无宫腔内手术操作史。

5. 既往有无阑尾炎、腹膜炎等病史。

（二）体格检查

1. 全身检查　精神状况，体温，心率，血压，下腹部有无压痛、反跳痛、肌紧张，腹部叩诊有无移动性浊音，有无肠鸣音减弱或消失。

2. 妇科检查　有无脓臭阴道分泌物，宫颈充血，宫颈举痛，子宫稍大和压痛，活动受限，双侧附件区有无明显压痛、增厚或包块，必要时三合诊检查。

（三）辅助检查

1. 血常规。

2. 阴道分泌物镜检是否有大量白细胞。

3. 病原体检测是否子宫颈淋病奈瑟菌或衣原体感染。

4. 盆腔超声检查有无输卵管增粗、盆腔积液及盆腔包块。

（四）盆腔炎性疾病的主要鉴别诊断（表4-6-10）

表4-6-10 盆腔炎性疾病的主要鉴别诊断

疾病种类	起病缓急	疼痛部位	疼痛性质	疼痛与月经关系	伴随症状
盆腔炎性疾病	起病缓慢逐渐加重	下腹一侧至全下腹	持续性钝痛	多发生于月经后	发热、畏寒
异位妊娠	突发剧痛	下腹一侧至全腹	撕裂性锐痛	多有月经推后、停经	阴道出血休克、头晕肛门坠胀
卵巢肿瘤蒂扭转或破裂	急剧发病	下腹一侧至全腹	撕裂性剧痛	无关巧克力囊肿破裂多见于经前或经期	恶心、呕吐
子宫内膜异位症	与月经有关	耻骨联合上方	持续性坠痛	经前和经期疼痛	经前点滴出血
急性阑尾炎	起病缓慢逐渐加重	上腹转移到右下腹	阵发性绞痛	无关	发热、恶心、呕吐
卵巢恶性肿瘤	起病缓慢逐渐加重	下腹一侧或两侧	持续性、顽固性疼痛	无关	腹胀恶病质

（五）盆腔炎性疾病诊治流程（图4-6-8）

（六）转诊要点

1. 一般情况差伴高热、恶心、呕吐，怀疑盆腔腹膜炎或输卵管卵巢脓肿时转诊。

2. 不孕症患者需辅助生殖协助受孕时转诊。

3. 输卵管积水需手术治疗者转诊。

（七）实践要点

1. 急性盆腔炎需与引起急性下腹痛的常见疾病如异位妊娠、卵巢囊肿扭转或破裂、急性阑尾炎等鉴别。

2. 慢性盆腔痛需要与盆腔恶性肿瘤、结核、子宫内膜异位症鉴别。

3. 盆腔炎性疾病后遗症与盆腔慢性炎症导致组织破坏、粘连、增生和瘢痕形成有关，抗生素治疗无效，多采用活血化瘀中药或理疗方法治疗。

（叶慧玲）

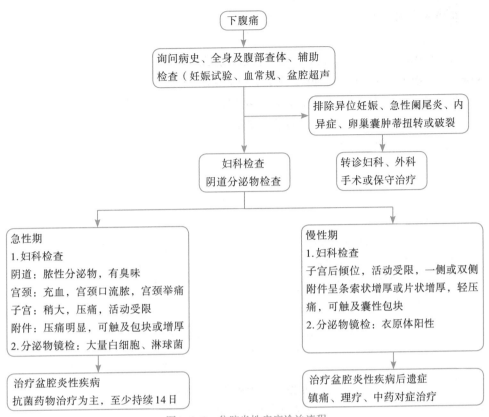

图 4-6-8　盆腔炎性疾病诊治流程

推荐阅读文献

中华医学会妇产科学分会感染性疾病协作组.盆腔炎症性疾病诊治规范（2019 修订版）.中华妇产科杂志.2019, 54（7）：433-437.

八、性传播疾病

性传播疾病指经性行为传播的一组疾病。随着非阴茎–阴道性行为的出现，性传播疾病的传播也出现了新的特点。目前常见的是淋病、梅毒、尖锐湿疣、生殖器疱疹、沙眼衣原体感染、支原体感染和艾滋病等。近年淋病和梅毒发病率重新上升。对患有性传播疾病者和毒品使用者均应考虑人类免疫缺陷病毒感染风险。性传播疾病筛查的直接目标是在感染者出现并发症之前识别并治疗。反复发生性传播疾病是感染人类免疫缺陷病毒的危险因素。

（一）问诊要点

1. 尿道有无瘙痒、烧灼感，有无尿痛、排尿困难。

2. 阴道有无瘙痒、肿痛、黄色脓性分泌物。

3. 溃疡的部位（生殖器、会阴或肛周），是否伴疼痛。

4. 新生物部位、大小、形状。

5. 不洁性接触史，包括接触后再与配偶或其他性伴侣接触。

6. 全身其他疾病。

（二）体格检查

1. 全身情况包括发育、营养、精神状态，淋巴结有无肿大、压痛，口腔、唇、舌、咽喉、乳头有无病损，心、肺叩诊及听诊，腹部触诊，神经系统检查等。

2. 尿道外口及阴道有无红肿，有无分泌物及分泌物的量、性状。

3. 外生殖器、会阴、肛周有无皮疹、溃疡、新生物。

（三）常见性传播疾病诊断和治疗

1. 淋病（图4-6-9）

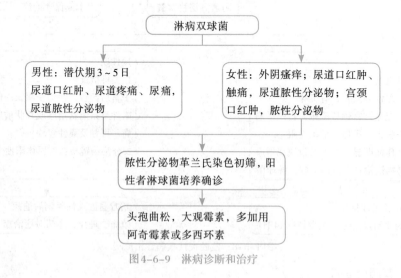

图4-6-9　淋病诊断和治疗

2. 非淋菌性尿道炎（图4-6-10）

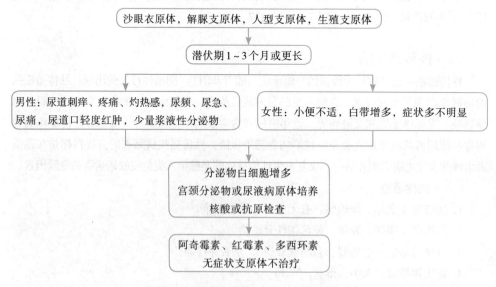

图4-6-10　非淋菌尿道炎诊断和治疗

3. 生殖器疱疹（图4-6-11）

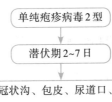

单纯疱疹病毒2型

↓

潜伏期2~7日

↓

男性：龟头、冠状沟、包皮、尿道口、阴茎体、阴囊
女性：外阴、阴道和宫颈
共同：肛周、大腿、臀部

↓

多个群集红色丘疹，迅速形成小水疱，变成脓性水疱
破溃形成糜烂或浅溃疡，疼痛明显腹股沟淋巴结肿大
及压痛

↓

病损部位或血清病毒抗原、抗体、核酸检查

↓

阿昔洛韦，伐昔洛韦

图4-6-11　生殖器疱疹诊断和治疗

4. 尖锐湿疣（图4-6-12）

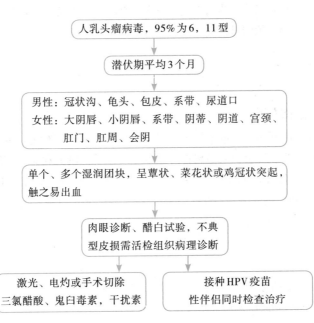

人乳头瘤病毒，95%为6，11型

↓

潜伏期平均3个月

↓

男性：冠状沟、龟头、包皮、系带、尿道口
女性：大阴唇、小阴唇、系带、阴蒂、阴道、宫颈、
　　　肛门、肛周、会阴

↓

单个、多个湿润团块，呈蕈状、菜花状或鸡冠状突起，
触之易出血

↓

肉眼诊断、醋白试验，不典
型皮损需活检组织病理诊断

↓

激光、电灼或手术切除　　　　接种HPV疫苗
三氯醋酸、鬼臼毒素，干扰素　　性伴侣同时检查治疗

图4-6-12　尖锐湿疣诊断和治疗

5. 阴虱病（图4-6-13）

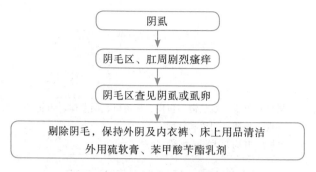

图4-6-13　阴虱病的诊断和治疗

（四）转诊要点

1. 相关性传播疾病转为慢性时需转诊治疗。

2. 相关性传播疾病出现并发症时需转诊治疗。

（五）实践要点

1. 有冶游史者为高危人群。性伴侣越多，无保护性生活次数越多，感染的机会越大。

2. 性接触是主要传播途径，但应注意共用带菌（病毒）物品、医疗器具也可传播、孕期可通过宫内或产道感染传播给胎儿。

3. 早期诊断、及时治疗十分重要，但确诊前不要随意治疗。

4. 选择对病原体最敏感的药物进行治疗。药量要充足，疗程要正规，方法要正确。

5. 定期复查，只有当病原体消灭或血清学检查阴性后才能判断为治愈。

6. 配偶或性伴侣必须同时接受检查或治疗，治愈前不能有性生活。

（叶慧玲）

九、男性健康问题

男性吸烟多、喝酒多，总体上更喜欢尽情享受刺激的冒险行为。男性承受着更大的心理压力，这些行为和社会因素是男性健康的主要杀手。澳大利亚男性的预期寿命是76岁，女性为81岁。我国男性的预期寿命是74岁，女性为77岁。男性死于冠状动脉疾病、MVAs、自杀、事故、癌症分别是女性的4倍、3倍、4倍、4倍、2倍。关注男性特征、自尊、情感、身体需求、人际沟通，是关注男性健康的重要任务。

（一）前列腺炎

1. 询问病史要点

（1）发病情况包括急或慢性、持续时间、迁延或反复。

（2）排尿症状包括膀胱刺激症状及排尿困难症状。

（3）骨盆区域疼痛包括疼痛的部位、诱发因素、持续时间。

（4）性功能包括勃起功能和射精症状。

（5）精神症状包括失眠、焦虑、抑郁。

（6）全身症状包括寒战、发热、乏力。

2. 体格检查

（1）外生殖器检查。

（2）直肠指诊了解前列腺大小、质地、结节、压痛、波动感，前列腺按摩获取前列腺液，盆底肌肉紧张度，盆壁压痛。

3. 实验室检查

（1）尿常规及病原体培养。

（2）前列腺液检查及病原体培养。

（3）"四杯法"或"两杯法"病原体定位检查。

4. 诊断和治疗（表4-6-11）

表4-6-11 不同类型前列腺炎的诊断和治疗

	类型	诊断	治疗
Ⅰ	急性细菌性前列腺炎	起病急、剧烈的会阴部和耻骨上疼痛，膀胱刺激症状伴痛性排尿，前列腺压痛、脓肿，尿和血细菌培养结果一致	一经诊断马上使用广谱抗生素，对症治疗；尿潴留者可耻骨上膀胱穿刺造瘘或12~16F细导尿管导尿（留置尿管不超过12小时）；伴脓肿形成较大者可穿刺引流
Ⅱ	慢性细菌性前列腺炎	反复发作的盆腔疼痛或不适，下尿路症状，前列腺有压痛，勃起功能障碍，射精症状，持续时间超过3个月，VB1及VB2细菌培养阴性，EPS和VB3细菌培养阳性	氟喹诺酮类、大环内酯类等，对症治疗（α受体阻滞剂、植物制剂、非甾体抗炎药等）
Ⅲ	慢性前列腺炎/慢性盆腔疼痛综合征	长期、反复发作的盆腔疼痛或不适，下尿路症状，前列腺有压痛，勃起功能障碍，射精症状，EPS/VB3/精液细菌培养阴性	根据临床表型个体化定向治疗
Ⅳ	无症状前列腺炎	无主观症状，EPS/VB3/精液中白细胞或细菌	不需治疗

注：EPS，胞外聚合物；VB1~VB3分别指前列腺按摩前尿液、膀胱尿液、前列腺按摩后尿液。

5. 转诊要点

（1）慢性前列腺炎患者可伴有不同程度的心理障碍，可进行心理精神治疗。

（2）慢性前列腺炎可进行物理治疗。

6. 实践要点

（1）急性细菌性前列腺炎患者禁忌行前列腺按摩。

（2）慢性前列腺炎/慢性盆腔疼痛综合征最常见，症状分为泌尿系统（urinary）、社会心理（psychosocial）、器官特异（organ specific）、感染（infection）、神经系统或全身症状（neurologic/systemic）、全身及骨骼肌触痛（tenderness of skeletal muscles）六类（UPOINT），选择针对性治疗方法。

（二）良性前列腺增生

良性前列腺增生（benign prostatic hyperplasia，BPH）是引起中老年男性排尿障碍最为常见的一种疾病，高龄和有功能的睾丸是主要发病因素。

1. 询问病史要点

（1）年龄。

（2）下尿路症状的特点、持续时间及伴随症状（储尿期症状包括尿频、尿急、夜尿；排尿期症状包括排尿费力、尿线变细、排尿中断、射程缩短、尿末滴沥、排尿不尽感。）

（3）既往史：糖尿病、神经系统疾病、心血管疾病等，药物治疗史、外伤史、盆腔手术史。

（4）一般情况：有无血尿、肾功能不全症状。

（5）国际前列腺症状评分（IPSS评分）。

（6）对生活质量的影响（生活质量指数评分）。

2. 体格检查

（1）直肠指诊了解前列腺大小、形态、质地、结节、压痛，中央沟是否变浅或消失。

（2）下腹部触诊和叩诊了解尿潴留情况。

（3）肛周和会阴神经系统检查。

3. 辅助检查

（1）尿常规检查了解是否合并泌尿系统感染、血液生化检查评估肾功能。血清PSA系列检查鉴别前列腺癌。

（2）超声检查了解前列腺形态、大小、异常回声，同时可测定残余尿量、评估上尿路情况。

（3）尿流率检查了解排尿受阻程度。

（4）必要时膀胱尿道镜检查进行鉴别诊断。

4. 治疗（表4-6-12）

表4-6-12 前列腺增生治疗

方法	适应证	内容
等待观察	IPSS ≤ 7 IPSS ≥ 8但不影响生活质量	健康教育 生活方式指导 定期监测
药物治疗	IPSS ≥ 8并影响生活质量	α受体阻滞剂 5α还原酶抑制剂 m受体拮抗剂

方法	适应证	内容
手术治疗	药物治疗效果不佳或拒绝药物治疗，反复尿潴留、严重血尿、反复感染、残余尿明显增多或充盈性尿失禁，合并膀胱结石、肾积水、腹股沟疝	经尿道前列腺切除术 经尿道激光前列腺切除术

注：IPSS，国际前列腺症状评分。

5. 转诊要点　有手术适应证患者需转诊治疗。

6. 实践要点

（1）前列腺增生一般在50岁以后出现症状，并进展缓慢。

（2）IPSS评分非前列腺增生特有，且与最大尿流率、残余尿量、前列腺体积无明显相关性。

（3）应根据症状严重程度选择治疗方法。

（4）前列腺癌（prostate cancer，PCa）是常见的男生殖系统肿瘤，发病率呈上升趋势，需与良性前列腺增生鉴别（表4-6-13）。

（三）阴囊疾病

阴囊疾病包括阴囊皮肤、阴囊壁及其内容物病变，可发生于男性各个年龄段。

1. 询问病史要点

（1）发病急缓，有无外伤史，有无泌尿道侵入性检查史、治疗史。

（2）疼痛的部位、诱因、性质、程度、持续时间及放射的部位。

（3）包块的部位，与体位变化的关系。

（4）全身症状如发热、寒战等。

2. 体格检查

（1）在温暖环境中取站立位或仰卧位检查。

（2）观察阴囊是否对称，体积有无增大，皮肤有无皱褶、红肿、溃疡或窦道等。

（3）睾丸和附睾的大小、质地，有无触痛和包块。精索有无增粗、变硬、触痛、包块，输精管质地及有无串珠样改变，精索静脉有无迂曲、扩张。

（4）阴囊空虚时应检查腹股沟有无包块，是否能推入阴囊。

（5）透光试验用于鉴别阴囊实质性或囊性包块。

3. 辅助检查

（1）中段尿和血培养有助于诊断急性附睾炎。

（2）睾丸肿瘤标志物检查有助于诊断并区分肿瘤类型。

（3）超声检查了解阴囊内容物的大小、形态，了解肿物的性质。彩色超声可了解精索静脉粗细及血流情况，了解睾丸动脉的血流情况。

第四章　常见问题

表4-6-13 良性前列腺增生与前列腺癌的鉴别

疾病	临床表现	直肠指诊	血清前列腺特异性抗原	超声	MRI	穿刺活检
良性前列腺增生	尿频、进行性排尿困难	前列腺体积增大，质地中等	多数正常，少数轻度增高	前列腺体积增大，内腺增生结节，内外腺厚度比例异常	前列腺体积增大，信号均匀，周围带变薄	前列腺增生
前列腺癌	多数无明显表现，也可出现下尿路症状	前列腺质地坚硬，表面结节	多数增高，少数正常	外周带低回声结节，晚期前列腺癌边界不整齐，高低界不平、包膜不完整，左右不对称	T_2周围带出现低信号结节	前列腺癌

4. 隐睾的诊断和治疗

隐睾包括睾丸下降不全、睾丸异位和睾丸缺如。睾丸下降不全是指睾丸未能通过正常下降途径而停留在其行径的任何部位。睾丸异位是指睾丸离开正常的下降途径停留在相应部位。睾丸缺如是指一侧或双侧无睾丸。超声是诊断隐睾的首选检查，可发现隐睾的位置并测定其大小。外科手术是治疗隐睾症的金标准。隐睾患者选择睾丸下降固定术的时机至关重要，有效保留生育能力的理想手术年龄是出生后6~12个月之间完成，最晚不宜超过18个月。激素治疗方面，主要采用绒毛膜促性腺激素（hCG）、促黄体生成素释放激素（LHRH）或促性腺激素释放激素（GnRH），也可LHRH+hCG联用。激素治疗的总体有效率很低，且缺乏远期疗效的证据，目前已不建议使用激素治疗来诱导睾丸下降。

5. 阴囊包块常见疾病的诊断和治疗（表4-6-14）

6. 转诊要点

（1）睾丸扭转是急症，延误治疗可导致睾丸坏死，特别是与急性附睾炎鉴别困难时，需即刻转诊治疗。手术探查应在4~6小时内完成，超过12小时的存活率很低。

（2）睾丸肿瘤需转诊确定类型，制订相应的治疗方案。

（3）阴囊疾病需手术时应转诊。

7. 实践要点

（1）隐睾的手术时间应在患者出生后6~12个月之间完成，至少在18个月之前完成。睾丸下降固定术后仍有可能发生睾丸肿瘤，应随访观察。

（2）诊断附睾结核者，需排除泌尿生殖系统其他器官及全身结核。

（3）阴囊包块需排除腹股沟疝。

（四）阴茎勃起功能障碍

阴茎勃起功能障碍（erectile dysfunction，ED）是指阴茎持续或反复发生的无法勃起或无法维持性交所需的足够硬度和持续时间的勃起。20~27岁人群患病率约为16%。肥胖、吸烟、血脂异常、高血压、糖尿病和心血管疾病与ED风险较高相关。ED的评估首先是采集性生活史及进行体格检查，具有95%的灵敏度，但特异度只有50%。

1. 病史询问要点

（1）发病的急缓、程度及是否逐渐加重。

（2）性生活的过程包括勃起、硬度、插入、持续时间、射精、双方满意度。

（3）精神、心理、社会及家庭等因素对勃起功能的影响。

（4）有无夜间勃起及晨勃，性幻想或视、听、触觉刺激有无勃起。

（5）是否伴有心血管、代谢性、神经系统、生殖系统、内分泌性及心理性疾病。

（6）是否有神经系统、骨盆、会阴等损伤史。

（7）药物、不良生活方式及嗜好。

（8）IIEF-5量表可评估ED严重程度。

2. 体格检查

（1）第二性征发育包括体型、皮肤、肌肉、喉结、胡须、体重、乳腺情况。

表4-6-14 阴囊包块常见疾病的诊断和治疗

疾病	临床表现	阴囊检查	实验室检查	超声检查	治疗
急性附睾炎	见于任何年龄 发病较急 疼痛、发热	多有阴囊红肿 附睾肿大、触痛明显 抬高阴囊疼痛可缓解	血常规白细胞升高 尿培养阳性	附睾肿大 睾丸血流增加	广谱抗生素 必要时脓肿切开引流
睾丸扭转	多见于青少年 发病突然 疼痛剧烈	多有阴囊红肿 睾丸肿大、触痛剧烈 抬高阴囊疼痛不缓解	血常规变化不明显 尿培养阴性	睾丸附睾肿大 睾丸血流降低	手法复位或 手术复位/切除
慢性附睾炎	多有急性病史 无特征性表现 隐痛或不适	附睾肿大 质地较硬	多无变化	附睾体积增大	有自限性 附睾切除术
附睾结核	有结核病史 发病缓慢 隐痛或不适	附睾肿大、质地硬 表面不平、硬结 脓肿破溃形成窦道 输精管串珠样改变	尿常规白细胞增多	附睾体积增大	抗结核药物 附睾切除术
睾丸鞘膜积液	见于任何年龄 坠胀不适	阴囊体积增大 囊性包块 触痛不明显、透光试验（+）	多无变化	睾丸周围液性暗区	随访观察 睾丸鞘膜翻转术
睾丸肿瘤	多见于青壮年 坠胀不适	阴囊体积增大 实性包块 与附睾界限清 触痛不明显、透光试验（-）	睾丸肿瘤标志物升高	睾丸低回声占位	手术 放疗 化疗
精索静脉曲张	多见于青少年 坠胀不适	多见于左侧、阴囊下坠 精索蚯蚓状团块 平卧位多可消失 触痛不明显、透光试验（-）	多无变化	精索静脉管径增粗 精索静脉血液反流	药物 手术

（2）生殖系统检查包括阴茎大小，有无畸形；双侧睾丸是否存在或为小睾丸。

（3）仔细评估股动脉及外周动脉，可提示有无血管性ED。

（4）评估提睾反射（划擦大腿内侧并观察同侧阴囊收缩情况），可反映脊髓胸腰段勃起中枢的完整性。

（5）检查有无视野缺损（视野缺损存在于垂体瘤的性腺功能减退男性）。

3. 实验室检查

（1）全血细胞计数，空腹血糖或糖化血红蛋白，全套代谢功能分析肝、肾功能等，促甲状腺激素检测以排除甲状腺疾病，血脂检测以评估心脏危险因素。

（2）血清总睾酮检测以评估性腺功能，如睾酮水平较低，建议检测催乳素。

4. 推荐检查

（1）阴茎夜间勃起测试（nocturnal penile tumescence test，NPT）：用以评估心理性ED与器质性ED，通常心理性ED男性的NPT试验结果正常；NPT结果不良的ED男性，应视为"器质性"ED，通常由血管或神经系统病变引起。

（2）阴茎彩色多普勒超声检查：阴茎海绵体注射舒张血管药物（如前列腺素）诱导阴茎勃起，彩色多普勒超声测量收缩期峰值流速和舒张末期流速，以分别评估动脉供血不足和静脉漏。

5. 治疗　旨在改善性欲，达到并保持阴茎勃起的能力，及治疗早泄。具体方法取决于造成ED的因素。

（1）识别基础病因（如使用抗抑郁药或抗高血压药）；识别并治疗心血管危险因素（如吸烟、肥胖、高血压及血脂异常）；基础治疗包括调整生活方式、控制基础疾病、心理疏导、指导性生活等。

（2）一线治疗包括口服5型磷酸二酯酶抑制剂（PDE5i）。其使用方便、安全、有效，是ED的首选治疗方法。睾酮补充治疗适用于睾酮水平低下患者，可与PDE5i联合运用。中医辨病辨证治疗。

（3）如PDE5i无效，二线治疗方法包括真空勃起装置治疗、海绵体活性药物注射治疗、经尿道前列腺素 E_1 栓剂治疗等。

（4）一线和二线方案不可用或无效的男性，可行三线治疗，包括阴茎假体植入术、阴茎血管手术治疗等。

（5）由抑郁或焦虑导致的ED可以单用心理治疗，也可联用心理治疗与精神药物。

6. 转诊要点

（1）需要进一步明确ED病因者。

（2）需要使用二线、三线治疗方法者。

7. 实践要点

（1）ED的病因错综复杂，常常是多因素导致的结果，需要采用个体化治疗方案。

（2）ED的诊断和治疗关系到患者的配偶，应共同参与。

（3）ED的治疗目标是改善性欲，达到和维持坚挺的勃起硬度，与患者的自尊心、自信心及治疗满意度等相关。

（4）ED的预防与治疗是一个整体，发现和治疗可纠正的病因，改变生活习惯，控制ED相关危险因素最为重要。

（叶慧玲）

第七节　儿童问题

一、行为和发展障碍

在西方社会1~14岁的儿童中，精神障碍的患病率至少可达12%，这些患者中多数为行为障碍，但是，我们倾向于认为儿童不会和成人一样患有这些精神障碍，因此临床上很容易忽略这些情况，使患儿得不到应有的照顾和治疗。所以，全科医生应该关注从婴幼儿到青少年时期的行为和发展问题，给予适当的干预和管理。

（一）询问病史要点

1. 行为异常的确切描述。

2. 起病前有无诱因。

3. 所处的环境，包括学校和家庭。

4. 了解个人既往史，由家长和教师报告儿童的生活史、病史和学校表现。

（二）体格检查

1. 视力、听力、发音器官的检查。

2. 神经系统检查。

3. 行为观察。

4. 心理和精神状态评估。

（三）行为和发展障碍的主要病因鉴别诊断（表4-7-1）

（四）行为障碍的诊疗流程（图4-7-1）

（五）转诊指征和注意事项

1. 需要转诊的信号

（1）儿童有或怀疑有已知的嗜癖。

（2）表现出潜在的医学问题。

（3）为了评价相关的心理、家庭等因素。

（4）简单的安慰和家庭支持治疗失败。

2. 注意事项

（1）优生优育，降低儿童心理卫生问题的发生率。

表4-7-1 行为和发展障碍的主要病因鉴别诊断

种类	病因	好发年龄	临床表现	诱因
发脾气	不明	2~4岁	对挫折的抗议表现为踢、呼喊、尖叫、屏气、重击头部	劳累、无聊、期待关注
遗尿症	遗传，可能有遗传因素和膀胱结构功能异常	5岁以上	将小便反复解于床上或衣裤上，1周至少出现2次，持续3个月以上，或该行为影响了社会重要功能	泌尿系统异常、尿路感染
撞头	相对性多巴胺过剩和5-羟色胺缺陷，其他神经递质异常	4岁以下	常发生于睡觉前，撞头60-80次/min，伴重复动作，通常无痛苦，不自伤	过度关注或惩罚
口吃	遗传，可能与大脑、基底节及前额叶卒中或退行性变有关	2~5岁	经常反复或声音延长，或被迫不规则的扰乱，沉默或发音阻塞；男孩常见，家庭中有模仿对象，可产生焦虑和社交回避，无神经官能症状或神经障碍迹象	模仿
行为紊乱	生物、心理学和社会家庭因素的相互作用	青少年	重复持续的反社会行为，对攻击性行为缺乏内疚、人际关系差，易受人摆布，有犯罪行为倾向、学习障碍，活跃过度	儿童期缺乏关怀、社会地位低下，家庭暴力，与反社会同龄人接触
注意缺陷障碍	遗传因素，儿茶酚胺异常、长期毒物暴露、饮食	7岁前	注意力不集中，极度活跃和冲动，在≥2个地点出现症状，社会功能减退	家族史、心理障碍，人格障碍、焦虑文化
抽动秽语综合征	遗传因素，多巴胺假说等	4~15岁	不协调的运动抽动，单词重复，强迫性说出猥亵的言语	家族史
广泛自闭症障碍症候群（不同病因见图4-7-1）	遗传基础，可能与神经元连接损伤、免疫等因素有关	<36月龄	社会沟通交往有限，语言和非语言交流能力受损，刻板行为和活动	不明

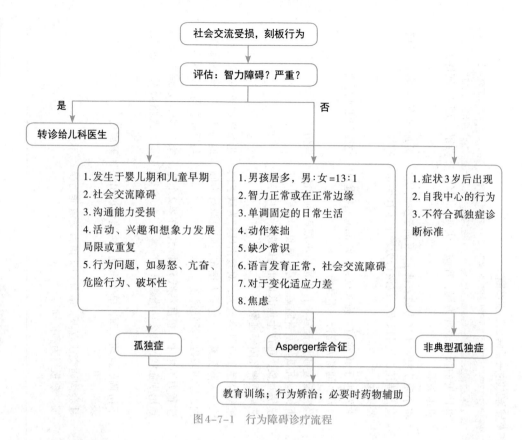

图 4-7-1　行为障碍诊疗流程

（2）饮食治疗。

（3）行为治疗。

（4）创造良好的教育生活环境。

（5）药物治疗需在专科医生指导下进行。

二、小儿发热

发热即体温升高，是小儿最常见的症状，根据病因不同分为感染性发热和非感染性发热。以感染性发热多见。但随着社会发展，人类所处自然环境和社会环境的不断改变，疾病谱亦随之变化，各种非感染性因素所致发热也逐渐增多，因此如何正确诊断小儿发热对我们的治疗计划的拟定以及患儿的预后显得尤为重要。

（一）询问病史要点

1. 是否存在诱因　如接触发热者、受凉等。

2. 发热伴随症状　咳嗽、咳痰、咽痛、音哑；尿频、尿急、尿痛，尿色；呕吐、腹痛、腹泻；嗜睡、烦躁、哭闹；胸闷、心慌及气短；皮疹及关节肿痛等。

3. 是否来自疫区、与某些动物接触以及相应患者接触史。

4. 热型。

5. 治疗反应和现有检查结果。

6. 既往健康状况，出生情况，喂养史。

7. 家族史。

（二）体格检查

1. 生长发育情况，生命体征、精神反应和意识状态，末梢循环情况。

2. 有无皮疹、出血点、瘀点、瘀斑；全身浅表淋巴结肿大情况。

3. 是否有颅内压升高、脑膜刺激征或病理征。

4. 观察口咽部，是否有呼吸系统异常表现。

5. 是否有心音低钝、心律不齐或心脏增大。

6. 是否有腹部相关表现。

7. 四肢脉搏是否对称，大动脉搏动是否正常。

（三）小儿发热的主要病因鉴别诊断（表4-7-2）

表4-7-2　小儿发热的主要病因鉴别诊断

种类	发病年龄	主要表现	流行病学
上呼吸道感染	婴幼儿最多见，学龄儿童逐渐减少	鼻塞、流涕、咳嗽、发热、嗓子痛、颌下淋巴结肿大	全年均可发病，冬春好发，可经飞沫传播，呈流行或散发
小儿肺炎	3岁以内幼儿均易发病	发热、咳嗽、呼吸困难甚至咳喘，肺部固定湿啰音	一年四季均可发病，以冬春季及气候骤变时多见
肠道感染	各年龄段均可发病，学龄儿童好发	发热、腹痛、腹泻、纳差、特殊大便	夏秋季好发，多有不洁饮食史，群集发病
化脓性脑膜炎	1月龄~5岁均好发，6月龄~1岁是高峰，新生儿可高达20%~50%	发热、头痛、呕吐、意识障碍和惊厥，脑膜刺激征等	全年均可发病，病因不同传染性各异
白血病	各年龄均可发病，2~7岁儿童好发	贫血：骨髓造血干细胞受到抑制所致，约占50%；发热：抗生素治疗无效；出血：不明原因自发出血	城市发病率高于农村，有逐年上升的趋势

（四）小儿发热的诊疗流程（图4-7-2）

（五）转诊指征和注意事项

1. 需急诊转诊的危险信号

（1）全身情况差，昏迷、抽搐和休克的。

（2）高热治疗效果欠佳以及超高热的。

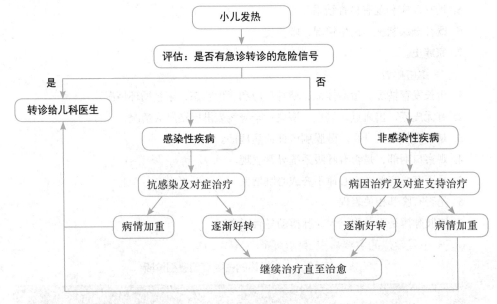

图 4-7-2　小儿发热诊疗流程

（3）颅内高压，有脑膜刺激征和/或病理征的。

（4）严重脱水的。

（5）全身皮疹，原因不明的。

（6）全身瘀点、瘀斑，有出血倾向的。

2. 注意事项

（1）物理疗法：

1）措施：安静、空气流通、室温 20℃，湿度 55%~65%，去衣散热；可头、颈、腋下、腹股沟等大血管浅表处进行冷敷或冰敷、酒精（30%~50%）擦浴或温水浴（32~34℃）；夏秋季可用 30~32℃ 的 0.9% 冷盐水灌肠（100~300ml）；新生儿用松包被、喂开水等降温；年长儿可用冰帽。

2）注意事项：对发热伴出疹者禁用冷敷；对全身或四肢厥冷、出现寒战者，不用或立即停用冰敷和冷水擦浴，以免加重循环衰竭；勿接触会阴部；最后请注意，对发热小儿要严密观察、发现问题及时处理；不推荐使用冰水灌肠退热，除非临床出现超高热。

（2）药物：

1）常用退热药：对乙酰氨基酚、复方阿司匹林、安乃近（注射，婴儿可用 25% 的安乃近滴鼻）、布洛芬等。

2）用药注意事项：体温 >38.5℃，药量适当；过早或大量用药可引起虚脱；新生儿、小婴儿、中度以上营养不良、麻疹出疹期不宜用退热药；同一种药 4~6 小时内不宜重复应用；社区无抢救设施，一般不用冬眠疗法。

三、小儿腹泻和液体疗法

小儿腹泻是由多病原、多因素引起的以大便次数增加及性状改变为主的一组临床综合征，最常见的原因是感染性胃肠炎和抗生素相关性腹泻。但是，有一些情况需要特别引起注意，例如，以少量果酱样大便为主要表现的肠套叠。

（一）询问病史要点

1. 起病缓急。

2. 大便情况　性状、频率、颜色、有无血便、黏液便、脓血便和黑便。

3. 伴随症状　发热、烦躁、尿量、腹痛、里急后重、纳差、呕吐、溢奶、消瘦、关节痛。

4. 症状持续时间。

5. 病前饮食　哪里进食、什么饮食、是否吃过鸡肉和海产品。

6. 喂养。

7. 食物过敏史　牛奶、黄豆、小麦、蛋。

8. 既往有无类似症状。

（二）体格检查

1. 首先注意全身　发热、营养状况、皮疹、体重。

2. 脱水征　皮肤弹性、温度、干燥、脉搏，眼窝囟门、神志，四肢。

3. 腹部检查　压痛、反跳痛、肌紧张、包块。

（三）小儿腹泻的主要病因鉴别诊断（表4-7-3）

（四）小儿腹泻的诊疗流程（图4-7-3、图4-7-4）

（五）液体疗法

1. 原则　三定（定量、定性、定速），三先（先快后慢、先盐后糖、先浓后淡），两补（见尿补钾、防惊补钙）

2. 补液总量　包括累积损失量、继续损失量、生理需要量。第1日补液总量：轻度脱水90~120ml/kg，中度脱水120~150ml/kg，重度脱水150~180ml/kg。第2日补液尽量口服，如仍需静脉补充，只需补充继续损失量和生理需要量。

3. 补液方法

（1）口服补液：口服补盐溶液配方——氯化钠3.5g，碳酸氢钠2.5g（或枸橼酸钠2.9g），氯化钾1.5g，葡萄糖20.0g。临用前以温水1 000ml溶解，为2/3张，总钾浓度0.15%。补充累积损失量轻度脱水50~80ml/kg，中度脱水80~100ml/kg，每5~10分钟喂一次，每次10~20ml，8~12小时喂完。继续损失量按实际损失补给。

（2）静脉输液

1）累积损失量：轻度脱水30~50ml/kg，中度脱水50~100ml/kg，重度脱水100~200ml/kg，先补2/3。累积损失量（约为总量1/2）应在开始输液的8~12小时补足，约8~10ml/（kg·h）。

2）继续累积量：每日10~40ml/kg，速度5ml/（kg·h）。

表4-7-3 小儿腹泻的主要病因鉴别诊断

种类	病因	腹泻	伴随症状	大便检查
生理性腹泻	乳糖不耐受	大便次数增多	无	正常
轻型急性腹泻	饮食因素、肠道外感染	4~10次/d，黄色或黄绿色稀便或水便，量少	食欲减退、溢奶、呕吐	正常或少许白细胞
重型急性腹泻	肠道内感染	>10次/d，黄色水样或蛋花汤样，量多，有黏液	严重，食欲低下、溢奶、呕吐，可伴咖啡样呕吐物；脱水、中毒症状	较多白细胞
金黄色葡萄球菌肠炎	金黄色葡萄球菌	暗绿似海水色，有腥臭味，黏液多	恶心、呕吐、脱水、中毒症状，甚至休克	大量脓细胞和成簇革兰氏阳性球菌
假膜性小肠结肠炎（伪膜性肠炎）	难辨梭状芽孢杆菌	黄色或黄绿色水样便，可有伪膜排出	腹痛、脱水、中毒症状，甚至休克	厌氧菌培养阳性
真菌性肠炎	白色念珠菌	黄色稀便，泡沫较多，黏液，可见豆腐渣样细块	鹅口疮	真菌孢子和菌丝
细菌性痢疾	痢疾杆菌	大便次数多，量少，脓血便	里急后重，中毒症状重	较多脓细胞、红细胞、吞噬细胞，大便培养苓痢疾杆菌
坏死性肠炎	C型产气荚膜梭状芽胞杆菌	暗红色糊状，赤豆汤血便，有腐败腥臭味	腹痛、腹胀、呕吐、中毒症状重	肉眼或镜下血便

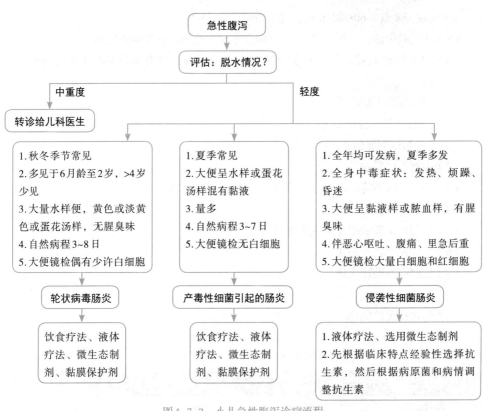

图4-7-3　小儿急性腹泻诊疗流程

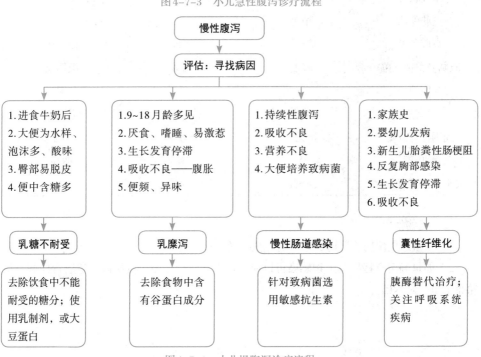

图4-7-4　小儿慢腹泻诊疗流程

3）生理需要量：60~80ml/kg，速度5ml/（kg·h）。

（3）纠正酸中毒：一般主张pH<7.3时需用碱性药物，首选碳酸氢钠。

（4）纠正低钾血症：轻度口服补钾200~300mg/kg；重度静脉补钾100~300mg/kg，浓度≤0.3%。

（六）转诊指征和注意事项

1. 需急诊转诊的危险信号

（1）3月龄以下婴幼儿腹泻

（2）中到重度脱水

（3）腹泻诊断不清，如呕吐物或便中带血，呕吐物带胆汁

（4）高热、毒血症

（5）腹部体征提示阑尾炎或肠梗阻

（6）治疗不好转或恶化

（7）已经存在慢性疾病

2. 注意事项

（1）脱水程度的估计（表4-7-4）

表4-7-4　脱水程度的估计

临床表现	轻度	中度	重度
精神状态	无改变	烦躁、萎靡	昏睡、昏迷
皮肤弹性	稍差	差	极差
口腔黏膜	稍干燥	干燥	极干燥
眼窝及前囟凹陷	轻度	明显	极明显
眼泪	有	少	无
尿量	减少	明显减少	少尿或无尿
周围循环衰竭	无	不明显	明显
酸中毒	无	有	明显
失水占体重百分比	<5%	5%~10%	>10%

（2）药物使用

1）尽量避免使用止泻药、止吐药、抗生素。

2）如果确定有特异微生物感染可以应用抗生素治疗，如志贺氏菌、空肠弯曲菌、贾第鞭毛虫、阿米巴。

四、小儿用药特点

（一）不同年龄阶段小儿用药特点

1. 新生儿　新生儿期药代动力学随着生理和代谢迅速变化而改变，新生儿期药物的吸收、转运、分布、代谢、排泄等体内过程都有特殊性。因此，新生儿剂量不能单纯以成人剂量机械地折算，也不能照搬年长儿剂量，必须考虑新生儿胎龄和实足年龄所反映的成熟程度，根据药物特性按日龄计算，用药剂量宜少，用药间隔应适当延长，同时用药也不宜过久，否则易发生中毒。用药途径：

（1）静脉吸收最快，药效可靠。

（2）经皮肤给药或黏膜（鼻腔、口腔、直肠等）给药：可迅速发挥药效，也要注意有些药物局部应用过多即可引起中毒。

（3）口服，胃肠道吸收差别大，剂量不可靠。

（4）皮下和肌内注射由于周围血循环不足往往影响药物吸收和分布。

2. 婴幼儿期　这一时期生长迅速，需密切注意某些药物通过不同机制影响儿童发育，还需警惕某些中枢抑制药物对智力的损害。婴幼儿对药物的毒性反应或过敏反应可以明显或不明显，特别是中枢神经系统的毒性，如氨基糖苷类，因此使用药物要严格掌握指征，必要时进行血药浓度的监测。这个时期的孩子吞咽能力差，大多数不会自服药品，口服给药要注意不要误入气管，特别是石蜡油等药物，误入后会引起吸入性肺炎。该期对苯巴比妥、水合氯醛等镇静药，耐受性都较大，年龄愈大，剂量也相对增大。婴幼儿的胃酸偏少，胃酶活性较低，胃排空迟缓，肠蠕动不规则，特殊转运能力弱，某些易受胃酸、胃酶和肠道酸碱度影响的口服药物，小儿的吸收量较成人多。

3. 儿童期　这一时期可以说服患儿主动服药，对一般病症能用口服药治疗就尽量避免注射给药，注意取量的准确性和防止药物误入气管或误用药物等意外发生。儿童处于生长发育阶段，但机体尚未成熟，对药物的反应与成人有所不同，如对镇静药、磺胺类药、激素药等的耐受性较大，酸碱类药物较易发生酸碱血症；儿童期代谢产物排泄快，但对水、电解质调节能力差，易引起平衡失调，应用利尿药较易引起低血钾、低血钠现象；应用大量或多种抗生药（尤其是口服广谱抗生素时）比较容易引起消化功能紊乱；四环素可使牙釉质发育不良，牙齿发黄，因此，7岁以内忌用。这一时期容易产生各种意外中毒，必须注意用药安全。

（二）儿童用药的注意事项

1. 合理使用抗生素　用药前要了解既往用药史，有无过敏史；根据病原学选择合理选择抗生素，重视毒副作用；严格掌握抗生素联合使用的指针，注意有无拮抗或协同作用；疗程足够，一般需48~72小时才起效，故不宜频繁换药，给药时间勿太长。

2. 肾上腺皮质激素　短疗程常用于严重感染、过敏性疾病，长疗程用于肾病综合征、血液病、自身免疫性疾病，哮喘则提倡局部用药。

注意事项：①短期大量使用可掩盖病情，对不明原因的发热，诊断不明确者，切忌轻率使用，不主张作为退热药使用；②长期使用抑制骨骼生长，影响水、盐、蛋白、脂肪代谢；③长期使用可使肾上腺皮质萎缩，免疫力降低，继发感染，突然停药会引起反跳现象及肾上腺皮质功能不全综合征；④水痘患儿禁用激素，以免加重病情。

3. 退热药　使用时应注意：

（1）在使用退热药以前应找出发热病因，以免影响诊断和治疗。

（2）需根据年龄、病情选用恰当的品种、剂型和剂量，儿童不宜使用成人剂型，3月龄以内的婴幼儿应慎用药物退热，多用物理方法，熟悉退热药的禁忌证和配伍禁忌。

（3）解热药必要时可间隔4~6小时服用1次，一般疗程不宜超过1周，退热后即停服。

（4）退热药应按时服用，不能随意加大剂量或缩短给药时间，不要联合应用。

4. 孕期及哺乳期用药　注意对胎儿及乳儿的影响，如抗生素、激素、镇静剂、阿司匹林及抗癌药等，可通过胎盘引起胎儿畸形及毒性反应；苯巴比妥、阿托品、水杨酸盐等药物可经母乳影响哺乳婴儿，使小儿发生毒性反应，应慎重。

5. 新生儿用药　肝肾等代谢功能均不成熟，不少药物容易引起副作用，如磺胺类、维生素 K_3 可引起高胆红素血症，氯霉素引起"灰婴综合征"等，故应该慎用。

（三）药物剂量计算

1. 按体重计算　是最常用、最基本的方法。计算公式：每日或每次剂量＝体重（kg）×每日/次每千克体重所需药量。患儿体重以实测值为准。年长儿按体重计算超过成人量则以成人量为限。

2. 按年龄计算　剂量幅度大，不需精确剂量的药物，如止咳药、营养药，按每次每岁1~2ml计算，最多每次用10ml。

3. 按体表面积计算　是更为精确的方法。计算公式：每日剂量＝体表面积×每平方米面积每日需要量。体表面积计算：<30kg小儿体表面积（m^2）＝体重（kg）×0.035+0.1；>30kg小儿体表面积（m^2）＝［体重（kg）−30］×0.02+1.05。

（吕　洋）

第五章　意外事故和急救

意外事故
和急救

第一节　社区急诊和急救

急诊是指对病情紧急的患者及时给予诊治处理，急救是指对病情严重、已危及生命的患者立即组织人力、物力，按照急救技术进行抢救。社区卫生服务机构的基本服务功能包括开展院前急救，对急诊病例应诊、出诊并进行初步处理和组织转诊。

"院前急救"是指第一救援者到达急救现场，并采取一些必要措施开始直至院前急救专业人员进行急救处置并将患者送达医院急诊室之间的阶段。现代创伤急救医学认为，最佳急救期为受伤后12小时内，较佳急救期为受伤后24小时内，延期急救期为受伤24小时后，而猝死患者抢救的最佳时间为4分钟，严重创伤患者的抢救黄金时间是30分钟。因此，院前急救作为急救链中的第一环节，在医疗急救体系中具有极其重要的作用，而社区急救是急救医疗服务体系（emergency medical service system，EMSS）中尤其是院前急救成功与否的根本保证。

（一）院前急救基本原则

1. 及时、准确地进行现场评估，脱离危害环境。

2. 急救与呼救并重。

3. 先救命后治病，先救治后运送。

4. 争分夺秒，就地取材。

5. 保留离断肢体和器官。

6. 做好个人防护。

7. 搬运与医护一致性，防止在搬运中形成二次损伤。

8. 与目标医院及时联络，加强途中监护并详细记录。

（二）社区全科医生的作用以及与急救中心的协作

1. 社区全科医生可以比120急救中心更快到达现场，争取抢救的"黄金时间"。

2. 当120急救中心人员到来时，全科医生能快速、简明地介绍病史及抢救过程，积极配合做好下一步院前急救工作。

3. 许多轻症患者在不了解病情的情况下拨打120急救中心呼救，若社区全科医生首先给予轻病"急"治，把握转诊指征，减少120急救"空车率"。

4. 全科医生通过预防普查工作和建立健康档案，可掌握社区内潜在的急、危、重患者病情，并给予重点监控，在发病时可采取针对性治疗。

5. 全科医生通过在社区普及急救知识，进行初级心肺复苏（cardiopulmonary resuscitation，CPR）训练，提高广大群众的初步急救技能，提高自救互救能力。

（三）转诊原则

1. 转诊目标医院选择　应选择就近并有专业救治能力的医院，事先与目标医院相关科室联系，告知患者情况，必要时获得急救指导。同时相关科室立即做好抢救准备，确保院前、院内急救无缝链接。

2. 转诊前风险评估和准备　主要包括患者的意识状态、生命体征、用药情况、呼吸道问题以及途中潜在的安全隐患等。根据评估结果，转运前给予患者必要处理，如纠正休克、清理呼吸道异物等，确定转运时间和最佳途径。

3. 转诊工作的正确实施　开始转运时为患者取安全舒适体位。一般取平卧位，头偏向一侧，头部在后，下肢在前，在上肢大血管处建立静脉通路。以保证急救药物输入。途中严密监测患者意识、生命体征等情况，以及气管插管与呼吸器的连接是否完好、各种引流管是否通畅、有无脱管等，充分利用车载设施实行有效的监测和生命支持。

4. 入院后的交接管理　到达目标医院，交接内容包括患者基本信息、病史、查体、诊治情况、途中病情变化，各种引流管、伤口应用止血带等情况，以便接诊者迅速掌握病情、实施抢救措施。

5. 注意患者转院的法律问题　加强医疗文书书写，客观、及时、准确、连续地填写诊疗抢救记录，如寻呼时间、返院时间、患者的病情、抢救用药等。医护人员应向患者及家属交代病情及治疗方案，并要求双方签字，到院后做好交接工作，做到有据可查，以免医疗纠纷。

（四）急救通则流程（图5-1-1）

（五）实践要点

通信是院前急救的第一环节，注重社区居民急救知识的普及教育：如何拨打120急救电话。

1. 打120电话时，应切勿惊慌，保持镇静、讲话清晰、简练易懂。

2. 呼救者必须说清患者的症状或伤情，便于准确派车；讲清现场地点，等车地点，以便尽快找到患者；留下自己的姓名和电话号码以及患者的姓名，性别，年龄，以便联系。

3. 等车地点应选择路口，公交车站，大的建筑物等有明显标志处。

4. 应尽量提前接救护车，不要把患者提前搀扶或抬出来，以免影响救治。

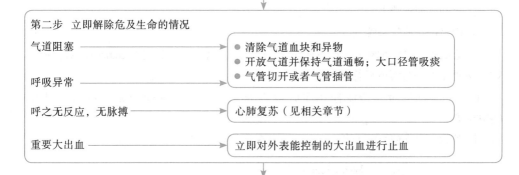

一个需要进行抢救的患者或者可能需要抢救的患者

第一步　紧急评估：判断患者有无危及生命的情况
A：有无气道阻塞
B：有无呼吸，呼吸频率和程度
B：有无体表可见活动性出血
C：有无脉搏，循环是否充分
S：神志是否清楚

第二步　立即解除危及生命的情况

气道阻塞 ⟶
- 清除气道血块和异物
- 开放气道并保持气道通畅；大口径管吸痰
呼吸异常 ⟶
- 气管切开或者气管插管

呼之无反应，无脉搏 ⟶ 心肺复苏（见相关章节）

重要大出血 ⟶ 立即对外表能控制的大出血进行止血

第三步　次级评估：判断是否有严重或者其他紧急的情况
- 简要、迅速系统的病史了解和体格检查
- 必要和主要的诊断性治疗试验以及辅助检查

第四步　优先处理患者当前最为严重的或者其他紧急问题
A　固定重要部位的骨折、闭合胸腹部伤口
B　建立静脉通道或者骨通道，对危重或者如果90秒无法建立静脉通道则需要建立骨通道
C　吸氧：通常需要大流量，目标是保持血氧饱和度95%以上
D　抗休克
E　纠正呼吸、循环、代谢内分泌紊乱

第五步　主要的一般性处理
- 体位：通常需要卧床休息，侧卧位、面向一侧，防止误吸和窒息
- 监护：进一步监护心电、血压、脉搏和呼吸，必要时记录出入量
- 生命体征：力争保持在理想状态：血压90~160/60~100mmHg，心率50~100次/min，呼吸12~25次/min
- 如为感染性疾病，治疗严重感染
- 处理广泛的软组织损伤
- 治疗其他的特殊急诊问题

寻求完整、全面的资料（包括病史）
- 选择适当的进一步诊断性治疗试验和辅助检查以明确诊断
- 正确确定去向（例如是否转院、住院、去ICU、留院短暂观察或回家）
- 完整记录、充分反映病人抢救、治疗和检查情况
- 尽可能满足患者的愿望和要求

图5-1-1　急救通则流程　　　　　　　　　　（陈周闻）

第二节 心 肺 复 苏

心搏骤停是指心脏射血功能突然完全停止，多见于心脏病，也见于其他系统疾病，如窒息性哮喘、急性脑血管病、中毒、电解质紊乱、严重创伤等患者。

（一）诊断依据

1. 突然发生的意识丧失。

2. 大动脉搏动消失。

3. 呼吸停止或仅是喘息。

4. 心电图表现心室颤动（ventricle fibrillation，VF）、室性心动过速（ventricular tachycardia，VT）或严重心动过缓或呈等电位线（心脏停搏）。

（二）基础生命支持流程和高质量心肺复苏（cardiopulmonary resuscitation，CPR）要点

1. 基础生命支持（basic life support，BLS）流程图（图5-2-1）

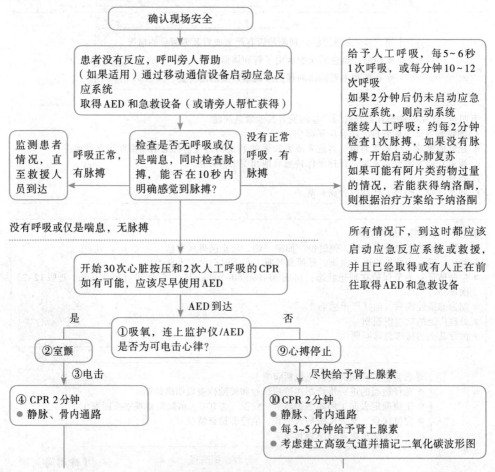

图5-2-1　基础生命支持（BLS）流程图

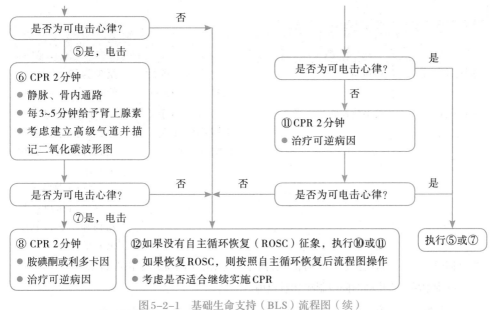

图5-2-1 基础生命支持（BLS）流程图（续）

（摘自2020AHA心肺复苏和心血管急救指南）

2. BLS人员高质量CPR要点（表5-2-1）

表5-2-1 BLS人员高质量CPR要点

内容	成人和青少年	儿童（1岁至青春期）	婴儿（1岁以下，新生儿除外）
现场安全	确保现场对施救者和患者均是安全的		
识别心搏骤停	检查患者有无反应 无呼吸或仅是喘息（即呼吸不正常） 不能在10秒内明确感觉到脉搏 （10秒内可同时检查呼吸和脉搏）		
启动应急反应系统	如果您是独自一人，则离开患者启动应急反应系统并取得AED，然后开始心肺复苏 或者请其他人去，自己则立即开始心肺复苏，在AED可用后尽快使用	**有人目击的猝倒** 对于成人和青少年，遵照左侧的步骤 **无人目击的猝倒** 给予2分钟的心肺复苏，离开患者启动应急反应系统，并获取AED，回到该儿童身边并继续心肺复苏，在AED可用后尽快使用	
没有高级气道的按压-通气比	1或2名施救者：30∶2	1名施救者：30∶2 2名或以上施救者：15∶2	
有高级气道的按压-通气比	持续胸外按压，速率：100~120次/min 每6秒给予1次呼吸（每分钟10次呼吸）		
按压速率	100~120次/min		

内容	成人和青少年	儿童 （1岁至青春期）	婴儿（1岁以下， 新生儿除外）
按压深度	5~6cm	至少为胸部前后径的1/3，大约5cm	至少为胸部前后径的1/3，大约4cm
手的位置	双手放在胸骨下半部	双手或一只手（对于很小的儿童）放在胸骨下半部	**1名施救者** 将2根手指放在婴儿胸部中央，乳线正下方 **2名以上施救者** 将双手拇指放在婴儿胸部中央，乳线正下方
胸廓回弹	每次按压后使胸廓充分回弹，避免在按压间隙倚靠在患者胸上		
尽量减少中断	中断时间限制在10秒以内		
按压员轮换	有条件每2分钟轮换一次按压员，如感觉疲劳可提前轮换		
建立高级气道	气管插管或声门上高级气道 通过描记二氧化碳波形图或二氧化碳测定，确认或监测气管插管位置 二氧化碳波形图定量分析：如果$PetCO_2$偏低或下降，则重新评估CPR质量		
治疗可逆病因	低血容量、缺氧、酸中毒、低钾血症/高钾血症、低体温、毒素、张力性气胸、肺栓塞、心包填塞、心肌梗死		
自主循环恢复征象（ROSC）	出现脉搏和血压；$PetCO_2$突然持续升高（通常≥40mmHg）；动脉内监测到自发性动脉压力波		

资料来源：2020AHA心肺复苏和心血管急救指南

注：AED，自动体外除颤器；CPR，心肺复苏；$PetCO_2$，呼气末二氧化碳分压。

（三）成人心搏骤停自主循环恢复后治疗流程图（图5-2-2）

（四）抢救要点

1. 必须明确抢救负责人（通常是站在患者头侧负责气道的那个人），每次抢救只有一个负责人！所有人员必须听从负责人的指挥。

2. 抢救负责人必须

（1）熟悉所有抢救设备。

（2）熟练掌握心肺复苏（CPR），气管插管和中心静脉置管。

（3）具有沟通能力：家属，一线医生，兄弟科室，上级医生。

3. 由抢救负责人指定每个人的任务

（1）抢救车/除颤仪/监护仪/硬板/氧气/吸引器。

（2）胸外按压，检查循环。

（3）建立气道（简易呼吸器，气管插管）。

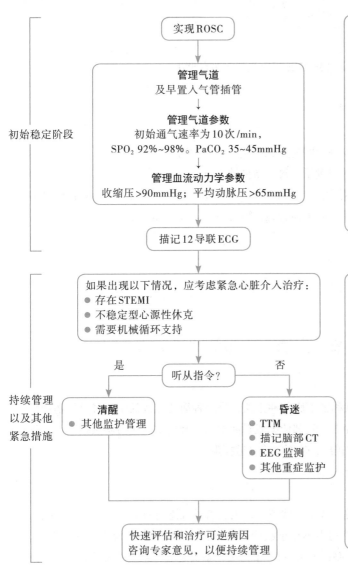

图 5-2-2　成人心搏骤停自主循环恢复后治疗流程图

初始稳定阶段：
ROSC 后复苏持续进行，许多活动应同时开展，但需遵循以下优先次序：
1. 气道管理：
通过描记二氧化碳波形图或二氧化碳测定，确认或监测气管插管位置
2. 管理气道参数：
调整通气，调整 FiO_2；初始通气速率为 10 次/min
3. 管理血流动力学参数：
给予晶体液和/或血管加压素、或强心剂

持续管理以及其他紧急措施：
这些评估必须同时进行，以便目标体温管理（TTM）和心脏介入治疗等措施都能一样得到优先考虑：
1. 紧急心脏介入治疗：及早使用 12 导联 ECG 评估，并结合血流动力学进行决策
2. 目标体温管理（TTM）：如果患者未听从指令，尽快开始 TTM，使用带有反馈回路的冷却装置，在 32~36℃ 开始，持续 24 小时
3. 其他重症监护：持续监测核心温度（食管、直肠、膀胱）；维持正常的血氧、血二氧化碳和血糖水平；提供连续或间断的脑电图监测；提供肺保护性通气

流程图内文字：
实现 ROSC
管理气道
及早置入气管插管
管理气道参数
初始通气速率为 10 次/min，SPO_2 92%~98%。$PaCO_2$ 35~45mmHg
管理血流动力学参数
收缩压 >90mmHg；平均动脉压 >65mmHg
描记 12 导联 ECG
如果出现以下情况，应考虑紧急心脏介入治疗：
● 存在 STEMI
● 不稳定型心源性休克
● 需要机械循环支持
听从指令？　是　否
清醒
● 其他监护管理
昏迷
● TTM
● 描记脑部 CT
● EEG 监测
● 其他重症监护
快速评估和治疗可逆病因
咨询专家意见，以便持续管理

初始稳定阶段
持续管理以及其他紧急措施

（4）建立静脉通路，给药，留取标本。

（5）联系有关人员（上级医生、急诊/ICU/麻醉科医生、家属）。

4. 除颤要点

（1）尽早除颤：除颤时机是治疗室颤的关键因素，每延迟 1 分钟除颤成功率下降 7%~10%，但不建议常规使用双重连续除颤。

（2）电极放置常规位置：胸骨右侧锁骨下方—左腋前线、心尖下方；备选位置（婴儿、儿童），左心前区——背部左肩胛下区。

（3）首次除颤能量建议：双向方波首次除颤能量 120J，双向切角指数波 150~200J，

单向波固定360J。

（4）步骤

- 电极表面涂以导电糊，以10~12kg将电极压于胸前壁上。
- 除颤器充电。
- "clear"，按下开关，电击。

5. 药物使用

（1）因不可电击心律引发心脏骤停，应尽早给予肾上腺素。

（2）肾上腺素静脉/骨内注射剂量：每3~5分钟1mg。

（3）胺碘酮静脉/骨内注射剂量：首次300mg，推注；第二剂150mg静脉推注或利多卡因静脉/骨内注射剂量：首次1.0~1.5mg/kg，第二剂0.50~0.75mg/kg。

（陈周闻）

第三节　海姆立克腹部冲击法

海姆立克腹部冲击法，又称膈下腹部冲击法，是一种简便有效的解除气道异物梗阻的急救方法。其原理是通过冲击上腹部使膈肌瞬间抬高，肺内空气压力骤然增高，产生人工咳嗽，将阻塞气道的异物排出，从而解除气道梗阻。

（一）海姆立克腹部冲击法要点

1. 成人篇

（1）患者清醒：患者坐位，或站立状态下，抢救者站在患者身后，一腿在前，插入患者两腿之间呈弓步，以保护伤患不至于跌倒。抢救者从背后抱住其腹部，一手握拳，将拇指一侧放在患者腹部（肚脐稍上），另一手捂按在拳头之上，急速冲击性急速用力向内向上挤压腹部，反复有节奏有力地实施，直至异物被排出。

（2）患者昏迷：患者仰卧位，施救者分腿跪在患者大腿外侧地面上，双手叠放用手掌根顶住腹部（肚脐稍上）进行反复冲击性地、快速地、向内向上方挤压，直至异物被排出。

（3）自救：患者如果在紧急情况下，周围无一人在场，则可采用自救法，靠在一固定的水平物体上（如桌子边缘、椅背、扶手栏杆等），以物体边缘快速向上冲击自己的腹部。重复操作，直至异物排出。

2. 婴幼儿篇

（1）三岁以上：施救者站在或者坐在患儿身后，两手臂环抱住患儿，一只手握拳头，掌心向内，放在肚脐和胸骨之间，另一只手捂按在拳头上，快速向上向内冲击连续5次，随时检查异物是否排出。

（2）三岁以下

1）拍背法：施救者可以单腿跪地，或取坐位，把患儿腹部放在大腿上，一手固定患儿头颈部，使其面部朝下，头低臀高，另一手掌根部连续用力拍击背部（两肩胛骨之间）5次，检查异物是否排出。

2）压胸法：若无效立即将患儿转至仰卧位并支撑其头部，仍保持头低臀高位，将手指并拢在其乳头连线中点的正下方位置（胸骨下段）迅速地按压5次，检查嘴里异物是否排出。

重复这两个动作，直至异物排出或患儿能够呼吸、咳嗽或啼哭。

（二）实践要点

1. 尽早求助，急救与呼救并重。

2. 对于极度肥胖及怀孕后期发生呼吸道异物堵塞的患者，应当采用胸部冲击法，姿势不变，只是将左手的虎口贴在患者胸骨下端即可，注意不要偏离胸骨，以免造成肋骨骨折。

3. 如果患者已经发生心搏停止，此时应按照心肺复苏的常规步骤为患者实施心肺复苏，直到医务人员到来，并在人工呼吸时注意检查异物有无排出。

（陈周闻）

第四节　常见急危症处理

一、急性上呼吸道梗阻

急性上呼吸道梗阻是指包括上呼吸道和隆突以上气道的梗阻。上呼吸道梗阻患者的危重情况取决于多方面的因素，包括梗阻部位、梗阻程度、发展速度以及患者心肺功能状态。

（一）询问病史要点

1. **症状**　早期可无症状，严重时可有刺激性干咳、气喘和呼吸困难，以吸气为主，活动时明显加重；吸入异物者有明显的呼吸窘迫，表情痛苦。

2. 症状持续时间，起病急缓程度。

3. 伴随症状，如有无发热，咳嗽咳痰，咯血、声音嘶哑等。

4. 异物吸入史。

5. 上呼吸道感染病史。

6. 创伤史、医源性损伤史，如气管插管、气管切开。

7. 全身性疾病

（二）体格检查

1. 立即检查生命体征（包括氧饱和度 SaO_2）。

2. 神志　呼吸困难＋意识障碍是环甲膜穿刺/切开或气管切开的指征。

3. 胸部　主要为吸气性喘鸣，用力吸气时喘鸣加重，且大部分在颈部以上闻及，并强于肺部所闻（与哮喘鉴别）。

4. 心脏　心率/心律，杂音，颈静脉充盈。

（三）急性上呼吸道梗阻的常见病因鉴别诊断及主要处理方法（表5-4-1）

（四）急性上呼吸道梗阻的诊疗流程（图5-4-1）

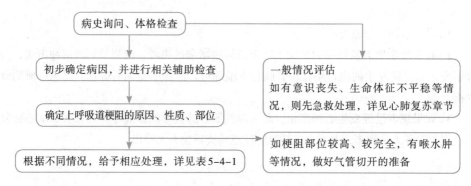

图5-4-1　急性上呼吸道梗阻的诊疗流程图

（五）实践要点

1. 判断阻塞严重程度　完全性或不完全性，把握转诊指征。

2. 根据声音特征和喘鸣音判断阻塞部位和病因　如吸气性喘鸣提示阻塞在胸腔外，往往在声门或声门以上部位，双相喘鸣往往提示梗阻在声门下或气管内；单侧声带麻痹表现为声嘶，双侧声带麻痹声音嘶哑但伴有喘鸣；声音低沉（不伴声嘶）病变常位于声门上（如会厌炎）；发声含混似口含异物则提示口腔脓肿等。

二、急性冠脉综合征

急性冠脉综合征（ACS）是一组由急性心肌缺血引起的临床综合征，涵盖了ST段抬高型心肌梗死（ST elevation myocardial infarction, STEMI）、非ST段抬高型心肌梗死（non ST elevation myocardial infarction, NSTEMI）和不稳定型心绞痛（unstable angina, UA），其中NSTEMI与UA合称非ST段抬高型急性冠脉综合征（NSTE-ACS）。

（一）询问病史要点

1. 胸痛部位　胸骨体上段或中段。

2. 性质　压榨性、闷胀感、窒息性，可伴有濒死的恐惧感。

3. 放射　左肩、左上肢前内侧，达无名指和小指。

4. 持续时间。

表5-4-1 急性上呼吸道梗阻的常见病因鉴别诊断及主要处理方法

种类	发病原因	病史及查体发现	辅助检查	主要处理方法
功能性声带机能失调	声带矛盾性吸气关闭	常有精神、心理异常病史；哮鸣音局限于喉部，肺部不明显	直接喉镜：吸气时声带内收	转诊；吸入性声带关闭：镇静、麻醉、咳嗽、喘气来缓解；呼气性：持续气道正压通气
吸入性损伤	上气道、肺实质损伤，黏膜水肿，分泌物增加	有毒有害气体吸入病史，或因炎症、液体潴留、面部烧伤导致淋巴回流受阻	喉镜检查：喉水肿，流量－容积曲线提示上气道功能紊乱，呼气曲线呈锯齿状和可变型胸外阻塞	及时转诊。喉镜检查，必要时预防性插管，也可短程使用大剂量激素
异物吸入	外源性异物吸入气管和支气管	儿童常见，在成人常因食物颗粒、医疗或牙科物品吸入	支气管镜检查	海姆立克腹部冲击法（见本章第三节）及时转诊硬质气管镜、纤维支气管镜去除异物
血管性水肿	超敏反应、缺乏C1酯酶抑制剂，药物引起呼吸道黏膜水肿，气道狭窄	水肿可同时发生于面部、颈部、眼睑、口唇等，药物相关者有服用阿司匹林、非甾体抗炎药、血管紧张素转化酶抑制剂、吗啡，可待因和使用碘造影剂	—	肾上腺素、抗组胺或皮质激素，保持气道通畅
肿瘤和肿块	气管肿瘤、甲状腺肿瘤、甲状腺肿	起病缓慢、渐进性，症状无特异性，可由肿瘤出血引起急性上呼吸道阻塞	支气管镜检查，甲状腺超声	及时转诊。治疗原发疾病

种类		发病原因	病史及查体发现	辅助检查	主要处理方法
感染性	喉气管支气管炎（哮吼）	感染引起声门下区水肿和狭窄	常见于4岁以下儿童，特点：感冒后出现吸气性喘鸣，犬吠样咳嗽，声音嘶哑。常见病原体：副流感病毒、呼吸道合胞病毒、腺病毒、流感病毒	一	立即转诊 尽早行气管切开；足量抗生素；足量皮质激素；雾化吸入
	会厌炎		2~8岁多见，特点：突然起病，吞咽疼痛，甚至不能吞咽，流涎，有中毒症状，但无咳嗽。常见病原体：流感嗜血杆菌	怀疑会厌炎时，检查口咽部时进行适当麻醉，有耳鼻喉科医生在场，做好环甲膜穿刺/切开或紧急气管切开准备	及时转诊 抗生素：三代头孢 准备环甲膜穿刺/切开或气管切开建立人工气道
	脓性颌下腺炎（Ludwig咽峡炎）		口腔底部和下颌下区的蜂窝组织炎，常见于青年，特点：双侧下颌下区、颈部肿胀，舌向后和向上移位，喉痛导致吞咽困难、流涎，牙关紧闭。诱发因素：口腔卫生差，牙齿感染或拔牙史，免疫抑制者。致病菌：链球菌、葡萄球菌、厌氧菌、流感嗜血杆菌、混合感染	一	立即转诊 维护气道；准备环甲膜穿刺/切开或气管切开 抗生素治疗：敏感抗生素 手术探查和引流

5. 缓解方式　休息，对硝酸甘油含服的效应。

6. 诱发因素　体力劳动、情绪激动、受寒、饱食、吸烟。

7. 全身症状　发热、心动过速、恶心、呕吐、上腹胀痛。

8. 关注　有无低血压、休克、心力衰竭征兆。

9. 心绞痛病史，高血压、糖尿病、血脂异常等基础疾病史，心脑血管事件病史。

（二）体格检查

1. 心脏体检可在正常范围。

2. 心率增快或减慢，可出现第三或第四心音奔马律。

3. 心尖区第一心音减弱。

4. 血压降低。

（三）胸痛的主要急症鉴别诊断（表5-4-2）

表5-4-2　胸痛的主要急症鉴别诊断

	胸痛特点	加重、缓解因素	查体发现	心电图	其他辅助检查
心绞痛	发作频繁，发作时间短（<15分钟），发作常有诱因	硝酸甘油片	一般无特殊发现	无变化或有ST段暂时性压低或抬高	无白细胞、血沉、肌钙蛋白I、心肌酶谱升高
急性心包炎	剧烈、持久	深呼吸、咳嗽加重，坐位前倾缓解	心包摩擦音	除aVR，有ST段弓背向下的抬高，无异常Q波	在疼痛同时或之前出现的白细胞升高
急性肺动脉栓塞	胸痛，伴咯血、气急、休克		发绀、肺动脉瓣区第二心音亢进，三尖瓣收缩期杂音、颈静脉充盈、肝大、下肢水肿	电轴右偏，Ⅰ导联出现S波或原有的S波加深，Ⅲ导联出现Q波和T波倒置，aVR导联出现高R波，胸导联过渡区左移，右胸导联T波倒置	LDH↑，但其同工酶1和CK正常，D-Di可升高；诊断：胸部X线、放射学核素肺灌注扫描、CT、肺动脉造影
主动脉夹层分离	剧烈，疼痛一开始即达高峰，放射到背、肋、腹、腰和下肢		两上肢血压及脉搏可有明显差别，少数有主动脉瓣关闭不全（舒张期吹风样杂音）	示左心室肥大及非特异性ST-T改变	胸部X线提示主动脉增宽，CT或MRI主动脉断层现象以及超声心动图探测到主动脉壁夹层层内的血液

（四）诊疗流程及治疗（图5-4-2、图5-4-3，表5-4-3、表5-4-4）

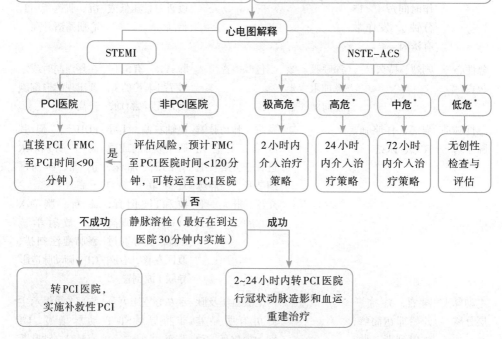

图5-4-2 急性冠脉综合征诊疗流程

FMC.首次医疗接触；ACS.急性冠脉综合征；STEMI.ST段抬高型心肌梗死；NSTE-ACS.非ST段抬高型急性冠脉综合征；PCI.经皮冠状动脉介入治疗。＊见表5-4-4。

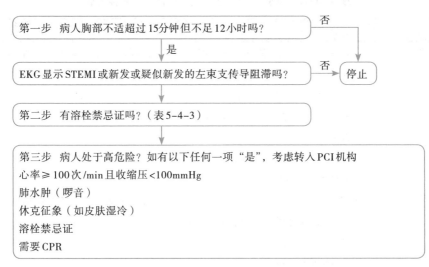

图 5-4-3 院前溶栓清单

表 5-4-3 STEMI 溶栓禁忌证

禁忌证	内容
绝对禁忌证	● 既往任何颅内出血史 ● 已知有结构性脑血管损害（如动静脉畸形） ● 已知的颅内恶性肿瘤（原发或转移性） ● 过去 3 个月内缺血性卒中，3 小时内发生畸形缺血性卒中者除外 ● 疑有主动脉夹层 ● 活动性出血或出血体质（月经除外） 过去 3 个月内由严重闭合性头部或面部创伤
相对禁忌证	● 慢性严重难控性高血压史 ● 入诊时严重难控性高血压（SBP>180mmHg 或 DBP>110mmHg） ● 3 个月前有缺血性卒中、吃的或已知颅内有未纳入禁忌证的病变 ● 创伤或长时间 CPR（>10min）或大手术（3 周） ● 最近（2~4 周）内出血 ● 非压迫部位的血管穿刺 ● 链激酶/阿尼普酶：既往暴露（>5 年）或既往对本药有过敏反应史 ● 妊娠 ● 活动性消化性溃疡 ● 当前使用抗凝剂：INR 升高，INR 越高，出血风险越大

注：CPR，心肺复苏；AVM，动静脉畸形；SBP，收缩压；DBP，舒张压；IVR：国际标准化比率。

表5-4-4　NSTE-ACS危险性评估与介入性策略

危险程度分级	主要临床表现	急救策略
1.极高危	①心源性休克或血流动力学不稳定 ②危及生命的心律失常或心脏骤停 ③心肌梗死机械性并发症 ④急性心力衰竭伴难治性心绞痛和ST段改变 ⑤再发ST-T段动态演变，尤其是伴有间歇性ST段抬高	建议紧急介入策略（<2小时）
2.高危	①cTn动态改变 ②ST-T段和T波动态演变（有或无症状） ③Grace评分>140	建议早期介入策略（<24小时）
3.中危	①糖尿病 ②肾功能不全，肾小球滤过率<60ml/（min·1.73m^2） ③左心室功能下降（左室射血分数<40%）或充血性心力衰竭 ④早期心肌梗死后心绞痛 ⑤近期行PCI治疗 ⑥既往行CABG治疗 ⑦Grace评分>109但<140 ⑧无创检查时反复出现缺血症状	建议早期介入策略（<72小时）
4.低危	无症状	建议先行无创检查（如负荷试验、超声等） 寻找缺血证据后再决定是否介入策略

注：PCI，经皮冠脉介入术；CABG，冠状动脉搭桥术。

（五）诊治要点

右心室心肌梗死

1. 避免使用降低前负荷的药物：硝酸甘油、利尿剂。

2. 充分补液以保持前负荷，持续低血压者考虑血流动力学检测。

3. 右心室心肌梗死常导致CVP升高，因此CVP绝对值意义不大，补液后CVP动态变化更有意义。

4. 床旁准备阿托品，必要时临时起搏。

5. 其他治疗同左心室心肌梗死。

（陈周闻）

三、急腹症

急腹症是腹部急性疾患的总称。常见的急腹症包括急性阑尾炎、溃疡病急性穿孔、急性肠梗阻、急性胆道感染及胆石症、急性胰腺炎、腹部外伤、泌尿系结石及宫外孕破裂等。此外，某些全身性或其他系统的疾病，如血卟啉病、低血钾征、脓毒症、脊柱外伤或脊髓疾病，也可出现类似急腹症的临床表现。

（一）病史询问要点

1. 腹痛开始时间，诱发因素，起病急缓（起病急骤有尿路、胆道结石，消化道穿孔，肠系膜血管栓塞，胸主动脉夹层等）。

2. 疼痛性质　绞痛？刀割样？钝痛？

3. 疼痛部位及放射痛，有无转移性腹痛。

4. 腹痛阵发性还是持续性。

5. 腹痛加重、缓解因素。

6. 有无发热（外科疾病一般都是先腹痛，后发热，而内科疾病多先发热后腹痛，但急性梗阻性化脓性胆管炎时，腹痛后很快就有高热）。

7. 有无恶心、呕吐、腹泻、肛门停止排气排便，有无小便异常。

8. 手术史，如胆道结石、肾绞痛、消化性溃疡、月经情况等。

9. 基础疾病，如糖尿病、高血压、血脂紊乱、动脉粥样硬化等。

（二）体格检查

1. 观察生命体征是否平稳。

2. 观察体位　表情痛苦，坐立不安，辗转反侧，可能为尿路、胆道结石；若患者屈膝、平躺，不愿活动，可能有腹膜炎。

3. 观察皮肤巩膜有无黄染。

4. 腹部视诊（暴露至会阴部）　腹式呼吸和有无腹胀、胃肠型、有无手术瘢痕、腹股沟外环或股环有否包块等。

5. 触诊　有无压痛、反跳痛、肌紧张、有无包块、肝脾有无肿大。

6. 叩诊　有无腹胀、肝浊音界有无缩小消失、移动性浊音。

7. 听诊　有无肠鸣音减弱、活跃增强，有无气过水声或高调金属音。

8. 直肠指诊　直肠壁有无触痛、饱满感、包块或破裂伤口，有无指套染血等。

（三）辅助检查

1. 血常规、尿常规、大便常规+隐血、肝肾功能、电解质、血尿淀粉酶。

2. ECG　上腹痛、有冠心病危险因素、合并胸痛/呼吸困难。

3. 腹部平片　下叶肺炎、空腔脏器穿孔、输尿管结石、肠梗阻。

4. 超声 肝胆/泌尿/生殖系统疾病、阑尾炎；肠缺血（肠系膜血管超声）、腹主动脉瘤或动脉夹层（腹主动脉超声）。

5. CT 腹腔脏器有无感染性疾病、占位、畸形、结石、梗阻、穿孔、积液等。

6. 诊断性腹部穿刺 腹膜炎、腹腔内出血。

（四）鉴别诊断（表5-4-5、表5-4-6）

表5-4-5 按腹痛部位鉴别诊断

部位	鉴别诊断
右上腹	肝脏：脓肿/肿瘤/肝炎/淤血/外伤 胆道：胆囊炎/胆管炎 结肠：梗阻/肿瘤 胸腔：胸膜炎/肺炎/肋间神经痛
中上腹	胃肠：溃疡/肿瘤/穿孔/梗阻 胰腺：炎症/肿瘤 血管：动脉瘤、门/肝静脉血栓 胸腔：心肌梗死/心包炎
左上腹	脾脏：梗死/破裂 结肠：同右侧 胸腔：同右侧
右腰腹	肾脏：结石/梗死/破裂/肿瘤/肾盂肾炎 输尿管：结石/血块
脐周	胰腺：同中上腹 小肠：炎症/梗阻 肠系膜：栓塞/血栓/淋巴结炎
左腰腹	同右侧
右下腹	阑尾：炎症 肠道：炎症性肠病/憩室/疝气/肿瘤 盆腔：卵巢囊肿扭转/异位 妊娠/炎症/睾丸扭转
中下腹	盆腔：炎症/异位妊娠/痛经/子宫内膜异位/临产 膀胱：炎症/异物/结石
左下腹	结肠：炎症性肠病/憩室/疝气/肿瘤 盆腔：卵巢囊肿扭转/异位
弥漫性或部位不确定	腹膜：腹膜炎 肠道：穿孔/梗阻/缺血 网膜：大网膜扭转 代谢：尿毒症/卟啉病/酮症/低血糖/高血脂/低钙/低钠 中毒：铅/铊 结缔组织病：血管炎 神经：癫痫

表5-4-6 各类急腹症临床特点及处理原则比较

处理原则	常见疾病	临床特点	处理原则
第一优先（灾难类、危重类）	1. 血管堵塞 2. 腹腔大出血 3. 脏器穿孔	突然发作的剧烈持续性疼痛、腹肌紧张或肌卫增强、迅速出现休克	积极液体复苏、支持治疗，纠正休克，尽快转诊手术急性胰腺炎也属此类，但多采用非手术治疗
第二优先（管腔梗阻类）	1. 肠梗阻 2. 胆道结石梗阻 3. 尿路结石梗阻	剧烈的阵发性疼痛，伴有胃肠道症状	及时转诊，可允许一定的时间观察、治疗。肠梗阻如果血运受到影响，则很快发展到肠坏死、休克（绞窄性肠梗阻），需尽快手术胆道、尿路结石可予止痛剂、解痉剂等保守治疗，结石本身一般不需急诊手术
第三优先（炎症类）	腹腔各部位炎症	炎症变化从几小时到几天，没有治疗，腹痛会逐渐加剧，部位更加局限，有发热、白细胞计数升高，进一步发展会出现腹膜炎	在诊断明确之前，或决定手术之前，不要给予止痛剂。根据病程发展情况决定是否转诊手术
第四优先（混杂类）	糖尿病酮症酸中毒、铅中毒等	有时有腹痛	千万不要以为是急腹症而手术

（五）急腹症诊疗流程（图5-4-4）

（六）转诊指征和建议

1. 急诊转诊指征

（1）生命体征异常：高热、呼吸频率增加，血压下降。

（2）腹膜刺激征。

（3）急骤起病，剧烈腹痛。

（4）儿童或老年人。

（5）免疫抑制：糖尿病、免疫抑制剂、粒细胞缺乏。

（6）基础疾病多：糖尿病、高血压、动脉粥样硬化。

2. 经验和建议

（1）阴道双合诊、直肠指诊有助于发现盆腔炎性病变。

（2）水样泻可能是不完全小肠梗阻早期常见表现。

（3）房颤患者出现急性腹痛首先考虑肠系膜动脉栓塞。

（4）男性急腹症应查腹股沟区包块、阴囊睾丸，老年人除外绞窄疝，儿童除外睾丸扭转。

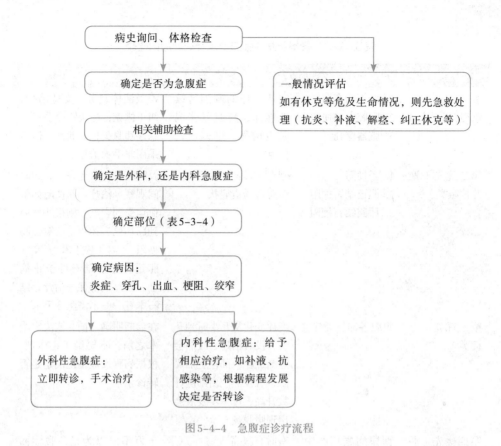

图5-4-4 急腹症诊疗流程

（陈周闻）

四、严重过敏反应

严重过敏反应是指机体在接触过敏原后突发的、严重的、可危及生命的全身性过敏反应。其主要临床特征为快速出现威胁生命的呼吸系统或/和循环系统问题，大部分情况下会出现皮肤黏膜系统症状。

（一）病史询问及诊断要点

1. 详细询问　食物摄入、药物应用、户外活动、蚊虫叮咬等。

2. 重点关注如下症状

（1）消化道：痉挛性腹痛、呕吐、腹泻等。

（2）皮肤及黏膜：突发全身性荨麻疹、瘙痒、脸红、唇-舌-悬雍垂肿胀等。

（3）呼吸系统：喘鸣、哮喘、呼吸费力、持续剧烈咳嗽、发绀等。

（4）心血管系统：低血压、心律失常、晕厥等。

3. 当满足以下3个标准的任意一个症状时，患者极可能发生了急性严重过敏反应

（1）疾病呈急性发作（几分钟或数小时内），有皮肤和/或黏膜系统症状，如皮疹、瘙痒或潮红，唇舌红肿和/或麻木等，及以下任一系统症状（不考虑过敏原接触史）。

1）呼吸系统症状，如音哑、胸闷、气短、呼吸困难、喘鸣、支气管痉挛、发绀、呼气流量峰值下降、血氧不足等。

2）血压下降，或其相关的终末器官功能障碍，如麻木、肌张力减退、晕厥、大小便失禁等。

（2）患者接触可疑过敏原后几分钟至数小时内，有下述2项及以上的症状快速发作：

1）皮肤黏膜组织症状，如各种皮疹、瘙痒或潮红，唇舌红肿和/或麻木等。

2）呼吸系统症状，如胸闷、气短、呼吸困难，喘鸣、支气管痉挛、发绀、呼气流量峰值下降、血氧不足等。

3）血压下降或终末器官功能受累，如肌张力减退、晕厥、大小便失禁等。

4）持续的胃肠系统症状，如腹痛、恶心、呕吐等。

（3）患者接触已知过敏原后，几分钟至数小时内血压下降。

1）婴儿与儿童：收缩压低于相应年龄的正常值；<1岁，收缩压<70；1~10岁，收缩压<（70+2×年龄）；11~17岁，收缩压<90mmHg，或比基础值下降超过30%。

2）成人：收缩压<90mmHg，或比基础值下降超过30%。

（二）严重过敏反应分级

1. Ⅰ级　只有皮肤黏膜系统症状和胃肠系统症状，血流动力学稳定，呼吸稳定。

（1）皮肤黏膜组织症状，如各种皮疹、瘙痒或潮红，唇舌红肿和/或麻木等。

（2）胃肠系统症状，如腹痛、恶心、呕吐等。

2. Ⅱ级　出现明显的呼吸系统症状或血压下降。

（1）呼吸系统症状，如胸闷、气短、呼吸困难，喘鸣、支气管痉挛、发绀、呼气流量峰值下降、血氧不足等。

（2）血压下降：成人收缩压80~90mmHg或比基础值下降超过30%。婴儿与儿童：收缩压低于相应年龄的正常值；<1岁，收缩压<70mmHg；1~10岁，收缩压<（70mmHg+2×年龄）；11~17岁，收缩压<90mmHg，或比基础值下降超过30%。

3. Ⅲ级　出现以下任一症状：神志不清、嗜睡、意识丧失、严重的支气管痉挛和/或喉头水肿、发绀、重度血压下降（收缩压<80mmHg或比基础值下降>40%）、大小便失禁等。

4. Ⅳ级　发生心跳和/或呼吸骤停。

（三）严重过敏反应救治流程（图5-4-5）

（四）严重过敏反应急救实践要点

1. 严重过敏反应抢救务必分夺秒，如果人员充足，抢救步骤应同时进行。

2. 严重过敏反应的首选一线药物是肾上腺素，皮质激素及其他药物均为辅助用药。

3. 早期正确应用肾上腺素，给药方式：剂量、浓度要搞清。肾上腺素首选给药途径是肌内注射，不推荐皮下注射（吸收较慢）。切不可直接静脉使用肾上腺素，务必稀释。静脉应用肾上腺素的患者需要全程监测心电图、血压、血氧饱和度等，防止高血压危象和心室颤动。

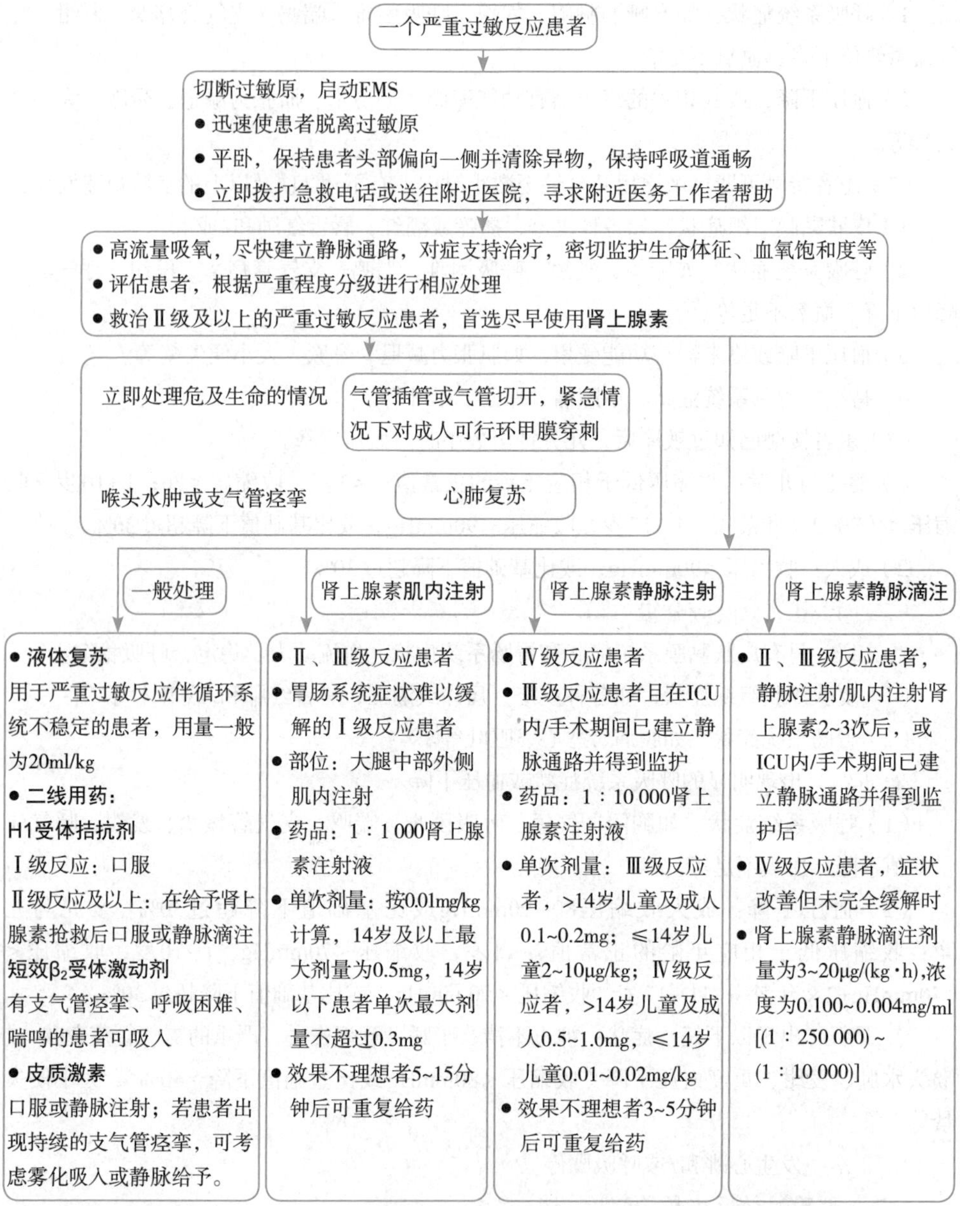

一个严重过敏反应患者

切断过敏原，启动EMS

- 迅速使患者脱离过敏原
- 平卧，保持患者头部偏向一侧并清除异物，保持呼吸道通畅
- 立即拨打急救电话或送往附近医院，寻求附近医务工作者帮助

- 高流量吸氧，尽快建立静脉通路，对症支持治疗，密切监护生命体征、血氧饱和度等
- 评估患者，根据严重程度分级进行相应处理
- 救治Ⅱ级及以上的严重过敏反应患者，首选尽早使用**肾上腺素**

立即处理危及生命的情况

气管插管或气管切开，紧急情况下对成人可行环甲膜穿刺

喉头水肿或支气管痉挛

心肺复苏

一般处理	肾上腺素肌内注射	肾上腺素静脉注射	肾上腺素静脉滴注
• **液体复苏** 用于严重过敏反应伴循环系统不稳定的患者，用量一般为20ml/kg • **二线用药：** H1受体拮抗剂 Ⅰ级反应：口服 Ⅱ级反应及以上：在给予肾上腺素抢救后口服或静脉滴注 **短效β₂受体激动剂** 有支气管痉挛、呼吸困难、喘鸣的患者可吸入 • **皮质激素** 口服或静脉注射；若患者出现持续的支气管痉挛，可考虑雾化吸入或静脉给予。	• Ⅱ、Ⅲ级反应患者 • 胃肠系统症状难以缓解的Ⅰ级反应患者 • 部位：大腿中部外侧肌内注射 • 药品：1∶1 000肾上腺素注射液 • 单次剂量：按0.01mg/kg计算，14岁及以上最大剂量为0.5mg，14岁以下患者单次最大剂量不超过0.3mg • 效果不理想者5~15分钟后可重复给药	• Ⅳ级反应患者 • Ⅲ级反应患者且在ICU内/手术期间已建立静脉通路并得到监护 • 药品：1∶10 000肾上腺素注射液 • 单次剂量：Ⅲ级反应者，>14岁儿童及成人0.1~0.2mg；≤14岁儿童2~10μg/kg；Ⅳ级反应者，>14岁儿童及成人0.5~1.0mg，≤14岁儿童0.01~0.02mg/kg • 效果不理想者3~5分钟后可重复给药	• Ⅱ、Ⅲ级反应患者，静脉注射/肌内注射肾上腺素2~3次后，或ICU内/手术期间已建立静脉通路并得到监护后 • Ⅳ级反应患者，症状改善但未完全缓解时 • 肾上腺素静脉滴注剂量为3~20μg/(kg·h)，浓度为0.100~0.004mg/ml [(1∶250 000)~(1∶10 000)]

图 5-4-5 严重过敏反应救治流程

五、事故与意外伤害

（一）烧伤

烧伤是由高温、化学物质或电引起的组织损伤。烧伤的程度由温度的高低、作用时间的长短而不同。临床经验证明，烧伤达全身表面积的1/3以上时则可有生命危险。

1. 烧伤抢救流程图（图5-4-6）

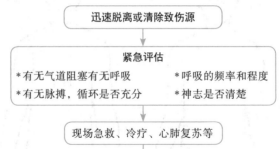

迅速脱离或清除致伤源

紧急评估

＊有无气道阻塞有无呼吸　　＊呼吸的频率和程度

＊有无脉搏，循环是否充分　　＊神志是否清楚

现场急救、冷疗、心肺复苏等

无上述情况或经处理解除危及生命的情况后

● 转诊到最近的医疗机构或烧伤治疗机构

● 转运时抬高四肢以限制水肿，如怀疑有吸入性损伤，应将病人置于半卧位

● 保持呼吸通畅，吸氧，迅速建立充分有效静脉通路、心电及血氧饱和度监护

● 系统的初步评估：气道管理、呼吸和通气情况、循环和心脏状况、残疾、神经系统缺陷和严重畸形等

● 二次评估：彻底检查非烧伤相关的生命威胁性损伤，如是否发生破伤风等

● 完成影像学检查、实验室检查和采取其他辅助措施，如留置尿管和插胃管等

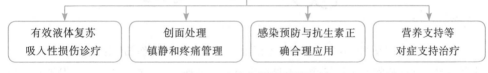

| 有效液体复苏 吸入性损伤诊疗 | 创面处理 镇静和疼痛管理 | 感染预防与抗生素正确合理应用 | 营养支持等 对症支持治疗 |

图5-4-6　烧伤抢救流程图

2. 烧伤诊断要点

（1）有火焰、开水、热油、强酸、强碱、汽油、电流及放射线等烧伤史。常可合并一氧化碳中毒、窒息、休克及外伤等。

（2）估算烧伤面积

1）手掌法伤员五指并拢，手掌面积相当于其体表面积的1%。适用于小面积烧伤的估算。

2）中国九分法（图5-4-7）将全身体表面积划分为11个9%，加会阴1%，即人体表面积为100%。适用于成人大面积烧伤。

头颈＝9%×1：发际、面、颈各3%。上肢＝9%×2：双上臂7%、双前臂6%、双手5%。躯干＝9%×3：躯干前面13%、躯干后面13%、会阴1%。下肢＝9%×5＋1%：双臀5%、双大腿21%、双小腿13%、双足7%。

3）判断烧伤深度

①Ⅰ度烧伤伤及表皮层。烧伤部位出现红斑、微肿、灼痛、无水疱。

②浅Ⅱ度烧伤伤及真皮及部分生发层。烧伤部位红肿，剧痛，水疱壁薄，基底创面鲜红、渗出多。

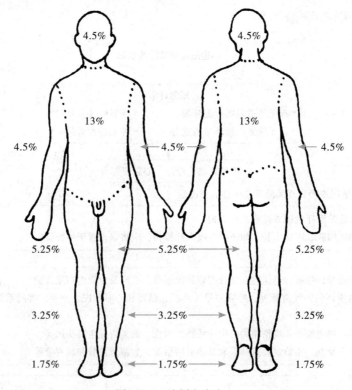

图5-4-7 中国九分法

③深Ⅱ度烧伤及真皮深层，残留较深层的毛囊及汗腺。烧伤部位水疱壁厚或无水疱、基底微湿、红白相间或色泽发暗，可见小出血点或毛细血管网扩张充血，水肿明显，痛觉减退，拔毛试验微痛。

④Ⅲ度烧伤伤及皮肤全层及皮下、肌肉、骨骼。烧伤部位创面苍白、黄白、焦黄以至焦黑、碳化。皮下静脉栓塞，痛觉消失，拔毛试验易"拔而不痛"。

4）伤情分类

①轻度烧伤 <10%/Ⅱ度。小儿减半。

②中度烧伤11%~30%/Ⅱ度或 <10%Ⅲ度，小儿减半。

③重度烧伤31%~50%/Ⅱ度或11%~20%Ⅲ度，小儿减半；如 <30%Ⅱ度，但有休克、化学性中度或中、重度呼吸道烧伤，均为重度烧伤。

④特重度烧伤 >50%/Ⅱ度。小儿减半。

3. 实践要点

（1）救治要点

1）立即消除致伤因素。

2）解除窒息，确保呼吸道通畅，必要时可用小号粗针头予以环甲膜穿刺。

3）液体复苏：成人烧伤患者的烧伤总面积 >20%和儿童烧伤总面积 >10%时，应用含盐液体进行常规复苏。

4）保护创面，防止继续污染和损伤。用无菌或洁净的三角巾、烧伤单、床单等包扎，不得涂以任何药物。

5）注意强酸、强碱烧伤的特殊处理，消化道烧伤时严禁催吐及洗胃，以免消化道穿孔。

（2）转送注意要点

1）保持呼吸道通畅，必要时建立人工气道。

2）创面包扎，建立静脉通道，留置导尿。

3）途中严密监测生命体征，随时对症处理。

（二）热射病

热射病是由于暴露于热环境和/或剧烈运动所致的机体产热与散热失衡，以核心温度升高到 >40℃和中枢神经系统异常为特征，如精神状态改变、抽搐或昏迷，并伴有多器官损害的危及生命的临床综合征。

根据发病原因和易感人群的不同，热射病分为经典型热射病（classic heat stroke，CHS）和劳力型热射病（exertional heat stroke，EHS）。CHS主要由于被动暴露于热环境引起机体产热与散热失衡而发病。CHS常见于年幼者、孕妇和年老体衰者，或者有慢性基础疾病或免疫功能受损的个体。EHS主要由于高强度体力活动引起机体产热与散热失衡而发病。EHS常见于夏季剧烈运动的健康青年人，比如在夏季参训的官兵、运动员、消防员、建筑工人等。尽管EHS在高温高湿环境中更容易发生，但环境条件并非必需。

1. 热射病诊断要点

1）病史信息

①暴露于高温、高湿环境。

②高强度运动。

2）临床表现

①中枢神经系统功能障碍表现（如昏迷、抽搐、谵妄、行为异常等）。

②核心温度超过40℃。

③多器官（≥2个）功能损伤表现（肝脏、肾脏、横纹肌、胃肠等）。

④严重凝血功能障碍或DIC。

由信息中任意一条加上临床表现中的任意一条，且不能用其他原因解释时，应考虑热射病的诊断。

2. 热射病的急救流程图（图5-4-8）

3. 实践要点

（1）救治要点

1）是患者迅速脱离高温、高湿环境（参训者立即停止训练）。

2）心跳、呼吸骤停者即刻予以心肺复苏。

3）快速准确测量核心体温是实现有效降温治疗的前提，如果现场不具备测量核心温度的条件，也可测量体表温度做参考。需注意的是，如果腋温或耳温不高，不能排除热射病，应每10分钟测量一次体温或持续监测体温。

热环境和/或剧烈运动所致人员出现昏迷、呼吸困难等不适症状

立即脱离热环境：迅速脱离高温、高湿环境（参训者立即停止训练），转移至通风阴凉处，尽快除去患者全身衣物；有条件的可将患者转移至有空调的房间，建议室温调至16~20℃。将昏迷患者头偏向一侧，保持其呼吸道通畅，及时清除气道内分泌物，先用手法维持气道开放或置入口咽、鼻咽通气道。尽快启动EMS，呼叫救援团队

呼吸、脉搏，循环，神志 → 必要时心肺复苏

- 在现场应快速测量核心温度（直肠温度）
- 建议使用可弯曲式直肠温度计，插入深度至少为15cm
- 如果现场不具备测量核心温度的条件，也可测量体表温度(腋温或耳温)做参考（需警惕在重症患者中常常存在核心温度和体表温度分离现象）

现场降温目标：核心温度在30min内迅速降至39.0℃以下，2h内降至38.5℃以下
当核心温度降至38.5℃时即停止降温措施或降低降温强度，维持直肠温度在37.0~38.5℃，以免体温过低，若体温再次升高，重新启动降温措施。降温方法因地制宜，灵活选择

- 蒸发降温：用凉水喷洒或向皮肤喷洒水雾同时配合持续扇风，水温在15~30℃配合以45℃热空气扇风维持皮肤温度在30~33℃。或用湿毛巾擦拭全身，或用稀释的酒精擦拭全身，并持续扇风
- 冷水浸泡：用大型容器（如浴桶、油布、水池）将患者颈部以下浸泡在冷水（2~20℃）中，若无冷水条件时可用室温水（如26℃）浸泡。确保患者头部不进入水下，保护呼吸道，防止误吸和溺水
- 冰敷降温：患者头戴冰帽或头枕冰枕；或将纱布包好的冰袋置于颈部、腹股沟（注意保护阴囊）、腋下等血管较丰富、散热较快的部位，注意每次放置少于30分钟，观察局部皮肤色泽变化，以免冻伤
- 体内降温：用4~10℃生理盐水胃管灌洗（1分钟内经胃管快速注入，总量10ml/kg，放置1分钟后吸出，可反复多次）；或直肠灌洗（深度不小于6cm，以15~20ml/min的速度注入总量200~500ml，放置1~2分钟后放出，可反复多次）。保持较快的输注速度
- 在现场救治中不建议使用药物降温，包括非甾体类药物及人工冬眠合剂

- 氧疗、气道保护
- 快速液体复苏：在现场快速建立双通道静脉通路，有条件也可建立骨髓腔通路。输注液体首选含钠液体（如生理盐水）
- 控制抽搐：可给予镇静药物（如地西泮等）使患者保持镇静，防止舌咬伤等意外伤

- 转运指征：A.体温>40℃；B.实施降温治疗（抬到阴凉地方、洒水、浸泡、扇风等）30分钟后体温仍>40℃；C.意识障碍无改善；D.现场缺乏必要的救治条件
- 转运管理：转运前风险评估，途中密切监测核心体温和生命体征，持续有效降温

图 5-4-8　热射病的急救流程图

4）快速、有效、持续降温，能迅速达到降温目标。如果初始降温延迟30分钟，即便后期降温达到目标，损害也不会停止。

5）迅速补液扩容。

6）有效控制躁动和抽搐。

（2）转诊要点

1）掌握转运指征，转诊前需对利益和风险进行评估，当获益大于风险时，才适合转运后送。转运前需评估患者的意识、心率、血压、氧饱和度、有无呼吸道梗阻、心律失常等情况，否则应处理纠正后再实施转运。

2）确保静脉通道畅通，途中持续有效降温，严密监测生命体征。

（三）淹溺

淹溺是人淹没于水中，水充满呼吸道和肺泡，引起换气障碍而窒息。患者有昏迷、皮肤黏膜苍白和发绀、四肢厥冷、呼吸和心跳微弱或停止。口、鼻充满泡沫或污泥、杂草，腹部常隆起伴胃扩张。在复苏过程中可出现各种心律失常，甚至心室颤动、心力衰竭和肺水肿。

淹溺抢救流程图见图5-4-9。

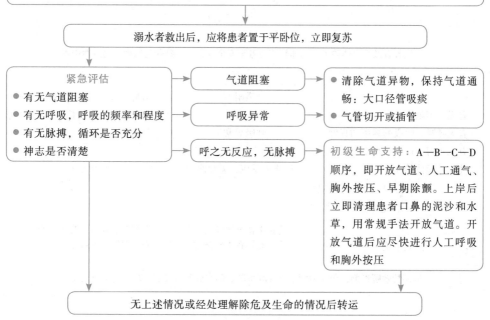

图5-4-9 淹溺抢救流程图

1. 溺水程度评估

（1）轻度溺水者：意识清楚，表现为精神紧张及频繁咳嗽。

（2）中度溺水者（1~2分钟）：意思清楚，有头痛、视物模糊，剧烈咳嗽，可有胸闷及胸痛。

（3）重度溺水者（3~4分钟）：出现昏迷或抽搐，呼吸困难、咳粉红色泡沫样痰。

2. 实践要点

（1）通过有效的人工通气迅速纠正缺氧是淹溺现场急救的关键。无论是现场第一目击者还是专业人员，初始复苏时都应该首先从开放气道和人工通气开始。

（2）基础生命支持应遵循ABCD顺序，上岸后立即清理患者口鼻的泥沙和水草，用常规手法开放气道。不应为患者实施各种方法的控水措施，包括倒置躯体或海姆立克氏手法。开放气道后应尽快进行人工呼吸和胸外按压。在转运途中也不应当停止心肺复苏，在一些特殊转运情况下的转运过程中，如海滩、山地、绞车悬吊等，推荐使用自动体外按压设备进行移动中的复苏。

（3）如果淹溺者低体温，则按照目标体温管理流程进行处理，严密监测生命体征、记24小时尿量。

（4）建立静脉通路，院前治疗首选外周大静脉（如肘正中、颈外静脉），紧急骨髓腔内注射可作为替代方法，此时不推荐气管内给药。不管是海水淹溺还是淡水淹溺，如果低血压不能被纠正，均应给予快速的生理盐水补液。

（5）无论病情轻重，所有经历过淹溺的患者均应常规到医院观察或治疗。

（四）中毒（有机磷、药物、CO中毒）

1. 有机磷、药物、一氧化碳中毒急救流程（图5-4-10）

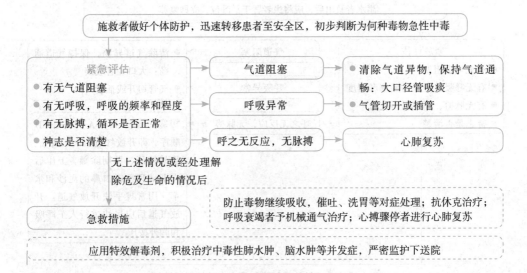

图5-4-10 有机磷、药物、一氧化碳中毒急救流程

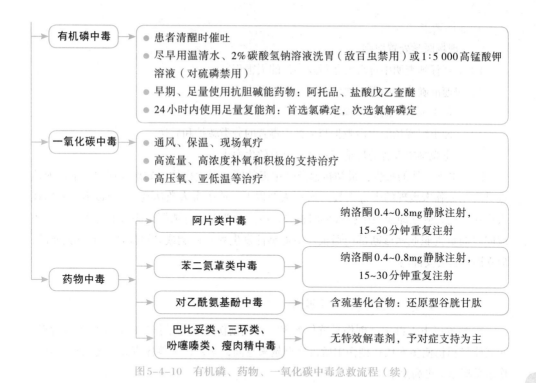

图 5-4-10　有机磷、药物、一氧化碳中毒急救流程（续）

2. 急性中毒危险程度分级（表5-4-7）

表5-4-7　急性中毒危险程度分级

危险程度分级	主要临床表现	急救等级
1. 病情极其危重，患者已发生临床死亡	意识丧失、呼吸停止、皮肤黏膜发绀，大动脉搏动消失，心音消失血压为0，瞳孔散大	A.不必做详细检查，立即行心肺复苏
2.1. 病情十分危重，发生心脏骤停及猝死的可能性较大	极度呼吸困难，皮肤黏膜发绀，大汗淋漓，烦躁不安 收缩压明显下降双肺遍布湿啰音，咳粉红色泡沫痰	B.边做检查，边进行现场急救
2.2. 病情危重，患者发生心脏骤停及猝死的可能性大	可有呼吸困难，皮肤黏膜发绀，大汗淋漓等表现，但程度较轻。呼吸明显加快或减慢，血氧饱和度下降	B.边做检查，边进行现场急救
3. 病情较重，但短时间内危及患者生命的可能性较小	昏迷、抽搐、恶心、呕吐、瞳孔不等大、流涎、腹痛、高热、血压波动大、消化道出血	C.检查后再急救
4. 病情较轻，患者无生命危险	头痛、头晕、腹痛、腹泻、短暂意识丧失、出汗	D.一般救治

3. 实践要点

（1）现场医学处置原则

1）认真仔细查明中毒者的数量及中毒的损害程度。

2）快速准确确定中毒毒物的成分与相关因素。

3）评估中毒事件的危害程度。

4）立即组织现场的生命救护与成批中毒者的分类救护和后送。

5）严密观察中毒者的病情变化及进行有效生命支持。

（2）中毒事件的报告：最初接诊急性中毒的医疗卫生机构，如果发现同一单位或地区具有相似临床表现的中毒人数达到10人及以上，或中毒人数达到3人及以上，并出现人员死亡的，应立即向卫生行政部门报告；属急性职业中毒或疑似急性职业中毒的，还应同时向负责职业病诊断部门通报；中毒事件发生死亡病例或者可能涉及刑事犯罪的，应立即报告公安部门。

六、多发伤的现场急救和转送

在40岁以下人群中，创伤是首位死因。现代创伤以高能量损伤的高发生率为特点，而高能量损伤使多发伤在创伤中所占比例越来越高；多发伤常伴休克和迅速死亡，对创伤急救提出了更高要求。

（一）**伤员院前急救流程图**（图5-4-11）

伤员分类，按照轻重缓急决定优先处理的顺序：

1. 轻伤员　意识清楚，生命体征平稳，只有多处软组织损伤，无须特殊治疗，伤员标记卡为绿色。

2. 重伤员　需手术治疗，但可拖延一段时间，如胸外伤不伴有呼吸衰竭、胸腹贯通伤，而无大出血可能的伤员，标记卡为黄色。

3. 危重伤员　窒息、大出血及休克等致使伤员有生命危险，需立即进行紧急抢救性手术以控制大出血和改善通气者，标记卡为红色。

4. 死亡　心跳呼吸骤停标记卡为黑色。

（二）**诊断要点**

1. 生命体征　神志、面色、呼吸、血压、脉搏、瞳孔、出血情况；排除呼吸道梗阻、休克、大出血等危及生命的征象。

2. 病史采集　受伤时间、受伤方式、撞击部位、落地位置、处理经过、有否昏迷史等。

3. 体格检查　"CRASH PLAN"顺序：C=cardiac心脏，R=respiratory呼吸，A=abdomen腹部，S=spine脊柱，H=head头部，P=pelvis骨盆，L=limbs四肢，A=arteries动脉，N=nerves神经。

注意：颈椎骨折或脱位，隐蔽的腹内脏器伤，心肌挫伤、外伤性心肌梗死（心电图）等。

4. 注意动态观察　腹膜后脏器损伤，隐性大出血，继发性颅内、胸腔内出血等。

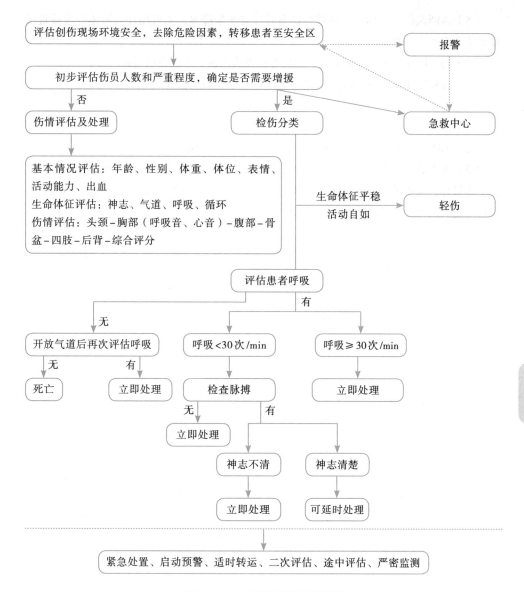

图 5-4-11　伤员院前急救流程图

（三）实践要点

1. 现场急救

（1）严重多发伤应首先处理危及生命的损伤，如窒息、大出血、张力性气胸等。

（2）熟练掌握急救技术：解除呼吸道梗阻，呼吸道管理，心肺脑复苏，包扎止血，抗休克，骨折固定及安全转送。

（3）疑有颈椎损伤者应予以颈托固定，胸腰椎损伤者应用平板或铲式担架搬运。

（4）建立两条静脉通道，必要时使用血管活性药物。

（5）离断组织、肢体：干净辅料包裹后外置冰袋降温，不可用任何液体浸泡或直接将断肢置入冰块；迅速转送。

（6）刺入性异物应固定后搬运，过长者应设法锯断，不能在现场拔出。

（7）有脏器外露者不要回纳，用湿无菌纱布覆盖并包扎。

2. 转运原则

（1）创伤经包扎、止血、骨折固定后方可转送。

（2）途中严密监测患者的生命体征，继续给氧，确保静脉通道通畅。

（3）对于无法控制的胸、腹腔内脏出血导致的低血压状态，不要把血压升到正常作为复苏目标，以收缩压80mmHg、舒张压50~60mmHg，心率<120/min，SaO_2>96%（外周灌注使氧饱和度监测仪可以显示出来结果）即可。

（陈周闻）

第六章　安宁疗护

安宁疗护

第一节　安宁疗护的概述

现代安宁疗护（palliative care）体系的建立始于20世纪60年代，其创始人桑德斯女士于1967年在英国伦敦创办了世界上第一所现代化安宁院——圣克里斯多弗安宁院，标志着现代安宁疗护发展的开始。而在我国的发展始于1988年7月，原天津医学院成立了国内第一家临终关怀研究中心，同年10月上海也建立了国内第一家临终关怀医院——南汇护理院，至此，安宁疗护在国内逐步得到推广和发展。

一、安宁疗护的定义

安宁疗护又称姑息治疗、临终关怀、舒缓治疗等，2017年国家卫生和计划生育委员会明确将其统称为安宁疗护。

世界卫生组织（World Health Organization，WHO）对安宁疗护的定义为：通过早期识别、正确评估和处理疼痛及其他生理、心理和精神问题，来预防并减轻痛苦，以提高那些面临危及生命疾病相关问题的患者及其家人生活质量的一种治疗方法。

二、安宁疗护的基本内容

2017年国家卫生和计划生育委员会颁布的《安宁疗护实践指南（试行）》中指出：安宁疗护实践是以临终患者和家属为中心，以多学科协作模式进行，主要内容包括疼痛及其他症状控制，舒适照护，心理、精神及社会支持等。

其基本内容概括起来就是"一三三"："一"即一个阶段，疾病发展的终末期；第一个"三"即三个方面，症状控制、舒适照护、心理支持和人文关怀；第二个"三"即三个目标，舒适、安详、有尊严地离世。

临终患者的需求主要集中在"身、心、社、灵"四个方面，也就是身体上减轻痛苦，追求舒适；心理上消除焦虑，趋向平静；社会上要多加关注和帮助；灵性上依据不同的文化信仰，追求人格尊严和超越。

第二节　安宁疗护的方法

一、症状评估与处理

（一）疼痛

1. 评估原则　疼痛是一个人的主观感受，所以评估应以患者的主诉为依据。

（1）评估疼痛的部位、范围、强度、性质、发作的时间和频率，疼痛的诱发因素和伴随症状。

（2）疼痛对心理情绪和生活质量的影响；与疼痛相关的既往史和治疗史。

（3）选择合适的疼痛评估工具，进行量化评估，并对疼痛进行持续和动态评估。

2. 药物治疗原则　按照世界卫生组织癌痛三阶梯止痛原则：口服给药；按阶梯给药；按时给药；个体化给药；注意具体细节。

（1）第一阶梯（轻度疼痛）：可使用非阿片类及辅助药物。主要有对乙酰氨基酚及非甾体抗炎药。对乙酰氨基酚650mg，口服，每4小时1次，最大剂量为每日2 000mg；布洛芬400mg，口服，每日4次，最大剂量为每日2 400mg。

（2）第二阶梯（中度疼痛）：可使用弱阿片类药物联合非阿片类及辅助药物。弱阿片类药主要有曲马多，但近年来主张采用小剂量强阿片类药物替代弱阿片类药物，即吗啡每日小于等于30mg，羟考酮每日小于等于20mg作为第二阶梯阿片类用药。

（3）第三阶梯（重度疼痛）：可使用强阿片类药物联合非阿片类及辅助药物。口服阿片类药物剂量滴定原则：吗啡初始计量5~15mg，口服药物60分钟后评估疗效和副作用，①若疼痛不缓解或加重，剂量可酌情增加50%~100%；②疼痛减轻但控制不充分，可重复相同剂量；③疼痛缓解并得到充分控制，按需给予当前有效剂量，24小时后计算总量并转换为等效剂量的缓释阿片类药物。硫酸吗啡缓释片10~20mg，口服，每12小时1次或盐酸羟考酮控释片10~20mg，口服，每12小时1次，根据镇痛效果调节剂量；芬太尼透皮贴剂，外敷，每72小时1次（剂量按每日200mg口服吗啡等于每小时100μg芬太尼透皮贴剂进行转换）。目前不推荐哌替啶作为控制慢性疼痛的药物。

（4）爆发痛的处理：爆发痛是指在原有疼痛得到有效控制后，突发的短暂疼痛加重。可给予即释阿片类药物解救，剂量为前24小时使用的阿片类药物总量的10%~20%。

（5）辅助镇痛药物：常用的分为类固醇皮质激素，地塞米松等；抗抑郁药阿米替林，初始剂量12.5mg，口服，每晚1次，逐渐加量，一般每日不超过75mg；抗惊厥药加巴喷丁，初始剂量100mg，口服，每晚1次，逐渐增加到每日900~3 600mg，分2~3次口服。

3. 非药物治疗　包括姑息手术、麻醉神经阻滞等有创疗法，也包括物理疗法、冷热疗法、针灸、推拿按摩以及社会心理干预等。

（二）非疼痛症状评估与处理（表6-2-1）

表6-2-1　非疼痛症状评估与处理

症状	评估原则	治疗原则	实践及护理要点
呼吸困难	呼吸频率、深浅度、血氧饱和度、血压、心率、神志、病史等	尽可能治疗原发疾病，保持气道通畅，吸氧，必要时给阿片类药物，小剂量开始，吗啡2.5~5.0mg/2h，口服	保持呼吸道通畅，协助患者排痰；取坐位或半卧位；指导患者进行呼吸肌功能训练；注意进食或服药时可能会加重症状或引起呛咳
咳嗽咳痰	咳嗽发生时间、诱因、与体位的关系；咳痰的难易程度，痰液的颜色、性质、量和气味；评估生命体征	寻找病因，对症治疗，应用激素及支气管扩张剂治疗哮喘，利尿剂治疗心力衰竭等；对剧烈干咳，可待因15~30mg，每日3次，口服；有较多黏痰的湿咳，羧甲司坦500mg，每日3次，口服，并给予雾化吸入，减低痰液黏稠度	促进有效排痰，记录痰液的颜色、性质、量，留取痰标本；指导患者掌握正确的咳嗽方法。根据具体情况决定祛痰还是适度镇咳为主
咯血	咯血的颜色、性状及量，伴随症状；患者生命体征；了解血常规、出凝血时间等	控制少量咯血，预防再次咯血；尽力缓解大咯血引发的呼吸困难和窒息症状。可用纤溶蛋白溶解药氨甲环酸1g，每日3次，口服，减少咯血量	绝对卧床，取患侧卧位，及时清理患者口鼻腔血液，安慰患者；观察、记录咯血量和性状；备好吸引器
恶心呕吐	发生原因，呕吐物的颜色、性质、量、气味，伴随症状；患者生命体征；水电解质酸碱平衡	寻找病因，对症治疗。药物包括甲氧氯普胺、托烷司琼、氟哌啶醇、阿瑞吡坦等	协助患者取坐位或侧卧位，预防误吸，及时清理呕吐物
呕血便血	发生原因、出血的颜色、量及伴随症状；患者生命体征，了解血常规、凝血功能、便潜血等	寻找病因，对症治疗；终末期消化道大出血避免过度输血及有创抢救措施，可用纤溶蛋白溶解药氨甲环酸10mg/kg，每日3次，静脉滴注，不超过2g/d	呕血者抬高床头，及时清理呕吐物；监测生命体征；呕血、便血期间绝对禁食

症状	评估原则	治疗原则	实践及护理要点
腹胀	腹胀的原因、程度、排便、排气情况	胃肠减压、通便及灌肠处理；药物可用多潘立酮、甲氧氯普胺；非药物治疗如热敷、针灸等	根据病情采取舒适体位，腹部按摩、肛管排气等
水肿	部位、范围、程度、发展速度、伴随症状；患者体重、营养状况、颈静脉充盈程度，有无胸腹水	针对病因，对症治疗，可给利尿药，选用呋塞米或螺内酯，控制液体入量；避免终末期肾病患者进行肾脏替代治疗及相关操作	对患者进行饮食、活动指导，限制钠盐和水分的摄入，准确记录出入量；预防水肿部位压疮
发热	发热的时间、程度及诱因等，注意生命体征	以物理降温为主，中高热给予退热药物，超高热可考虑冰帽或冬眠疗法；补充水分保持水电解质平衡。可选用对乙酰氨基酚，口服或直肠给药	观察体温变化，了解热型，保持皮肤和床单清洁、干燥
厌食/恶病质	有无贫血、低蛋白血症、其他系统疾病；有无影响患者进食的药物及环境因素	根据具体病情选择经口、鼻饲、胃空肠造瘘管饲或静脉营养；给予改善食欲的药物治疗，甲地孕酮160mg/d，口服	少食多餐，提供不同的食物，增加食欲
口干	口腔黏膜是否完整及黏膜润滑情况，有无咀嚼、吞咽困难，有无引起患者口干的药物及治疗因素	去除病因，给予口腔黏膜润滑剂，对于口腔黏膜炎及溃疡，对症治疗。可用毛果芸香碱5mg，每日3次，口服，缓解口干症状，但要注意禁忌证	保持口腔清洁，可给予生理盐水和碳酸氢钠溶液漱口；少量多次饮水；避免口腔内粗暴的治疗护理操作
失眠	有无引起失眠的药物、环境因素及不良的生活习惯；有无焦虑等精神因素	去除导致失眠的诱因及不良的生活习惯；可给予镇静催眠药物，唑吡坦5mg，口服，睡前服用；劳拉西泮0.5~1.0mg，每日3次，口服	改善睡眠环境，睡前热水泡脚，避免饮用咖啡、浓茶等；服用催眠药物时注意预防跌倒、低血压等情况

症状	评估原则	治疗原则	实践及护理要点
谵妄	注意意识水平、思维、认知、精神行为和情感的变化；是否有诱发谵妄发生的药物及环境因素	寻找并尽可能去除病因，处理尿潴留、便秘、跌倒外伤等并发症；据病情适当约束；选用氟哌啶醇、奥氮平等药物。氟哌啶醇0.5~2.0mg，每日2~3次，口服。也可联合苯二氮䓬类药物	保持环境安静，避免刺激；给予适当的约束保护

二、姑息镇静

姑息镇静，也叫濒死镇静、临终患者顽固症状的可控性镇静。欧洲姑息治疗协会（European Association of Palliative Care，EAPC）将其定义为：采用镇静药物缓解患者临终阶段无法忍受的痛苦，并且不会因此缩短患者生存期的治疗。

1. 适应证　对于临终濒死患者，经严格评估，确认存在持续不适症状已超过合理时间范围，所有可用治疗措施均告失败时。

2. 姑息镇静药物　包括苯二氮䓬类、抗精神病类、巴比妥类及麻醉类药物。最常用咪达唑仑，初始剂量0.5~1.0mg/h，静脉注射，必要时可增至1~5mg/h。

3. 实施前要告知患者家属，并签署知情同意书。

4. 姑息镇静后要严密监测，评估症状减轻情况和潜在的副作用。

5. 姑息镇静是一个复杂问题，它不等同于慢性安乐死，因此必须极为谨慎。

三、舒适照护

临终患者的舒适照护是在医护人员的协助照护下，使患者达到一种相对轻松自在、无焦虑、少痛苦的舒适状态，是一种整体、个性化的护理模式。

1. 给患者提供一个舒适的环境，包括声、光、气味等。

2. 根据病情的不同，让患者保持一个舒适的体位。

3. 保持身体清洁卫生，包括口腔护理、皮肤清洁舒适，协助沐浴或擦浴，及时清除排泄物等。

4. 根据病情的不同，协助患者正确活动。

5. 保持充足休息和睡眠，让患者身心愉悦。

四、心理支持和人文关怀

心理支持就是通过有效的沟通与患者保持良好的关系，引导患者面对现实，应对情绪反应，以乐观顺应的态度，度过人生的最后阶段，从而舒适、安详、有尊严地离世。

第六章 安宁疗护

人文关怀就是人性关怀，核心在于肯定人性和人的价值。

（一）强化心理评估与沟通，舒缓情绪变化

1. 通过主动沟通了解患者的文化背景、宗教信仰、职业及生活习惯等一般情况；了解患者的睡眠、饮食等生理方面情况。

2. 了解患者的认知能力、情绪状况，对疾病的了解和应对能力。评估患者的焦虑、抑郁程度。

3. 运用同理心与患者沟通交流，倾听患者来自家庭和社会方面的需求，陪伴和帮助患者度过精神上的痛苦阶段，这也是患者最需要的灵性照顾。

4. 沟通中要耐心倾听，多用鼓励和指导性的话语，适时使用治疗性抚触。

5. 指导患者通过深呼吸、听轻音乐等手段，来减轻焦虑。

6. 鼓励家属参与沟通，促进患者与家属的交流。

7. 若患者出现明显抑郁状态，及时请心理咨询专家进行专业干预。

（二）尊重患者权利，积极寻求社会支持系统的帮助

1. 尊重患者因宗教信仰和文化的不同而存在特殊的习俗。

2. 尊重意愿，首先要了解患者的意愿，这样才能更好地满足患者的不同需求。

3. 允许患者及家属参与临终医疗护理决策的过程，尊重他们的选择权。

4. 了解患者的社会人际关系，鼓励患者的亲朋好友多陪伴患者，使患者身心得到进一步舒缓。

5. 指导患者积极寻求社会支持网络的帮助，如社会工作者、专业临终关怀团队、宗教组织等，这样使患者得到进一步的情感支持和精神慰藉，有尊严地逝去。

（三）做好死亡教育和哀伤辅导

1. 接受疾病是接受死亡的前提，可恰当应用沟通技巧告知患者病情，引导患者面对和接受当前疾病状况。

2. 采用不同的宣教方式，与患者及家属共同探讨死亡话题，逐步使患者理解生老病死是生命的自然过程。

3. 坦诚回答患者关于死亡方面的问题，不敷衍不回避。

4. 积极引导患者回顾自己的人生经历，让其在回顾过程中分享快乐，抒发郁结。

5. 引导患者制定现实可及的目标，并帮助他们完成自己的最后心愿。

6. 及时观察患者家属的悲伤情绪，耐心倾听并鼓励家属充分表达内心的悲伤。

7. 尊重逝者和家属的习俗，允许家属参与遗体料理过程。

（张　洛）

第七章　相关医学药物

第一节　常用抗生素

抗感染药物是指用以治疗病原体（病毒、衣原体、支原体、立克次体、细菌、螺旋体、真菌、蠕虫等）所致感染的各种药物。本章节主要介绍临床常用抗感染药物，按照治疗不同病原体种类分为四个大类，包括抗菌药、抗结核药、抗真菌药、抗病毒药，具体见表7-1-1。

表7-1-1 常用抗生素

药物种类	通用名	用法用量	主要适应证	不良反应和注意事项
青霉素类	青霉素	肌内注射：灭菌注射用水溶解。成人，每日80万～200万U，分3～4次给药；小儿，按体重2.5万U/kg，每12小时给药1次 静脉滴注：成人每日200万～2 000万U，分2～4次给药；小儿每日按体重5万～20万U/kg，分2～4次给药；严重肾功能损害者应延长给药间隔或调整剂量	溶血性链球菌、炎链球菌、不产青霉素酶葡萄球菌、炭疽、破伤风、气性坏疽等梭状芽孢杆菌感染，梅毒、钩端螺旋体病回归热，白喉与氨基糖苷类药物联合用于草绿色链球菌心内膜炎	不良反应：过敏反应，过敏性休克偶见，一旦发生，必须就地抢救 注意事项：①应用前需详细询问药物过敏史并进行皮试。有青霉素类药物过敏史或青霉素类药皮试验阳性患者，对②与其他青霉素药有交叉过敏，对青霉胺过敏，有哮喘、湿疹、花粉症、等麻疹等过敏性疾病者应慎用；③须新鲜配制；④静脉滴注时给药速度不能超过每分钟50万U；⑤应用大剂量青霉素钠可因大量量钠盐而导致心力衰竭
	苯唑西林	肌内注射：灭菌注射用水溶解，每日4～6g，分4次给药 静脉滴注：每日4～8g，分2～4次给药，严重感染每日剂量可增加至12g 小儿肌内或静脉注射，体重40kg以下者，每6小时按体重给予12.5～25.0mg/kg，体重超过40kg者予以成人剂量	①用于治疗产青霉素酶葡萄球菌感染；②化脓性链球菌或肺炎链球菌与耐青霉素葡萄球菌所致的混合感染	不良反应：过敏反应 注意事项：①见青霉素；②新生儿、其早产儿应慎用；③严重肾功能减退患者应避免应用大剂量，以防中枢神经系统毒性反应发生

药物种类	通用名	用法用量	主要适应证	不良反应和注意事项
青霉素类	氨苄西林	口服：宜空腹口服。成人每次0.5g，每日3次；儿童6～12岁0.25g，2～6岁0.17g，每日3次。1岁以下儿童每日按体重0.05～0.15g/kg，分3～4次服用。或遵医嘱 肌内注射：灭菌注射用水溶解。成人，每日2～4g，分4次给药；儿童，按体重50～100mg/kg，分4次给药 静脉滴注或注射：成人，每日4～8g，分2～4次给药。重症感染患者每日剂量可以增加至12g，每日最高剂量为14g；儿童，分2～4次给药。每日最高剂量为按体重100～200mg/kg，分2～4次给药。每日最高剂量为按体重300mg/kg；肾功能不全者，按肌酐清除率调整剂量	用于敏感菌所致的呼吸道感染、胃肠道感染、尿路感染、软组织感染、心内膜炎、脑膜炎、败血症等	不良反应：与青霉素相仿，以过敏反应较为常见。婴儿应用氨苄西林后可出现颅内压增高，表现为前囟隆起 注意事项：①传染性单核细胞增多症、巨细胞病毒感染、淋巴细胞白血病、淋巴瘤患者应用本品时易发生皮疹，宜避免使用；②孕妇慎用；③哺乳期妇女用药必要时宜暂停哺乳；④氨苄西林钠静脉滴注时宜停哺乳；④氨苄西林钠静脉滴注时宜停哺乳注液的浓度不宜超过30mg/ml。余同青霉素

续表

药物种类	通用名	用法用量	主要适应证	不良反应和注意事项
青霉素类	哌拉西林	静脉滴注和静脉注射：成人，中度感染每日8g，分2次静脉滴注；严重感染每次3~4g，每4~6小时静脉滴注或点注射，每日总剂量不超过24g；儿童、婴幼儿和12岁以下儿童的剂量为每日按体重100~200mg/kg	①敏感肠杆菌科细菌、铜绿假单胞菌、不动杆菌属所致的败血症、上尿路及复杂性尿路感染，呼吸道感染、胆道感染、腹腔感染、盆腔感染以及皮肤、软组织感染等；②与氨基糖苷类联合可用于有粒细胞减少症免疫缺陷患者的感染	不良反应：①过敏反应；②局部症状：局部注射部位疼痛、血栓性静脉炎等；③消化道症状：腹泻、稀便、恶心、呕吐等。注意事项：①在少数患者尤其是肾功能不全患者可导致出血，发生后应及时停药并予适当治疗，肾功能减退者应适当减量；②有过敏史、出血史、溃疡性结肠炎、克罗恩病或抗生素相关肠炎者应慎用；③孕妇应用使用本品；④哺乳期妇女用药时宜暂停哺乳。余同青霉素
	阿莫西林	口服：成人每次0.5g，每6~8小时每次；每日剂量不超过4g；小儿每日按体重20~40mg/kg，每8小时1次；3个月以下婴儿每日剂量按体重30mg/kg，每12小时1次。肌内注射或静脉滴注：成人每次0.5~1.0g，每6~8小时1次；小儿每日按体重50~100mg/kg，分3~4次给药。肾功能严重损害患者需根据肌酐清除率调整给药剂量；血液透析可清除本品，每次血液透析后应给予1g	用于敏感菌（不产β内酰胺酶菌株）所致的所致中耳炎、鼻窦炎、咽炎、扁桃体，泌尿生殖道感染，皮肤软组织感染，下呼吸道感染，急性单纯性淋病及伤寒、伤寒带菌者及钩端螺旋体病；亦可与克拉霉素、兰索拉唑三联口服用药根除胃、十二指肠幽门螺杆菌，降低消化道溃疡复发率	不良反应：①恶心、呕吐、腹泻及抗生素相关肠炎等胃肠道反应；②皮疹、药物热和哮喘等过敏反应。注意事项：①疗程较长患者应检查肝、肾功能和血常规；②孕妇应仅在确有必要时应用本品，乳母服用后可能导致婴儿过敏。余同青霉素

药物种类	通用名	用法用量	主要适应证	不良反应和注意事项
青霉素类	阿莫西林克拉维酸钾	静脉滴注：成人1.2g，每日3~4次，疗程10~14日。小儿每次30mg/kg，每日3~4次（新生儿每日2~3次）口服：①片剂，成人和12岁以上小儿，1.0g/次，每日3次，严重感染时剂量可加倍。②干混悬剂、颗粒剂、咀嚼片、分散片，成人、肺炎及其他中重度感染，每次625mg；其他感染每次375mg，每8小时1次，疗程7~10日	呼吸道、泌尿系统、皮肤和软组织等感染，及中耳炎、骨髓炎、败血症、腹膜炎和手术后感染	不良反应：①生殖泌尿系统：阴道瘙痒、遗疡及异常分泌物；②胃肠道反应；③过敏反应；④静脉炎 注意事项：①对头孢菌素类及其他青霉素过敏者，严重肝功能障碍者慎用；②传染性单核细胞增多症患者；③肾功能减退者应调整剂量，血液透析可影响本品血药浓度；④不宜肌内注射；⑤静脉滴注时每次用量溶于50~100ml生理盐水中，静脉滴注30分钟
头孢菌素类	头孢唑林	用法：可静脉缓慢推注、静脉滴注或肌内注射。用量：成人，每次0.5~1g，每日2~4次。严重感染可增加至每日6g。儿童每日50~100mg/（kg·d），每日2~3次；肾功能减退者按其肌酐清除率调节用量，所有不同程度肾功能减退者的首次剂量为0.5g	敏感细菌所致的中耳炎、支气管炎、肺炎等呼吸道感染、尿路感染、皮肤软组织感染、骨和关节感染、败血症、感染性心内膜炎、肝胆系统感染及眼、耳、鼻、喉科等感染，以及外科手术前的预防用药	不良反应：①血栓性静脉炎和肌内注射区疼痛；②皮疹和药物热 注意事项：①头孢菌素或头孢霉素之间交叉过敏；②头孢菌素与庆大霉素或其他肾毒性抗生素合用有增加肾损害的危险性；③静脉滴注体积超过100ml时不要用注射用水；④禁用于对头孢菌素过敏者及有青霉素过敏性休克或即刻反应者

第七章 相关医学药物

药物种类	通用名	用法用量	主要适应证	不良反应和注意事项
头孢菌素类	头孢氨苄	口服：成人，一般每次250～500mg，每日4次，最高剂量每日4g；单纯性膀胱炎、皮肤软组织感染及链球菌咽峡炎患者每12小时500mg。儿童，口服，每日按体重25～50mg/kg，皮肤软组织感染及链球菌咽峡炎患者，每次12.5～50.0mg/kg，每日4次。肾功能减退应根据肌酐清除率给药	用于金葡菌、溶血性链球菌、肺炎球菌、大肠杆菌、肺炎杆菌、流感杆菌、痢疾杆菌等敏感菌株引起的轻中度感染	不良反应：①恶心、呕吐、腹泻和腹部不适较为多见；②皮疹、药物热等过敏反应。偶可发生过敏性休克。注意事项：①在应用前须详细询问患者对药物过敏史，禁用于对头孢菌素过敏者及有青霉素过敏性休克或即刻反应史者；②口服日剂量超过4g时，应考虑改用注射用头孢菌素类药物；③孕妇应慎用，哺乳期妇女应权衡利弊后应用
	头孢呋辛	口服：餐后吞服，不可嚼碎，每次0.5g，每日2次。一般每日不超过1g。肌内或静脉注射：灭菌注射用水溶解后注射 静脉滴注：0.75～1.50g，每8小时1次。严重感染，每次1.5g，疗程5～10日。对于细菌性脑膜炎，每6小时1次。儿童（3个月以上），每日3.0g，儿童（3个月以上），每日3～4次。重症感染，0.1g/(kg·d)（成人最高剂量），骨和关节感染，0.15g/(kg·d)（成人最高剂量）。骨和关节感染，每日3次，脑膜炎，0.2～0.24g/(kg·d)，每日3～4次。肾功能不全者应调整剂量	用于敏感菌所致的中耳炎、鼻窦炎、扁桃体炎、咽炎和急、慢性支气管炎、支气管扩张合并感染、细菌性肺炎、肺脓肿和术后肺部感染。泌尿道感染、蜂窝组织炎、丹毒、腹膜炎及创伤感染、败血症、脑膜炎、淋病、骨及关节感染。骨髓炎及脓毒性关节炎	不良反应：皮疹、瘙痒、荨麻疹等偶见过敏症、药物热、多形红斑、间质性肾炎、毒性表皮剥脱性皮炎等。注意事项：①警惕抗生素相关性小肠结肠炎；②孕妇及哺乳期妇女慎用；③禁用于青霉素过敏性休克者；④与强利尿药、氨基糖苷类合用可引起肾毒性；⑤过量使用刺激大脑发生惊厥；⑥与抗酸药合用可减少本品吸收

续表

药物种类	通用名	用法用量	主要适应证	不良反应和注意事项
头孢菌素类	头孢地尼	口服：成人服用的常规剂量为每次100mg，每日3次。儿童服用的常规剂量为每日9~18mg/kg，分3次口服。剂量可依年龄、症状进行适当增减，或遵医嘱	用于敏感菌所致的呼吸系统、泌尿系统、耳鼻喉科及皮肤、软组织感染等	不良反应：皮疹、腹泻、腹痛、恶心、呕吐、食欲减退、发热、水肿、中性粒细胞减少、血尿素氮升高、眩晕等 注意事项：①与青霉素类或头霉素有交叉过敏反应，既往有过敏者慎用；②肾功能减退及肝功能损害者慎用；③有溃疡性结肠炎、局限性结肠炎病患者慎用
	头孢克洛	口服：成人及体重30kg以上儿童，每次100mg，每日2次。成人重症感染者，可增加至每次200mg，每日2次。儿童，按体重每次1.5~3.0mg/kg计算给药量，每日2次	①慢性支气管炎急性发作、支气管扩张合并感染、肺炎；②肾盂肾炎、膀胱炎、淋球菌性尿道炎；③急性胆囊炎、胆管炎；④猩红热；⑤中耳炎、鼻窦炎	不良反应：腹泻、皮疹等皮肤症状、临床检查值异常（包括GPT升高、GOT升高、嗜酸性粒细胞增多） 注意事项：下列患者慎重给药。①对青霉素类药物有过敏史的患者；②本人或家族中有支气管哮喘、皮疹、荨麻疹等；③严重的肾功能障碍患者
	头孢丙烯	口服：成人（13岁和以上）上呼吸道感染，每次0.5g，每日1次；下呼吸道感染，每次0.5g，每日2次；皮肤或皮肤软组织感染，每次0.5g，分1次或2次；严重病例每次0.5g，每日2次。2~12岁儿童，上呼吸道感染，每次7.5mg/kg，每日2次；皮肤或皮肤软组织感染，每次20mg/kg，每日1次	①上呼吸道感染：化脓性链球菌性咽炎/扁桃体炎，急性鼻窦炎；②下呼吸道感染：由肺炎链球菌、流感嗜血杆菌引起的急性支气管炎发细菌感染和慢性支气管炎急性发作；③皮肤和皮肤软组织感染：金黄色葡萄球菌和化脓性链球菌引起	不良反应：主要为胃肠道反应，包括腹泻、恶心、呕吐和腹痛等，亦可发生过敏反应，常见为皮疹、荨麻疹。儿童发生过敏反应较成人多见，多在开始治疗后几天内出现，停药后几天内消失 注意事项：确诊或疑有肾功能损伤的患者在用本品治疗前和治疗时，应密切观察临床症状并进行适当的实验室检查

药物种类	通用名	用法用量	主要适应证	不良反应和注意事项
头孢菌素类	头孢他美酯	口服：成人和12岁以上的儿童，每次500mg，每日2次。12岁以下的儿童，每次10mg/kg，每日2次	①上呼吸道：耳、鼻、喉部感染，如中耳炎、鼻窦炎、咽炎、扁桃体炎等；②下呼吸道感染，如慢性支气管炎急性发作、急性气管炎等；③泌尿系统感染、如非复杂性尿路感染、复杂性尿路感染	不良反应：①消化系统：常见腹泻、恶心、呕吐；②皮肤：偶有出现瘙痒、局部水肿、紫癜、皮疹等；③中枢神经系统：偶有出现头痛、眩晕、衰弱、疲劳感等；④血液系统：偶有白细胞减少、嗜酸性粒细胞增多、血小板增多等　注意事项：①对青霉素类药物过敏者慎用；②若发生严重过敏反应，应立即停药，并紧急治疗；③由于肠道微生物的改变，可能导致假膜性小肠结肠炎，若发生应积极治疗
	头孢曲松	肌内注射或静脉滴注：12岁以上儿童及成人，1~2g，每日1次，危重病例或中度敏感菌，剂量可增至4g，每日1次；新生儿、婴儿及儿童根据体重调整剂量，超过50kg的儿童同成人用药	敏感菌所致的脓毒血症、脑膜炎、播散性莱姆病、腹部感染、骨、关节、软组织、皮肤及伤口感染、尿道、呼吸道感染；术前预防感染	不良反应：胃肠道不适、血液学改变、皮肤反应　注意事项：①免疫介导的溶血性贫血；②轻度到致命性腹泻；③不能与含钙溶液混合输注；④孕妇和哺乳期妇女应用须权衡利弊；⑤大剂量与利尿剂合并使用可能导致肾功能不全

药物种类	通用名	用法用量	主要适应证	不良反应和注意事项
氨基糖苷类	阿米卡星	用法：肌内注射或静脉滴注 用量：①单纯性尿路感染对常用抗菌药耐药者0.2g，每12小时1次。②全身感染者7.5mg/kg，每12小时1次或15mg/kg，每日1次；1.5g/d，疗程10日。③肾功能减退需调整剂量	铜绿假单胞菌及假单胞菌、大肠埃希菌、变形杆菌属、克雷伯菌属、肠杆菌属、沙雷菌属、不动杆菌属等敏感革兰氏杆菌与葡萄球菌所致感染	不良反应：①听力减退、耳鸣等；②肾毒性；③神经肌肉阻滞作用。 注意事项：①氨基糖苷类交叉过敏；②在用药时应注意检查尿常规、听力检查；③第Ⅷ对脑神经功能、重症肌无力或帕金森病慎用；④应给予患者足够的水分，以减少肾小管损害；⑤配制静脉用药时，每500mg加入100~200ml稀释液30~60分钟内缓慢滴注
	庆大霉素	肌内注射或静脉滴注：80mg（8万U）或1.0~1.7mg/kg，每8小时1次；或5mg/kg，每日1次。药液浓度0.1%，在30~60分钟内缓慢滴入 鞘内及脑室内给药：4~8mg，每日2~3次，注射时稀释的药液浓度0.2% 肾功能减退者应调整剂量	①敏感革兰氏杆菌，如大肠埃希菌、克雷伯菌属、肠杆菌属、变形杆菌属、沙雷菌属、铜绿假单胞菌及葡萄球菌甲氧西林敏感菌株所致的严重感染。治疗腹腔感染及盆腔感染时应与抗厌氧菌药物合用；②用于敏感细菌所致中枢神经系统感染	不良反应：①听力减退、耳鸣、神经肌肉阻滞等；②少数患者停药后可发生耳毒性；③全身给药合并鞘内注射可能引起腿部抽搐、皮疹、发热等身痉挛等 注意事项：①第Ⅷ对脑神经损害及肾功能损害者重症肌无力或帕金森病及肾功能损害者慎用；②氨基糖苷类交叉过敏；③定期监测尿常规和肾功能测定，听力检查；④给予首次饱和剂量（1~2mg/kg）后，有肾功能不全、前庭功能或听力减退者所用维持量酌减；⑤应给予患者足够的水分；⑥不宜皮下注射和静脉推注

第七章 相关医学药物

药物种类	通用名	主要适应证	用法用量	不良反应和注意事项
大环内酯类	红霉素	①作为青霉素过敏患者治疗的替代用药;②用于军团菌病、肺炎支原体肺炎、肺炎衣原体肺炎、其他衣原体感染、支原体属所致泌尿生殖系感染、沙眼衣原体结膜炎、淋球菌感染、厌氧菌所致口腔感染、空肠弯曲菌肠炎、百日咳	口服:成人,每日0.75~2.00g,分3~4次;军团菌病,每次0.5~1.0g,每日4次;预防风湿热复发,每次0.25g,每日2次;术前1小时口服1g,术后6小时再服0.5g。儿童,每日按体重20~40mg/kg,分3~4次。静脉滴注:成人,每次0.5~1.0g,每日2~3次;军团菌病,每日3~4g,分4次,每日不超过4g。儿童,每日按体重20~30mg/kg,分2~3次。直肠给药:成人,每次0.1g,每日2次。儿童,按体重每日20~30mg/kg	不良反应:①胃肠道反应多见,有腹泻、恶心、呕吐、中上腹痛、口舌疼痛、胃纳减退等,其发生率与剂量大小有关;②大剂量(4g/d)应用时,尤其肝、肾疾病患者或老年患者,可能引起听力减退;③过敏反应表现为药物热、皮疹、嗜酸性粒细胞增多等注意事项:①溶血性链球菌感染用本品治疗时,至少需持续10日;②用药期间定期随访肝功能。肝病患者和严重肾功能损害者红霉素的剂量应适当减少;③孕妇应用时仍宜权衡利弊,哺乳期妇女应用时应暂停哺乳
	阿奇霉素	①由肺炎衣原体、流感嗜血杆菌、军团菌、卡拉摩拉菌、肺炎支原体、金黄色葡萄球菌或肺炎链球菌引起社区获得性肺炎;②由沙眼衣原体或敏感淋球菌引起的,淋病奈瑟球菌或人型支原体引起盆腔炎	静脉滴注:①社区获得性肺炎,0.5g,每日1次,至少2日后转为口服,每日1次。②盆腔炎,0.5g,每日1次。口服:①沙眼衣原体或敏感淋球菌性病,1g,每日1次;②小儿咽炎、扁桃体炎,12mg/(kg·d),每日1次,连服5日;或首日0.5g,第2~5日0.25g,每日1次;③其他感染,0.5g,每日1次,共3日;	不良反应:胃肠道反应,注射部位疼痛、局部炎症、皮疹、瘙痒、阴道炎、口腔炎等注意事项:①用药期间监测肝功能;②由沙眼衣原体引起严重肝病患者;③空腹口服;③避免与含镁、铝的抗酸剂同服;④片剂整片吞服,分散片用水分散后服用;⑤0.5g/500ml,滴注时间为4小时

药物种类	通用名	用法用量	主要适应证	不良反应和注意事项
大环内酯类	克拉霉素	口服：成人常用的推荐剂量为每日2次，每次250mg；严重感染时，剂量增加为每次500mg；疗程为5~14日，获得性肺炎和鼻窦炎疗程为6~14日；清除幽门螺杆菌感染的推荐剂量为：克拉霉素每次500mg，每日2次	① 下呼吸道感染：如支气管炎、肺炎等；② 上呼吸道感染：如咽炎、鼻窦炎等；③ 皮肤及软组织感染：如毛囊炎、蜂窝组织炎、丹毒；④ 根除幽门螺杆菌，从而减少十二指肠溃疡的复发	不良反应：腹痛、腹泻、恶心、呕吐和味觉异常、失眠、头痛、味觉异常、消化不良、肝功能检查异常、皮疹、多汗 注意事项：克拉霉素主要由肝脏排泄，因此，对肝功能损伤的患者用药应谨慎，中度至严重肾功能损伤的患者使用本品也应注意
林克霉素类	克林霉素	肌内注射或静脉滴注：每0.3g用50~100ml生理盐水或5%葡萄糖溶液稀释成6mg/ml的药液，缓慢滴注，100ml滴注时间30分钟。用量：① 轻中度感染：0.6~1.2g/d；儿童15~25mg/（kg·d）。② 重度感染：1.2~2.4g/d。儿童25~40mg/（kg·d），分2~4次给药	革兰氏阴性菌、厌氧菌引起的各种感染	不良反应：① 肌内注射部位轻微疼痛、静脉炎；② 胃肠道反应；③ 过敏反应；④ 偶见中性粒细胞减少或嗜酸性粒细胞增多 注意事项：① 新生儿（<1月龄）、哺乳期妇女禁用；② 肝、肾功能损害者、4岁以下儿童慎用；③ 孕妇使用本品应注意

药物种类	通用名	用法用量	主要适应证	不良反应和注意事项
硝基咪唑类	甲硝唑	厌氧菌感染：口服，每日0.6~1.2g，分3次服用，7~10日为一疗程；肠道阿米巴病：每次0.4~0.6g，每日3次，疗程7日；肠道外阿米巴病，每次0.6~0.8g，每日3次，疗程20日	①广泛用于厌氧菌感染的治疗；②肠道和肠外阿米巴病（如阿米巴肝脓肿、胸膜阿米巴病等）；③还可用于治疗阴道滴虫病、小袋虫病和皮肤利什曼病等	不良反应：①消化道系统包括恶心、呕吐、食欲不振、眩晕、腹痛；②神经系统症状有头痛、眩晕，偶有感觉异常、肢体麻木、共济失调，多发性神经炎等，大剂量可致抽搐；③少数病例发生荨麻疹、潮红、瘙痒、膀胱炎、排尿困难、口中金属味及白细胞减少等 注意事项：①本品的代谢产物可使尿液呈深红色；②原有肝脏疾患者剂量应减少；③出现运动失调或其他中枢神经系统症状时应停药
	替硝唑	口服：单剂量2g顿服，饭时服用；根治幽门螺杆菌：每日2次，每次500mg	①厌氧菌感染；②滴虫病；③贾第鞭毛虫病；④阿米巴病；⑤细菌性阴道炎；⑥与抗生素和抗酸药联合应用，用于根治幽门螺杆菌相关的十二指肠溃疡	不良反应：①中枢神经系统、抽搐和短暂的周围神经病变；②胃肠道病变，舌头变色、口腔炎、腹泻；③过敏症，头晕、口腔炎、皮疹、面部潮红、出汗、口腔干燥、荨麻疹、瘙痒、皮疹、发热、流涎、血管性水肿；④肾脏，尿液发黑；⑤心血管系统，心悸；⑥血液系统，白细胞和中性粒细胞减少 注意事项：①与食品同服，以便尽量减少上腹部不适和胃肠道不良反应；②在治疗期及其后3日内，禁止饮用含有乙醇或丙二醇的制剂等

药物种类	通用名	用法用量	主要适应证	不良反应和注意事项
磺胺类	复方磺胺甲噁唑	口服：成人用于细菌性感染，每次0.48g，每12小时1次，首次剂量加倍；用于卡氏肺孢子虫肺炎，每次磺胺甲噁唑18.75~25.00mg/kg和甲氧苄啶3.75~5.00mg/kg，每6小时1次。用于预防，初始剂量每次0.48g，每日2次，继以相同剂量每日服1次，或每周服3次	敏感细菌及其他敏感病原微生物所致的急性单纯性尿路感染、中耳炎、星形奴卡菌病、对氯喹耐药的恶性疟疾治疗的辅助用药，与乙胺嘧啶联合用药治疗弓形鼠弓形虫引起的弓形虫病，治疗沙眼衣原体所致宫颈炎和尿道炎，脑膜炎奈瑟菌所致的流行性脑脊髓膜炎流行时的预防	不良反应：①过敏反应较为常见，严重者可发生渗出性多形红斑、剥脱性皮炎和大疱表皮松解萎缩性皮炎等；②中性粒细胞减少或缺乏症、血小板减少症及再生障碍性贫血；③可发生黄疸、肝功能减退，严重者可发生暴发性肝衰竭 注意事项：①交叉过敏反应；对呋塞米、砜类、噻嗪类利尿药、磺脲类、碳酸酐酶抑制药呈现过敏的患者，对磺胺药亦可过敏；②肝功能损害患者，宜避免磺胺药的全身应用；③疗程长，剂量大宜同服碳酸氢钠并多饮水

第七章 相关医学药物

药物种类	通用名	用法用量	主要适应证	不良反应和注意事项
喹诺酮类	诺氟沙星	口服：成人，每次400mg，每日2次	用于敏感菌所引起的呼吸道、泌尿道、胃肠道感染，如急性支气管炎急性发作，肺炎，急、慢性肾盂肾炎、膀胱炎、伤寒等	不良反应：胃肠道反应，中枢神经系统反应，过敏反应。偶见：①癫痫发作，精神异常，烦躁不安，意识混乱，幻觉，震颤；②血尿，发热，皮疹等间质性肾炎表现；③静脉炎；④结晶尿 注意事项：①大剂量应用或使尿pH在7以上时可发生结晶尿；宜多进水，保持24小时排尿量在1 200ml以上。②肾功能减退者，应调整剂量；③可引起中、重度光敏反应，应避免过度暴露于阳光；④严重肝、肾功能均减退者，须权衡利弊，并调整剂量；⑤中枢神经系统疾病患者，例如癫痫及癫痫病史者均应避免应用
	环丙沙星	口服：成人，常用量每日0.5~1.5g，分2~3次服用；静脉滴注：成人，常用量每日0.2g，每12小时1次，滴注时间不少于30分钟。严重感染或铜绿假单胞菌感染可加大剂量至每日0.8g，分2次使用	用于敏感菌感染所引起的泌尿生殖系统、呼吸道、胃肠道、骨和关节、皮肤软组织感染、伤寒、败血症等全身感染	不良反应：同诺氟沙星 注意事项：宜空腹服用，食物虽可延迟其吸收，但其总吸收量（生物利用度）未见减少，故也可于餐后服用，以减少胃肠道反应；服用时宜同时饮水250ml

药物种类	通用名	用法用量	主要适应证	不良反应和注意事项
喹诺酮类	左氧氟沙星	口服：成人每次0.2g，每日2次；严重感染较重或感染病原体敏感性较差者，治疗剂量也可增至每日0.6g 静脉滴注：成人每日0.4g，分2次滴注。重度感染患者及病原菌对本品敏感性较差者，每日最大剂量可增至0.6g	用于敏感细菌感染所引起的中、重度感染。包括呼吸系统感染、泌尿生殖系统感染，皮肤软组织感染、肠道感染、败血症，粒细胞减少及免疫功能低下患者的各种感染	不良反应：同诺沙星。 注意事项：①静脉滴注时间为每100ml至少60分钟；②肾功能不全者按肌酐清除率应减量或延长给药间隔时间
	莫西沙星	口服：盐酸莫西沙星片的剂量为0.4g，每24小时1次 静脉滴注：盐酸莫西沙星氯化钠注射液的剂量为0.4g，每24小时1次	急性细菌性鼻窦炎，慢性支气管炎急性发作，社区获得性肺炎；复杂性及非复杂性皮肤和皮肤组织感染；复杂性腹腔内感染；鼠疫等	不良反应：①肌腱病和肌腱断裂；②Q-T间期延长；③过敏反应；④中枢神经系统的影响，周围神经病变；⑤艰难核菌相关性腹泻；⑥粒细胞缺乏症、全血细胞减少症等 注意事项：本品应避免用于①已知Q-T间期延长；②室性心律失常，包括尖端扭转型，因为Q-T间期延长可能导致发生这些状况的风险增加；③持续的心律失常状况，如具有临床显著性的心动过缓和急性心肌缺血；④未治疗的低钾血症或低镁血症等

第七章 相关医学药物

药物种类	通用名	用法用量	主要适应证	不良反应和注意事项
其他抗菌药物	磷霉素	口服：成人，每日2~4g，分3~4次服用，每次6g（相当于磷霉素3g），以适量水溶解后服用。儿童，按体重每日50~100mg/kg，分3~4次服用。静脉滴注：成人，每日4~12g，严重感染可增至每日16g，分2~3次滴注。儿童，按体重每日0.1~0.3g/kg，分2~3次滴注	①敏感菌所致的呼吸道感染、尿路感染、皮肤软组织感染等；②其他抗生素合用于由敏感菌所致重症感染如败血症、腹膜炎、骨髓炎等	不良反应：①主要有恶心、食欲减退、腹部不适、稀便或轻度腹泻；②注射部位静脉炎。注意事项：①磷霉素过敏者，妊娠及哺乳期妇女，5岁以下儿童禁用；②5岁以上儿童应减量及慎用；肝、肾功能减退者应慎用；③静脉滴注时间1~2小时；④老年人应酌减剂量并慎用
	磷霉素氨丁三醇	口服：每日单剂量空腹服药1次。成人每次3g（按$C_3H_9O_4P$计算）（1瓶或1袋），以适量水溶解后服用，或遵医嘱	治疗敏感细菌引起的急性单纯性下尿路感染（如急性膀胱炎、慢性膀胱炎急性发作、急性尿路膀胱综合征、非特异性尿道炎、孕期无症状的菌尿症、手术后的尿路感染）和预防外科手术中尿路感染及经尿路诊断手法引起的感染	不良反应：主要为腹泻及软便、皮疹、恶心、停药后消失。偶有过敏反应
	利福昔明	成人：口服，每次0.2g，每日3~4次。6~12岁儿童：口服，每次0.1~0.2g，每日4次。12岁以上儿童剂量同成人	敏感的病原菌引起的肠道感染，包括急性和慢性肠道感染、腹泻综合征、夏季腹泻、旅行者腹泻和小肠结肠炎等	不良反应：①中枢神经系统：有出现头痛的报道。②胃肠道系统：常见的症状为腹胀、腹痛、恶心和呕吐。以上症状发生率均低于1‰。③皮肤：大剂量长期用药，极少数患者可能出现荨麻疹样皮肤反应。注意事项：①儿童连续服用本药不能超过7日；②对6岁以下儿童建议不要服用本药胶囊；③长期大剂量用药或肠黏膜受损时，可能导致尿或粪液呈粉红色

药物种类	通用名	用法用量	主要适应证	不良反应和注意事项
其他抗菌药物	呋喃唑酮	口服：成人，常用剂量为每次0.1g，每日2~3次；儿童，按体重每日5~10mg/kg，分4次服用	用于难以根除的幽门螺杆菌感染	主要有恶心、呕吐、腹泻、头痛、头晕、药物热、皮疹、肛门瘙痒、哮喘、直立性低血压、低血糖、肺浸润等，偶可出现溶血性贫血、黄疸及多发性神经炎。一般不宜用于溃疡病或支气管哮喘患者。注意事项：口服本品期间饮酒，则可引起双硫仑样反应，表现为皮肤潮红、瘙痒、心动过速、血压升高、烦躁等
	呋喃妥因	口服：成人，每次50~100mg，每日3~4次；单纯性下尿路感染反复发作，预防尿路感染，每日50~100mg，睡前服用。儿童，按体重，1月龄以上小儿每日5~7mg/kg，分4次服。疗程至少1周。预防尿路感染反复发作，每日1mg/kg。直肠给药：成人，每次100mg，每日1~2次。预防尿路感染反复发作，每日100~200mg。儿童，每次50mg，每日1~2次。疗程至少1周。预防尿路感染反复发作，每日50~100mg	①敏感的大肠埃希菌、肠球菌属、葡萄球菌属以及克雷伯菌属、肠杆菌属等细菌所致的急性单纯性下尿路感染；②预防尿路感染	不良反应：①常见恶心、呕吐、食欲减退和腹泻；②少见皮疹、药物热、粒细胞减少、肝炎等变态反应，有葡萄糖-6-磷酸脱氢酶缺乏者尚可发生溶血性贫血。注意事项：①宜与食物同服，对胃肠道的刺激；②疗程至少7日，或继续用药至尿液中细菌清除3日以上；③长期应用6个月以上者，可能发生弥漫性间质性肺炎或肺纤维化，因此将长期预防应用需权衡利弊；④老年患者应慎用，并宜根据肾功能调整给药剂量

药物种类	通用名	主要适应证	用法用量	不良反应和注意事项
抗结核药	异烟肼	与其他抗结核药联合，用于各种类型结核病及部分非结核分枝杆菌病	口服：成人：①预防，每日0.3g，顿服；②治疗，成人与其他抗结核药合用，按体重每日口服5mg/kg，最高0.3g，或每日15mg/kg，最高900mg，1周服用2～3次 儿童：①预防，每日按体重10mg/kg，最高0.3g，顿服；②治疗，按体重每日10～20mg/kg，最高0.3g，顿服 静脉注射或静脉滴注：成人：①常用量，每日0.3～0.4g，或5～10mg/kg；②急性粟粒型肺结核或结核性脑膜炎患者，每日10～15mg/kg，最高0.9g	不良反应：①常用剂量的不良反应发生率较低。剂量加大至6mg/kg时，不良反应发生率显著增加，主要为周围神经炎及肝脏毒性，加用维生素B6虽可减少毒性反应，但也可影响疗效；②变态反应：包括发热、多形性皮疹、淋巴结病、脉管炎等；③血液系统：可有粒细胞减少、嗜酸性粒细胞增多、血小板减少、高铁血红蛋白血症等 注意事项：①精神病、癫痫、肝功能损害者及严重肾功能损害者应慎用本品或减量酌减；②异烟肼与乙硫异烟胺、吡嗪酰胺、烟酸或其他化学结构有关药物存在交叉过敏；③肝功能减退、肾功能减退严重或慢乙酰化者则需减量；④孕妇应避免应用

药物种类	通用名	用法用量	主要适应证	不良反应和注意事项
抗结核药	利福平	口服：成人，抗结核治疗，每日0.45~0.60g，空腹顿服；脑膜炎奈瑟菌带菌者，5mg/kg，每12小时1次。儿童，抗结核治疗，1个月以上者每日按体重10~20mg/kg，空腹顿服，每日量不超过0.6g	①与其他抗结核药联合治疗各种结核病；②与其他药物联合用于麻风、非结核分枝杆菌感染；③与万古霉素（静脉）可联合用于甲氧西林耐药葡萄球菌所致的严重感染。利福平与红霉素联合方案用于军团菌属重症感染	不良反应：①多见消化道反应：厌食、恶心、呕吐、上腹部不适、腹泻等；②肝毒性；③变态反应大剂量同歇疗法后偶可出现"流感样症候群"；④偶见白细胞减少、凝血酶原时间缩短、头痛、眩晕、视力障碍等 注意事项：①酒精中毒、肝功能损害者慎用，妊娠3个月以上孕妇和哺乳期妇女慎用；②单用利福平治疗结核病或其他细菌性感染时病原菌可迅速产生耐药性，故必须与其他药物合用；③清晨空腹每次服用；④服药后便尿、唾液、汗液、痰液、泪液等排泄物均可显橘红色；⑤妊娠初始3个月内妇女禁用，3个月以上妇女慎用；⑥哺乳期妇女用药应充分权衡利弊后用药；⑦5岁以下小儿慎用

第七章　相关医学药物

药物种类	通用名	用法用量	主要适应证	不良反应和注意事项
抗结核药	吡嗪酰胺	口服：成人：与其他抗结核药联合。每日15～30mg/kg顿服，最高每日2g；或每次50～70mg/kg，一周2～3次；每日服用者最高每次3g，一周服2次者最高每次4g。亦可采用同剂给药法，一周用药2次，每次50mg/kg	联合用于治疗结核病	不良反应：常见肝损害、关节痛；偶见过敏反应注意事项：①交叉过敏，对乙硫异烟胺、异烟肼、烟酸或其他化学结构相似的药物过敏患者可能对吡嗪酰胺也过敏；②糖尿病、痛风或严重肝功能减退者慎用；③使血尿酸增高，可引起急性痛风发作，须定时测定
	乙胺丁醇	口服：成人及13岁以上儿童，与其他抗结核药合用。①结核初治，按体重15mg/kg，每日每次顿服，或每次25～30mg/kg，最高2.5g，一周3次；或50mg/kg，最高2.5g，一周2次。②结核复治，按体重25mg/kg，每日1次，顿服，连续60日；继以按体重15mg/kg，每日1次顿服。③非结核分枝杆菌感染，每次15～25mg/kg，每次顿服	①联合治疗结核分枝杆菌所致的肺结核；②结核性脑膜炎及非结核分枝杆菌感染的治疗	不良反应：常见视力模糊、眼痛、红绿色盲或视力减退，视野缩小（视神经炎，每日按体重剂量25mg/kg以上时易发生）。视力变化可为单侧或双侧注意事项：（1）痛风、视神经炎、肾功能减退慎用（2）治疗期间应检查：①眼部：视力、视野、红绿鉴别力等；②乙胺丁醇可使血清尿酸浓度增高，引起痛风发作，应定期测定；③肾功能减退或老年患者应减量。（3）孕妇、哺乳期妇女应慎用。

370

药物种类	通用名	用法用量	主要适应证	不良反应和注意事项
抗结核药	链霉素	成人常用量：肌内注射：①每次0.5g，每12小时1次；60岁以上的患者应减为0.5g，每12小时1次；②肠球菌性心内膜炎，每次1g，每12小时1次，与青霉素合用，连续2周，继以0.5g，每12小时1次，每12小时1次；③鼠疫，每次0.5～1.0g，每12小时1次，与四环素合用 小儿常用量：①按体重每日15～25mg/kg，分2次给药；②治疗结核病，按体重20mg/kg，每日1次，每日最大剂量1g，与其他抗结核药合用。肾功能减退患者应根据其肌酐清除率进行剂量调整	①与其他抗结核药联合用于结核分枝杆菌所致各种结核病的初治病例，或其他敏感分枝杆菌感染；②单用于治疗土拉菌病，或与其他抗菌药物联合用于鼠疫、腹股沟肉芽肿、布鲁菌病、鼠咬热等的治疗；③与青霉素或氨苄西林联合治疗草绿色链球菌或肠球菌所致的心内膜炎	不良反应：①血尿、排尿次数减少或尿量减少、食欲减退、口渴等肾毒性症状，少数可产生血液中尿素氮及肌酐值增高；②步履不稳、眩晕、听力减退、耳鸣、耳部饱满感 注意事项： （1）交叉过敏对一种氨基糖苷类过敏的患者可能对其他氨基糖苷类也过敏 （2）下列情况应慎用链霉素：①失水，可使血药浓度增高，易产生毒性反应；②在儿科中应慎用；③老年患者应在疗程中监测血药浓度

药物种类	通用名	用法用量	主要适应证	不良反应和注意事项
抗结核药	对氨基水杨酸钠	口服：成人每次2~3g，每日4次。儿童按体重每日0.2~0.3g/kg，分3~4次服。每日剂量不超过12g 静脉滴注：成人每日4~12g，临用前加注用水适量使溶解后再用5%葡萄糖注射液500ml稀释，2~3小时滴完。儿童每日0.2~0.3g/kg	联合治疗结核分枝杆菌所致的肺及肺外结核病	不良反应：常见食欲缺乏、恶心、呕吐、腹痛、腹泻、过敏反应有瘙痒、皮疹、药物热、哮喘、嗜酸性粒细胞增多；少见胃溃疡及出血、血尿、蛋白尿、肝功能损害及粒细胞减少 注意事项：①交叉过敏反应：对其他水杨酸类包括水杨酸甲酯或其他含对氨基苯基团；②充血性心力衰竭、胃溃疡、葡萄糖-6-磷酸脱氢酶（G6PD）缺乏症、严重肝或肾功能损害患者慎用；③孕妇和哺乳期妇女须权衡利弊后使用；④儿童严格按用法用量服用
抗真菌药	氟康唑	口服或静脉滴注：静脉滴注时，最大速率为200mg/h 成人：①首次剂量0.4g，以后每次0.2g，每日1次；②口咽部念珠菌病，首次剂量0.2g，以后每次0.1g，每日1次，疗程至少2周；③念珠菌外阴阴道炎，单剂量0.15g；④隐球菌脑膜炎，每次0.4g，每日1次	①全身性或局部念珠菌病的治疗和预防；②隐球菌感染；③对接受化疗或放疗而容易发生真菌感染恶性肿瘤患者的预防；④皮肤真菌疾病；⑤皮肤着色真菌病	不良反应：①常见恶心、呕吐、腹痛或腹泻等；②过敏反应，可表现为皮疹，偶可发生严重的剥脱性皮炎（常伴随肝功能损害），渗出性多形红斑；③肝毒性等 注意事项：①与其他吡咯类药物可发生交叉过敏反应；②肝肾功能减退者需减量应用；③哺乳期妇女慎用或服用时暂停哺乳

药物种类	通用名	主要适应证	用法用量	不良反应和注意事项
抗真菌药	制霉菌素	用于皮肤、黏膜念珠菌病的治疗；局部用药治疗口腔念珠菌感染、阴道念珠菌病和皮肤念珠菌病	口服：成人每次50万~100万U，每日3次。口腔念珠菌病以口含片50万U，每日3次，含于口中，直至缓慢完全溶解。5岁以上儿童10万~20万U，每日4次。皮肤念珠菌病用霜剂或软膏涂患处，每日2次。阴道念珠菌病用阴道片或栓剂，每日1次，每次1片或1粒	不良反应：口服较大剂量时可发生腹泻、恶心、呕吐和上腹部疼痛 注意事项：哺乳期妇女用药时应停止哺乳
抗病毒药	阿昔洛韦	单纯疱疹病毒感染、带状疱疹、免疫缺陷者水痘的治疗，急性视网膜坏死	静脉滴注：每次滴注间在1小时以上。成人，按体重每次5~10mg/kg，每8小时1次，每日最高剂量按体重30mg/kg。小儿，婴儿与12岁以下小儿，按体表面积每次250mg/m²，每8小时1次，小儿最高剂量每8小时按体表面积500mg/m² 口服： 成人：①生殖器疱疹初治和免疫缺陷者皮肤黏膜单纯疱疹，每次200mg，每日5次；②肾功能不全患者应调整用药剂量 儿童：水痘，每次20mg/kg，每日4次，5日为一疗程	不良反应：①常见注射部位的炎症或静脉炎，皮肤瘙痒或荨麻疹、皮疹，发热、轻度头痛、恶心、呕吐、腹泻、蛋白尿、血液尿素氮和血清肌酐值升高、肝功能异常等；②急性肾功能不全、白细胞和红细胞减少、血红蛋白减少、胆固醇、三酰甘油升高、血尿、低血压、多汗、心悸、呼吸困难、胸闷等 注意事项：①对更昔洛韦过敏者也可能对本品过敏；②脱水或已有肝、肾功能不全者需慎用；③严重免疫功能缺陷者长期或多次应用本品治疗后可能引起单纯疱疹病毒和带状疱疹病毒对本品33耐药；④随访检查：由于生殖器疱疹患者大多易患宫颈癌，因此患者至少应一年检查每次，以早期发现；⑤一日疱疹症状与体征出现，应尽早给药

药物种类	通用名	用法用量	主要适应证	不良反应和注意事项
抗病毒药	利巴韦林	口服：成人：①体重<65kg者，每次400mg，每日2次；②体重65~85kg者 早400mg，晚600mg；③体重>85kg者 每次600mg，每日2次	呼吸道合胞病毒引起的病毒性肺炎与支气管炎，肝功能代偿期的慢性丙型肝炎	不良反应：大剂量可致心脏损害，对有呼吸道疾患者可致呼吸困难、胸痛 注意事项：对本品过敏者禁用，孕妇及哺乳期妇女禁用
	更昔洛韦	①诱导期：静脉滴注按体重每次5mg/kg，每12小时1次，每次静滴1小时以上，疗程14~21日；②维持期：静脉滴注按体重每次5mg/kg，每日1次，静滴1小时以上，肾功能减退者剂量应酌减；③预防用药：静脉滴注按体重每次5mg/kg，12小时1次，每日1次，连续7~14日，继以5mg/kg，每日1次，共7日；④更昔洛韦胶囊/更昔洛韦分散片：可直接口服/含服，分散片可投入约100ml水中，振摇分散后口服	①适用于免疫缺陷患者（包括艾滋病患者）并发巨细胞病毒视网膜炎的诱导期和维持期治疗；②亦可用于接受器官移植的患者预防巨细胞病毒感染及用于巨细胞病毒血清试验阳性的艾滋病患者预防发生巨细胞病	不良反应：①常见的不良反应为骨髓抑制；②中枢神经系统症状如精神异常、紧张、震颤等；③其他：皮疹、瘙痒、药物热、头痛、气急、恶心、呕吐、腹痛、食欲减退、肝功能异常、消化道出血、心律失常、血压波动、血尿、肌酐增加、脱发、水肿、周身不适、嗜酸性细胞增多症、注射局部疼痛等 注意事项：①怀孕及哺乳期妇女及过敏者禁用，儿童应慎用；②肾功能减退者剂量应酌减

药物种类	通用名	用法用量	主要适应证	不良反应和注意事项
抗病毒药	泛昔洛韦	口服,成人每次0.25g,每8小时1次。治疗带状疱疹的疗程为7日,治疗原发性生殖器疱疹的疗程为5日。肾功能不全患者应根据肾功能状况调整剂量	用于治疗带状疱疹和原发性生殖器疱疹	不良反应:常见不良反应是头痛和恶心,此外尚可见下列反应。①神经系统:头晕、失眠、嗜睡、感觉异常等;②消化系统:腹泻、腹痛、消化不良、厌食、呕吐、便秘、胀气等;③全身反应:疲劳、疼痛、发热、寒战等;④其他:皮疹、皮肤瘙痒、鼻窦炎、咽炎等 注意事项:①肾功能不全患者注意调整用法用量;②肝功能代偿的肝病患者无须调整剂量;③若患者治疗临床疗效不佳时,应考虑病毒对喷昔洛韦耐药;④老年患者用药服药前要监测肾功能以及时调整剂量

续表

药物种类	通用名	用法用量	主要适应证	不良反应和注意事项
抗病毒药	磷酸奥司他韦胶囊	成人和青少年：磷酸奥司他韦胶囊在成人和13岁以上青少年中的推荐口服剂量是每次75mg，每日2次，共5日。流感的预防：磷酸奥司他韦用于与流感患者密切接触后的流感预防时的推荐口服剂量为75mg，至少10日。同样应在密切接触后2日内开始用药。磷酸奥司他韦用于流感季节时预防流感的推荐剂量为75mg，每日1次。有数据表明连用药物6周安全有效。服药期间一直具有预防作用	①用于成人和1岁及1岁以上儿童的甲型和乙型流感治疗（磷酸奥司他韦能够有效治疗甲型和乙型流感，但是乙型流感的临床应用数据尚不多）。②患者应在首次出现症状48小时以内使用。③用于成人和13岁及13岁以上青少年的甲型和乙型流感的预防	不良反应：①全身，脸部或舌部肿胀，变态反应，过敏反应/过敏样反应，体温过低。②皮肤：皮疹，皮炎，荨麻疹，湿疹，中毒性表皮坏死松解症，Stevens Johnson综合征，多形性红斑。③消化系统，肝炎，肝功能检查异常。④心脏，心律失常。⑤胃肠道，胃肠道出血，出血性结肠炎。⑥神经，癫痫发作。⑦代谢，糖尿病恶化。⑧精神，行为异常，谵安，易激动，意识下症状，如幻觉，梦魇，妄想水平改变，意识模糊，梦魇，妄想 注意事项：①肾功能不全患者流感治疗，根据情况调整药物剂量。②肝功能不全患者：用于轻中度肝功能不全患者不需要调整。用于严重肝功能不全患者的安全性和药代动力学尚未研究

第二节 常用心脑血管疾病用药

常用心脑血管疾病用药主要治疗目的是改善心脑血管病变，降低心血管发病和死亡的总危险，维护健康。本节主要介绍常用降压药、常用抗心律失常药、洋地黄类药及其他正性肌力药、改善心脑血管药及抗凝药及心肌营养药。

一、常用降血压药物

高血压药物治疗的主要目的是通过降压治疗使高血压患者的血压达到目标水平，以降低心血管发病和死亡的总危险。本章节主要介绍临床常用降压药物，按降压药物的作用机制分为七类，包括钙通道阻滞剂（二氢吡啶类）（CCB）、血管紧张素转换酶抑制剂（ACEI）、血管紧张素受体阻滞剂（ARB）、利尿剂类、受体阻滞剂、受体阻滞剂、复方制剂，具体见表7-2-1。

表7-2-1 常用降血压药物

降压药种类	通用名	每次剂量	次/d	主要适应证	主要不良反应和注意事项
钙通道阻滞剂（CCB）（二氢吡啶类）	尼群地平	10~30mg	2	适用于各种类型的高血压患者，尤其适用于老年高血压、高血压合并周围血管病、单纯收缩期高血压、冠心病稳定型心绞痛、颈动脉粥样硬化、冠状动脉粥样硬化	主要不良反应表现为面部潮红、头痛、心率加快、踝部水肿、胃痛等不良反应无绝对禁忌证；相对禁忌证：快速心律失常、心力衰竭
	氨氯地平	2.5~10.0mg	1		
	拉西地平	4~8mg	1		
	非洛地平缓释片	2.5~10.0mg	1		
	硝苯地平缓释片	10~20mg	1~2		
	左旋氨氯地平	2.5~5mg	1		
血管紧张素转换酶抑制剂（ACEI）	卡托普利	12.5~50.0mg	2~3	对高血压患者具有良好的靶器官保护作用；尤其适用于慢性心力衰竭、冠心病左室肥厚、左心功能不全、心房颤动的预防、颈动脉粥样硬化、糖尿病及非糖尿病肾病、蛋白尿和微量白蛋白尿、代谢综合征患者	不良反应：易引发刺激性干咳、味觉异常、皮疹、便秘、肾损害、高钙等，以咽痒、反复干咳为主，发生率为10%~20%。其他的不良反应有血管神经性水肿、高血钾、白细胞下降、低血糖等注意事项：对肾功能不全者会升高血肌酐水平，所以肾功能减退者需慎用。妊娠、双侧肾动脉狭窄禁用
	贝那普利	10~40mg	1~2		
	赖诺普利	2.5~40mg	1		
	雷米普利	1.25~20.00mg	1		
	福辛普利	10~40mg	1		
	培哚普利	4~8mg	1		
	西拉普利	1.25~5.00mg	1		

降压药种类	通用名	每次剂量	次/d	主要适应证	主要不良反应和注意事项
血管紧张素受体阻滞剂（ARB）	氯沙坦	25~100mg	1	同上	不良反应：高血钾和血管神经性水肿
	缬沙坦	80~160mg	1		妊娠、双侧肾动脉狭窄禁用
	厄贝沙坦	15~300mg	1		
	替米沙坦	20~80mg	1		
	坎地沙坦	4~8mg	1		
	奥美沙坦酯	20mg	1		
	阿利沙坦酯	240mg	1		
利尿剂类	**噻嗪类：**			特别适用于高血压合并心力衰竭的患者、老年高血压、单纯收缩期高血压	长期服用易引起血糖、血脂和尿酸升高、电解质紊乱，还容易使血液中水分丢失，使血液黏稠度升高
	氯噻嗪	6.25~25.00mg	1		
	吲达帕胺	0.625~2.500mg	1		
	髓祥利尿剂：				
	呋塞米	20~80mg	2		
	保钾利尿剂：			心力衰竭、肾功能不全	妊娠及痛风患者禁用高血钾为相对禁忌证
	氨苯蝶啶	20~100mg	1~2		
	阿米洛利	5~10mg	1~2		
	醛固酮拮抗剂：			心力衰竭、心肌梗死后	高钾血症患者禁用
	螺内酯	20~60mg	1		
受体阻滞剂	阿替洛尔	12.5~25.0mg	1~2	主要用于轻、中度高血压，尤其在静息心率较快（>80次/min）的中青年患者中或合并心绞痛时 在高血压合并心绞痛 心肌梗死后、快速心律失常、妊娠的情况下与利尿剂或二氢吡啶类钙通道阻滞剂联用，可以增加降压效果及减少副作用	不良反应：干扰脂类和糖类代谢；易使心动过缓、诱发心力衰竭、传导阻滞；引起精神抑郁、支气管痉挛、哮喘等 注意事项：①哮喘、慢性阻塞性肺疾病和周围血管疾病的患者禁用。②心功能不全、糖耐量减低、严重的血脂紊乱患者慎用。③用药前心率低于55次/min、Ⅱ度以上房室传导阻滞时，不可用受体阻滞剂。④停用受体阻滞剂可发生停药的反跳现象，故在缺血
	美托洛尔	25~50mg	2		
	比索洛尔	2.5~10.0mg	1~2		

降压药种类	通用名	每次剂量	次/d	主要适应证	主要不良反应和注意事项
					性心脏病及高血压治疗中应逐渐停用。⑤应用受体阻滞剂后心率下降为药物的治疗作用，但若心率低于50次/min，应减量或停药
受体阻滞剂	哌唑嗪	1~10mg	2~3	一般不作为首选，主要用于高血压合并前列腺增生，也用于难治性高血压	不良反应：体位性低血压。已知对肾上腺素受体阻滞剂敏感者禁用
	特拉唑嗪	1~20mg	1~2		
	多沙唑嗪	1~16mg	1		
中枢作用药物	利血平	0.05~0.25mg	1		不良反应：鼻出血、抑郁、心动过缓、消化性溃疡
	可乐定	0.1~0.8mg	2~3		低血压、口干、嗜睡
	甲基多巴	250~1 000mg	2~3		肝功能损害、免疫失调
复方制剂	复方利血平片	1~3片	2~3	根据复方制剂所含有的成分权衡患者病情后而定	消化性溃疡、困倦；
	缬沙坦/氢氯噻嗪	1~2片	1		消化性溃疡、头痛、血钾异常
	厄贝沙坦/氢氯噻嗪	1片	1		偶见血管神经性水肿、血钾异常
	氯沙坦/氢氯噻嗪	1片	1		偶见血管神经性水肿、血钾异常
	缬沙坦氨氯地平	1片	1		偶见血管神经性水肿、血钾异常
	卡托普利/氢氯噻嗪	1~2片	1~2		偶见血管神经性水肿、血钾异常
	贝那普利/氢氯噻嗪	1片	1		咳嗽、偶见血管神经性水肿、血钾异常
	阿米洛利/氢氯噻嗪	1片	1		咳嗽、偶见血管神经性水肿、血钾异常
	培哚普利吲达帕胺	1片	1		血钾异常、血尿酸升高

第七章 相关医学药物

二、常用抗心律失常药（表7-2-2）

表7-2-2 常用抗心律失常药

药物种类	通用名	用法用量	主要适应证	主要不良反应和注意事项
I 类抗心律失常药	奎尼丁	口服：0.2g，每日3~4次	房颤和房扑复律后窦性心律的维持和危及生命的室性心律失常	不良反应：心律失常，包括心脏停搏及传导阻滞；胃肠道不良反应，很常见，包括恶心、呕吐、痛性绞挛、腹泻、食欲下降"金鸡纳反应"等 注意事项：对于可能发生完全性房室传导阻滞（如地高辛中毒、II度房室传导阻滞、严重室内传导障碍等）而无起搏器保护的患者，要慎用
	利多卡因	首剂1.0~1.5mg/kg（一般50~100mg）静脉注射后以1~4mg/min维持（共250~300mg）	对快速室性心律失常有效，特别是急性心肌梗死后患者	不良反应：大剂量易产生室性心动过缓，房室阻滞甚至血压下降，嗜睡，语言障碍，四肢抽动等 注意事项：慎用于严重肝病患者，因其肝脏不能正常代谢利多卡因，发生利多卡因中毒的风险较大
	美西律	口服：100~150mg，每日3次	慢性室性心律失，如室性早搏，室性心动过速	不良反应：心动过缓，血压下降，头晕，恶心呕吐等 注意事项：①在I度房室传导阻滞的患者中应用较安全，但要慎用。②可引起严重心律失常，多发生于恶性心律失常患者。③在低血压和严重充血性心力衰竭患者中慎用

药物种类	通用名	用法用量	主要适应证	主要不良反应和注意事项
I类抗心律失常药	普罗帕酮	口服：每次0.1~0.2g（1~2片），每日3~4次。静脉注射：成人常用量1.0~1.5mg/kg或以70mg加5%葡萄糖溶液稀释，于10分钟内缓慢注射	阵发性室性心动过速，阵发性室上性心动过速及预激综合征伴室上性心动过速、房扑动或心房颤动的预防。也可用于各种早搏的治疗	不良反应：口干、舌唇麻木、头痛眩晕、恶心呕吐、房室阻滞体位性低血压等。注意事项：心肌严重损害者慎用。严重的心动过缓，肝、肾功能不全，明显低血压患者慎用
II类抗心律失常药物	美托洛尔	口服：初始25mg，每日2次，根据心率调整用量；缓释片47.5mg，每日1次	降低交感神经效应，减轻由β受体介导的心律失常。减慢窦性心律，抑制自律性减慢房室结的传导。主要用于室上室性心律失常	不良反应：窦性心动过缓、低血压、心力衰竭、哮喘、禁用于病态窦房结综合征或房室传导阻滞。注意事项：长期使用本品时如欲中断治疗，须逐渐减少剂量，一般于7~10日内撤除
	普萘洛尔	口服：10~20mg，每日3~4次	室上性心动过速、房颤、房扑、室性心律失常，围手术期高血压，亢进症的心率过快	不良反应：同上
III类	胺碘酮	口服：负荷量0.2g，每日3次，共5~7日；然后减量至0.2g，每日2次，共5~7日；最后0.2g，每日1次维持。静脉注射：150mg（10分钟以上注射），静脉滴注0.5~1.0mg/min	服用于阵发性室性心动过速、室上性心动过速，房颤以及心室颤动的预防，持续房颤、房扑转律后维持治疗；阵发性室上性心动过速尤其伴预激综合征，控制房颤、房扑时的心率，心室颤动，室性心动过速	不良反应：心动过缓、室上性心动过速、甲状腺功能异常、Q-T间期延迟、严重心律失常、肺纤维化等。注意事项：以下禁忌。①甲状腺功能异常或有既往史；②碘过敏；③II、III度房室传导阻滞、双束支传导阻滞；④病窦；⑤妊娠、哺乳

续表

药物种类	通用名	用法用量	主要适应证	主要不良反应和注意事项
Ⅳ类	维拉帕米	静脉注射：5~10mg（5~10分钟）口服：每次80mg，每日3~4次	房性早搏、室上性心动过速发作，终止阵发性室上性心动过速、房颤伴快心室率	不良反应：滴速过快可引起血压降低、心动过缓及传导阻滞等；老年人合并心力衰竭、血压偏低，病窦不宜使用 注意事项：Ⅰ度房室传导阻滞、低血压、心动过缓等需要严密的医疗监护
	地尔硫䓬	口服，每次30~60mg，每日3~4次，餐前或睡前服药。盐酸地尔硫䓬缓释片：口服，每次90~180mg（1~2片），每日1次 静脉注射：室上性心动过速、单次静脉注射，通常速、成人剂量为盐酸地尔硫䓬静注10mg，约3分钟缓慢静脉注射，并可据年龄和症状适当增减	房性早搏、室上性心动过速发作，手术时异常高血压和急救处置、高血压急症，不稳定型心绞痛	不良反应：窦性心动过缓、窦房传导阻滞、房室阻滞、皮疹和乏力、单纯性红斑、风疹、脱肩性皮斑、脉管炎、多形红斑、剥脱性皮炎、急性全身性脓疱病、光敏感和齿龈增生 注意事项：①可延长房室结不应期，除病态窦房结综合征外不明显延长窦房结恢复时间；②有负性肌力作用，心室功能受损的患者应用本品须谨慎；③偶可致症状性低血压
中成药	黄杨宁片	每次1~2mg，每日2~3次	气滞血瘀所致的胸痹、心痛及冠心病、心律失常	不良反应：服用初期出现的轻度四肢麻木感、头晕、胃肠道不适，可在短期内自行消失
	稳心颗粒	每次1袋，每日3次	活血化瘀，用于房性早搏、室性早搏	偶见轻度头晕、恶心

三、常用洋地黄类药及其他正性肌力药（表7-2-3）

表7-2-3　常用洋地黄类药及其他正性肌力药

药物种类	通用名	用法用量	主要适应证	主要不良反应和注意事项
洋地黄	地高辛	一般0.125~0.500mg，每日1次。肾功能减退、老年人，0.125mg，每日1次或隔日1次	适合于Ⅱ~Ⅳ级心力衰竭患者，尤其伴有快速心室率的房颤、房扑及室上性心动过速的患者。对冠心病、高血压、心脏瓣膜病、先天性心脏病引起的心力衰竭效果较好	不良反应：①心律失常。室性早搏、房室阻滞、房性心动过速伴房室传导阻滞、室性心动过速等。②胃肠道反应最常见厌食、恶心、腹泻等。③精神神经症状。视觉异常、烦躁、定向障碍、嗜睡 注意事项：用药期间应注意监测：血压、心律及心率；心电图；心功能监测；电解质尤其钾、钙、镁；肾功能监测
	去乙酰毛花苷	心力衰竭：首次0.4~0.6mg加入5%葡萄糖溶液20ml，稀释后缓慢静脉推注，必要时2~4小时后重复，维持每日0.2~0.4mg静脉注射，1~2次，总量1.0~1.6mg	急性心力衰竭或慢性心力衰竭加重时；控制心力衰竭伴房颤的心室率，终止室上性心动过速/房颤的心室率	不良反应：同上
磷酸二酯酶抑制剂	米力农	首次负荷量50μg/kg静脉注射后，0.375~0.750μg/（kg·min）维持	适用于洋地黄、利尿剂、血管扩张剂效果欠佳的重型心力衰竭时短期使用	不良反应：头痛、室性心律失常、血小板计数减少、过量运用有心动过速、低血压 注意事项：米力农不能用于严重梗阻性主动脉瓣膜或肺动脉瓣膜性疾病

药物种类	通用名	用法用量	主要适应证	主要不良反应和注意事项
肾上腺素能受体激动药	多巴酚丁胺（β1）	2.5~10.0μg/(kg·min)，不超过3日	增强心肌收缩和心排出量，用于器质性心脏病并发心力衰竭	不良反应：心悸、恶心、头痛、胸痛、气短等 注意事项：①梗阻性肥厚型心肌病不宜使用，以免加重梗阻；②下列情况应慎用：高血压可能加重、心房颤动
	多巴胺（αβ）	开始按1~5μg/(kg·min)，慢性顽固性心力衰竭按递增0.5~2.0μg/(kg·min)，1~3/(kg·min)可生效	各种休克（心源、感染、出血、创伤等），重症心力衰竭的短期应用	不良反应：胸痛、心悸、呼吸困难、心律失常、乏力等 注意事项：①嗜铬细胞瘤患者不宜使用；②闭塞性血管病（或有既往史者），包括动脉栓塞、动脉粥样硬化、血栓闭塞性脉管炎、冻伤（如冻疮）、糖尿病性动脉内膜炎、雷诺氏病等慎用
钙增敏剂	左西孟旦	初始负荷6~12μg/kg，时间大于10分钟，之后持续输注0.1μg/(kg·min)	主要用于传统治疗效果不佳的需要增加心肌收缩力的急性失代偿期心力衰竭的短期治疗	不良反应：头痛、低血压、心动过速、低钾血症、失眠、头晕、早搏、恶心、便秘、腹泻等 注意事项：对于基础收缩压或舒张压较低的患者，或存在低血压风险的患者应谨慎使用；出现血压或心率过度变化，应降低输注速率或停止输注

四、常用改善心脑血管药及抗凝药（表7-2-4）

表7-2-4　常用改善心脑血管药及抗凝药

药物种类		通用名	用法用量	主要适应证	主要不良反应和注意事项
抗心肌缺血药物	抗心绞痛药	硝酸甘油	片剂舌下含服：防治心绞痛0.25~0.50mg/次，2~3分钟起效，5分钟达峰，维持10~45分钟，如再用需间隔5分钟，<2mg/d 静脉：开始5μg/min，每5~10分钟增加5~10μg/min，直至症状缓解或血压控制理想，一般<100μg/min	冠心病心绞痛治疗及预防，充血性心力衰竭及肺水肿，急性冠脉综合征，高血压危象	不良反应：头痛、眩晕、心悸、晕厥、面红、药疹、低血压反应等 注意事项：①过量可能导致耐受现象；②小剂量可能发生严重低血压，尤其在直立位时；③应慎用于血容量不足或收缩压低的患者
		硝酸异山梨酯	片剂舌下含服：心绞痛急性发作，5mg/次；预防心绞痛，5~10mg/次；总量：10~30mg。缓释片：1片/次，每8~12小时1次。静脉滴注：1mg/h开始，每20~30分钟增加至2mg/h，直至症状缓解或血压控制理想，一般维持量2~10mg/min	冠心病的长治疗，心绞痛预防，心肌梗死后心绞痛的治疗。与洋地黄及利尿剂合用于治疗心力衰竭	不良反应：头痛、面红、眩晕、体位性低血压、晕厥等 注意事项：慎用于低充盈压的急性心肌梗死、主动脉或二尖瓣狭窄、体位性低血压、颅内压增高者。不应突然停止用药，以避免反跳现象

药物种类		通用名	用法用量	主要适应证	主要不良反应和注意事项
抗心肌缺血药物	抗心绞痛药	单硝酸异山梨酯	口服：20mg，每日2次。缓释剂：30mg，每日1次。静脉滴注：2~7mg/h，开始给药60μg/min，一般速度60~120μg/min	冠心病的长治疗，心绞痛预防，心肌梗死后后持续心绞痛的治疗。与洋地黄及利尿剂合用于治疗心力衰竭	不良反应：头痛、恶心、面红、眩晕；体位性低血压，反射性心动过速等 注意事项：①低充盈压的急性心肌梗死患者，应避免收缩压低于90mmHg；②主动脉或二尖瓣狭窄、体位性低血压及肾功能不全者慎用；③交叉过敏反应，对其他硝酸酯或亚硝酸异戊酯过敏患者也可能对本品过敏
抗血小板药	环氧化酶抑制剂	阿司匹林	预防血栓性疾病100（75~150）mg，每日1次；经皮冠状动脉介入（PCI）术后，100~300mg/d	长期心脑血管疾病一、二级预防，外周动脉闭塞性疾病、房颤等	不良反应：上腹部不适、上消化道出血、皮肤出血，诱发阿司匹林哮喘 注意事项：禁用于胃十二指肠溃疡、明显的出血倾向、过敏；避免与其他非甾体抗炎药，包括选择性COX2抑制剂合并用药
	腺苷二磷酸受体拮抗剂	氯吡格雷	75mg，每日1次，使用时监测血常规。首剂负荷量为300mg	近期发作的脑卒中，急性冠脉综合征，外周动脉疾病等	不良反应：出血，胃肠道反应 注意事项：禁用于严重的肝脏损害、消化性溃疡或颅内出血，哺乳等

药物种类	通用名	用法用量	主要适应证	主要不良反应和注意事项
抗血小板药	腺苷二磷酸受体结抗剂	西洛他唑	50~100mg，每日1~2次	慢性动脉闭塞引起的溃疡、肢痛、间歇性跛行的缺血症状如糖尿病足	不良反应：①发生充血性心力衰竭、心肌梗死、心绞痛、室性心动过速；②出血，有发生全血细胞减少、粒细胞缺乏症（发生率不明）、血小板减少；③间质性肺炎、肝功能障碍 注意事项： ①出现不良反应应停药；②以下患者慎服：月经期的患者、有出血倾向的患者、正在使用抗凝药或抗血小板药的患者、重症肝、肾功能障碍患者
		替格瑞洛	起始剂量为单次负荷量180mg（90mg×2片），此后每次1片（90mg），每日2次	用于急性冠脉综合征（不稳定型心绞痛、非ST段抬高心肌梗死或ST段抬高心肌梗死）患者，包括接受药物治疗和PCI治疗的患者，降低血栓性心血管事件的发生率	不良反应：呼吸困难、挫伤和鼻出血；常见不良反应为：胃肠道出血，皮下或真皮出血，瘀斑以及操作部位出血，偶见不良反应为：颅内出血、头晕头痛、眼出血、咯血、呕血、胃肠道溃疡出血等 注意事项：①出现皮疹、发疹、荨麻疹、瘙痒感，应停药；②出现心跳加快、发热、头痛、头重感、头晕、失眠、低血压等，应减量或减药

药物种类	通用名	用法用量	主要适应证	主要不良反应和注意事项
抗血小板药	血小板膜蛋白拮抗剂　替罗非班	ACS：初始30分钟滴速0.4μg/（kg·min），继而0.1μg/（kg·min）维持48～72小时	有血栓的病变、急性冠脉综合征，介入治疗中发生血流变或无复流现象、静脉旁路移植血管病变、糖尿病小血管病变；主要用于高危患者，一般在阿司匹林、氯吡格雷、低分子量肝素的基础上用	不良反应：出血：颅内出血、腹膜后出血、心包积血、肺（肺泡）出血和脊柱硬膜外血肿。急性和/或严重出血，小板计数减少可伴有寒战，轻度发热或出血并发症等 注意事项：慎用于下列患者：①近期（1年内）出血；②已知的凝血障碍，血小板异常或血小板减少病史；③血小板计数<150×10⁹/L；④1年内的脑血管病史等
抗凝药	间接　（普通）肝素	皮下注射：初始5000U静脉注射，之后或按体重100U/kg静脉滴注，每日总量约2万～4万U；或5000～7500U深部皮下注射，每12小时1次，共5～7日	防治血栓形成或血栓性疾病（心肌梗死、血栓性静脉炎、体循环栓塞、肺栓塞、DIC等），也用于血液透析、体外循环、导管术等体外抗凝处理	不良反应：局部刺激、过敏 注意事项：禁用于活动性出血，血小板计数<60×10⁹/L，感染性内膜炎、恶性高血压、黄疸和严重肝肾功能不全、消化道溃疡

药物种类		通用名	用法用量	主要适应证	主要不良反应和注意事项
抗凝药	间接	达肝素钠	急性深部血栓形成：200U/kg皮下注射，每日1次；急性冠脉综合征：5 000U或7 500U，每日1次	用于ACS，急性深静脉血栓形成，预防与手术有关的血栓形成	不良反应：大多数出血为轻度。有严重出血的报告，且其中有些病例是致命性的。肝素制品可引起醛固酮减少症，进而可导致血浆钾升高 注意事项：禁止肌内注射本品。由于存在血肿风险，当24小时达肝素钠剂量超过5 000U时，应避免肌内注射其他药物制剂
		低分子量肝素钙	皮下注射：治疗不稳定型心绞痛和非Q波性心肌梗死，每日2次，皮下注射86U抗Xa因子/kg的低分子量肝素（间隔12小时），联合使用阿司匹林。对已形成的深静脉栓塞的治疗，每日2次皮下注射，间隔12小时，剂量85U/kg，可依据患者的体重范围，按0.1ml/10kg的剂量，每12小时注射1次	联合阿司匹林用于不稳定型心绞痛和非Q波急性期的治疗，在外科手术中，用于静脉血栓形成中度或高度危险的情况，预防静脉血栓栓塞性疾病。治疗已形成的深静脉血栓	不良反应：不同部位的出血，超敏反应（包括血管性水肿和皮肤反应），可逆性高钾血症，转氨酶升高，注射部位的小血肿、发生于注射部位皮肤坏死 注意事项：以下情况需要停药：血小板减少，在治疗中，原来的血栓情况继续恶化，在治疗中出现血栓、弥散性血管内凝血等

药物种类	通用名	用法用量	主要适应证	主要不良反应和注意事项
抗凝药 直接	利伐沙班	口服：10mg，每日1次	①用于治疗成人深静脉血栓形成（DVT），降低急性DVT后DVT复发和肺栓塞（PE）的风险；②择期髋关节或膝关节置换手术成年患者，以预防静脉血栓形成（VTE）；③非瓣膜性房颤，以降低卒中和全身性栓塞的风险	不良反应：出血；恶心、便秘、腹泻、头晕、头痛、晕厥、肝肾功能异常、皮疹 注意事项：使用利伐沙班期间，如发生急性肾功能衰竭，则停用利伐沙班
VitK拮抗	华法林	口服：初始3mg，每日1次；>75岁和有出血倾向者从2mg，每日1次开始。INR目标值2.0~3.0（>75岁1.6~2.5）	房颤、急性肺栓塞、深静脉血栓形成，换瓣术后的抗凝治疗	不良反应：①皮肤黏膜出血：早期表现有瘀斑、紫癜、牙龈出血、鼻衄、伤口出血经久不愈、月经量过多等；②脏器出血：泌尿和消化道出血、硬膜下颅内血肿等 注意事项：个体差异较大，治疗期间应严密观察病情，并依据凝血酶原时间INR值调整用量。治疗期间还应严密观察口腔黏膜、鼻腔、皮下出血及大便隐血、血尿等

药物种类		通用名	用法用量	主要适应证	主要不良反应和注意事项
抗凝药	其他	磺达肝癸钠	皮下注射：2.5mg/d	①预防和治疗血栓栓塞性疾病；②用于无指征进行紧急（120分钟）侵入性治疗（PCI）的不稳定型心绞痛或非ST段抬高心肌梗死（UA/NSTEMI）患者的治疗	不良反应：常见手术后出血，贫血；不常见出血（鼻衄，胃肠道出血、咯血、血尿），血肿，血小板减少症、紫癜，血小板异常，凝血异常等。注意事项：仅用于皮下注射。不能肌内注射；出血应慎用于出血危险性增高的患者
改善脑组织药组	扩张脑血管药物	桂哌齐特	静脉滴注：每次1支（10ml：320mg），溶于500ml 10%的葡萄糖溶液或生理盐水中，速度为100ml/h；每日1次	脑血管疾病：脑动脉硬化、一过性脑缺血发作，脑血栓形成，脑栓塞，脑出血后遗症和脑外伤后遗症；心血管疾病：冠心病，心绞痛	不良反应：粒细胞减少，腹泻，腹痛，便秘，胃痛，胃胀，头痛，头晕，失眠，皮疹等。注意事项：白细胞减少症状病史的人禁用。使用过程中注意观察是否有炎症，发热，溃疡和其他症状发生应停止用药。孕妇及哺乳期妇女应慎用
		氟桂利嗪	口服5~10mg，每日1次	椎基底动脉供血不全在内的中枢性眩晕及外周性眩晕；脑动脉硬化，脑梗死恢复期	不良反应：嗜睡和乏力；不自主运动，下颌运动障碍，胃部烧灼感，胃纳亢进，进食量增加等。注意事项：用药后疲惫或治疗症状逐步加重者应当停药。当维持剂量达不到治疗效果或长期应用出现维体外系症状时，应当减量或停服药

药物种类	通用名	用法用量	主要适应证	主要不良反应和注意事项
改善脑组织药物 扩张脑血管药物	长春西汀	口服：成人每次5mg，每日3次。静脉滴注：开始剂量每日20mg，以后根据病情可增至每日30mg；可用本品20~30mg加入0.9%氯化钠注射液或5%葡萄糖注射液500ml内，缓慢滴注	改善脑梗死后遗症、脑出血后遗症、脑动脉硬化症等诱发的各种症状	不良反应：可出现皮疹或过敏症状；头痛、头晕、眩晕；恶心、呕吐、偶出现食欲不振、腹痛、腹泻等症状。面潮红、头昏等症状；白细胞减少；转氨酶升高等 注意事项：与抗心律失常药物联用，或有颅内压升高，心律失常和Q-T间期延长综合征时，应全面权衡应用本品的利益风险
脑神经保护药物	胞磷胆碱	口服：每日3次，每次1~2粒。静脉滴注：每日0.25~0.50g，用5%或10%葡萄糖注射液稀释后缓慢滴注	治疗颅脑损伤和脑血管意外所引起的神经系统的后遗症	不良反应：偶见胃肠道反应，轻微，持续时间短；偶见发热、倦怠、过敏样反应等 注意事项：①有药物过敏史的患者慎用；②对伴有脑出血、脑水肿和颅内压增高的严重急性颅脑损伤患者慎用；③癫痫及低血压患者慎用
	丁苯肽	空腹口服：每次两粒（0.2g），每日3次。静脉滴注：每日2次，每次25ml（100ml），每次滴注时间不少于50分钟，两次用药时间间隔不少于6小时	急性缺血性脑卒中，可改善缺血区脑灌注，改善神经功能缺损程度	不良反应：转氨酶轻度升高；偶见恶心、腹部不适及精神症状等 注意事项：餐后服用影响药物吸收，故应餐前服用。肝、肾功能受损者慎用

药物种类	药组	通用名	用法用量	主要适应证	主要不良反应和注意事项
改善脑组织药物	脑神经保护药物	脑蛋白水解物	静脉滴注：10~30ml，稀释于250ml生理盐水中缓慢滴注。每日1次。口服：每日3次，成人每次2~4片。脑蛋白水解物口服液：每次50~100mg，每日3次	老年性痴呆、颅脑外伤后遗症、脑血管损伤等疾病。用于颅脑损伤后遗症等症状。改善失眠、头痛、记忆力下降、头昏及烦躁等症状	不良反应：注射剂中极少数病例会出现寒战、轻度发热等注意事项：过敏体质者慎用，当药物性状发生改变时禁止使用

五、其他常用心血管类药物（表7-2-5）

表7-2-5 其他常用心血管类药物

药物种类	通用名	用法用量	主要适应证	主要不良反应和注意事项
α、β受体阻滞剂	卡维地洛	口服：①原发性高血压，推荐每日1次用药。成人：推荐开始2日剂量为每次12.5mg，每日1次。②治疗有症状的充血性心力衰竭，推荐开始2周剂量为每次3.125mg，每日2次，可同隔至少2周后将剂量增加到每次6.25mg，每日2次，然后每次12.5mg，每日2次，再到每次25mg，每日2次	①原发性高血压：可单独使用或与其他抗高血压药特别是噻嗪类利尿剂合使用。②治疗有症状的充血性心力衰竭：卡维地洛用于治疗有症状的充血性心力衰竭降低死亡率以及心血管事件的住院率，改善患者的一般情况并减缓疾病进展。③卡维地洛可作为标准治疗的附加治疗，也可用于不耐受ACEI或没有使用洋地黄、苯并呋喃、硝酸盐类药物治疗者	不良反应：①偶有轻度头晕、头痛、乏力；②偶尔有心动过缓、体位性低血压；③皮肤反应（个别患者可出现荨麻疹、瘙痒、扁平苔藓样皮肤反应）；④肠胃不适（如腹泻、腹痛、恶心等）；⑤偶见血清转氨酶改变、血小板减少、白细胞减少等 注意事项：①对已用洋地黄、利尿剂及血管紧张素转换酶抑制剂控制心力衰竭者使用卡维地洛时应谨慎小心；②对糖尿病患者使用卡维地洛时应谨慎
改善心肌细胞能量代谢	盐酸曲美他嗪	口服，20mg，每日3次	治疗慢性稳定性心绞痛、糖尿病伴缺血性心肌病疗效良好，不改变血流动力学	不良反应：眩晕、头痛、腹痛、腹泻、消化不良、恶心呕吐之症、荨麻疹粒细胞缺乏症、血小板减少症、虚弱等 注意事项：不作为心绞痛发作时的对症治疗用药，也不适用于不稳定心绞痛或心肌梗死的初始治疗；曲美他嗪可引起或加重帕金森症状

药物种类	通用名	用法用量	主要适应证	主要不良反应和注意事项
营养心肌	维生素C	3.0~5.0g+5%葡萄糖溶液250ml，静脉滴注	天然抗氧化剂，增强抵抗力，病毒性心肌炎需要大剂量	不良反应：①长期应用大量维生素C可引起尿酸盐、半胱氨酸盐或草酸盐结石；②过量服用（每日用量1g以上）可引起腹泻，皮肤红而亮，头痛、尿频 注意事项：①不宜长期过量应用本品；②下列情况应慎用：半胱氨酸尿症、草酸盐沉积症、尿酸盐性肾结石
其他	辅酶Q10	10mg，每日3次，饭后服用	慢性心力衰竭，病毒性心肌炎，肝炎	不良反应：胃部不适，食欲减退，恶心、腹泻，心悸，偶见皮疹 注意事项：禁用于对本品过敏者
	门冬氨酸钾镁	片剂：每次1~2片，每日3次 注射剂：10~20ml+5%葡萄糖溶液250~500ml，每日1次	低钾血症，心肌炎后遗症，慢性心功能不全，冠心病心肌梗死的辅助治疗以及慢性肝病、洋地黄中毒引起的心律失常	不良反应：食欲不振，恶心、呕吐、腹泻等胃肠道反应，停药后即恢复 注意事项：①用药期间应定期检查血钾、血镁的浓度；②不宜与保钾利尿药合用
中成药	复方丹参滴丸	口服或舌下含服，每次10丸，每日3次，4周为1个疗程	活血化瘀，理气止痛，胸闷、心前区刺痛，冠心病心绞痛	不良反应：受凉后胸痛等症状加重的寒凝血瘀型心绞痛患者，或平素喜热食、大便易稀溏的脾胃虚寒者，不宜服用。服药后偶见胃肠不适反应 注意事项：孕妇慎用

续表

药物种类	通用名	用法用量	主要适应证	主要不良反应和注意事项
中成药	速效救心丸	心绞痛发作：10~15粒含服2~10分钟起效，维持4~12小时	气滞血瘀型冠心病、心绞痛；镇静、止痛，改善微循环，降低外周血管阻力，减轻心脏负荷，改善心肌缺血	不良反应：寒凝血瘀、阴虚血瘀胸痹心痛不宜单用，有过敏史者慎用，伴有中重度心力衰竭的心肌缺血者慎用　注意事项：孕妇慎用
	麝香保心丸	每次1~2粒，每日3次，或发作时服用	芳香温通、益气强心　气滞血瘀所致的胸痹，症见心前区疼痛、心肌缺血所致的心绞痛、心肌梗死等	不良反应：舌下含服者偶有麻舌感　注意事项：孕妇禁用
	地奥心血康胶囊	每次1~2粒，每日3次	预防和治疗冠心病、心绞痛以及瘀血内阻之胸痹、眩晕、气短、心悸、胸闷或痛症	不良反应：偶有头晕、头痛，可自行缓解　注意事项：极少数病例空腹服用有胃肠道不适
	银杏叶片	每次2粒，每日3次，每4周一疗程	抑制血小板聚集及血栓形成，抗心肌缺血缺氧，改善微循环	不良反应：恶心、呕吐、口干、腹胀、腹部不适、胃酸过多；皮疹、胸闷、心悸；头晕、头痛、乏力、过敏样反应、牙眼出血、鼻出血等　注意事项：心力衰竭者、孕妇及过敏体质者慎用
	通心络胶囊	每次2~4粒，每日3次，每4周一疗程	活血降脂抗凝，用于冠心病、心绞痛、脑梗死后遗症	不良反应：偶见胃肠部不适

药物种类	通用名	用法用量	主要适应证	主要不良反应和注意事项
中成药	丹参注射液	静脉滴注，每次10~20ml（用5%葡萄糖注射液100~500ml稀释后使用），每日1次	活血化瘀，通络止痛。抗心肌缺血，改善血液变性及微循环，抗凝，抗血栓形成。主要用于冠心病，心肌梗死，脑血管意外等	不良反应：过敏反应：皮疹，瘙痒；全身性反应：畏寒、寒战、心悸、胸闷，血压波动，恶心，呕吐，头晕，腹胀，口干，头晕，头痛等 注意事项：本品不良反应可见严重过敏反应（包括过敏性休克），应在有抢救条件的医疗机构使用，用药后出现过敏反应或其他严重不良反应须立即停药并及时救治
	银杏达莫注射液	静脉滴注：成人每次10~25ml，加入0.9%氯化钠注射液或5%~10%葡萄糖注射液500ml中，每日2次	预防和治疗冠心病、血栓栓塞性疾病	不良反应：偶有恶心、呕吐、头晕，皮肤过敏反应 注意事项：过敏体质者，对有其他药物过敏史者，肝肾功能异常患者、老人等特殊人群以及初次使用中药注射剂的患者应慎重使用
	葛根素	每次200~400mg，加入葡萄糖注射液250~500ml中静脉滴注，每日1次，10~20日为一疗程	扩张冠脉、抑制血小板聚集，改善微循环，用于冠心病、缺血性疾病	不良反应：暂时性腹胀、恶心等消化道反应可出现皮疹、过敏性哮喘、转氨酶升高，过敏性休克，头痛等 注意事项：有出血倾向者慎用，血容量不足者应在短期内补足血容量后使用

第七章　相关医学药物

第三节　常用内分泌及代谢药物

内分泌代谢性疾病是由内分泌腺功能紊乱致激素分泌过多或不足，物质代谢失调引起的疾病。本章节主要介绍临床常用内分泌及代谢药物，按临床常见内分泌及代谢疾病分为三类，包括常用糖尿病药物、常用降脂药物、常用抗甲状腺药物，见表7-3-1。

第四节　常用消化系统用药

消化系统疾病是临床中的常见病、多发病。其中以消化性溃疡的发病率最高，而消化不良、腹泻、便秘、呕吐等消化道症状更为常见。本章节主要介绍临床常用消化系统药物，按作用机制分为八类，包括常用抗酸药、常用抑酸药、常用胃黏膜保护剂、常用助消化药、常用解痉药、常用促胃动力药、常用泻药及止泻药、常用肝胆疾病辅助用药及中成药，见表7-4-1。

表7-3-1 常用内分泌及代谢药物

种类			药物名称	起始使用剂量/日最大剂量/使用方法	主要适应证	不良反应及注意事项
糖尿病药物	口服糖尿病药物	磺酰脲类	格列吡嗪 缓释制剂	5mg，每日1次/20mg口服，与早餐同时服用	本品适用于成人经饮食控制及体育锻炼2～3个月疗效不满意的轻、中度2型糖尿病患者，这类糖尿病患者的胰岛细胞有一定的分泌胰岛素功能，且无急性并发症，不合并妊娠，无严重的慢性并发症	不良反应：常见有低血糖，胃肠道症状；个别患者可出现皮肤过敏 注意事项：1型糖尿病，糖尿病酮症，糖尿病昏迷前期或昏迷期；肝功能不全，肾上腺功能不全及对本品过敏者禁用
			普通制剂	5mg，每日1次/30mg/早餐前30分钟服用		
			格列喹酮	30mg，每日1次/180mg口服，餐前半小时服用	适用于2型糖尿病。合并肾脏疾病、肾功能轻度异常时，尚可使用	不良反应：极少数人有皮肤过敏反应、胃肠道反应、轻度低血糖及血液系统方面的改变 注意事项：尤其是肾功能轻度异常禁用于1型糖尿病，糖尿病昏迷或酮症前期、糖尿病合并酸中毒或酮症，对磺胺类药物过敏者，妊娠、哺乳期及晚期尿毒症患者
			格列齐特	30mg，每日1次/120mg口服 格列齐特缓释片：30mg，每日1次，之后按血糖情况进行调整	适用于单用饮食疗法、运动治疗和减轻体重不足以控制血糖水平的成人非胰岛素依赖型糖尿病（2型糖尿病）	不良反应：低血糖，胃肠道功能障碍 注意事项：禁用于：已知对格列齐特或其中某一种赋形剂，其他磺脲，磺胺类药物过敏；1型糖尿病；糖尿病昏迷前期，糖尿病酮症酸中毒；严重肾或肝功能不全；应用咪康唑治疗者；哺乳期妇女

续表

种类			药物名称	起始使用剂量/日最大剂量/使用方法	主要适应证	不良反应及注意事项
糖尿病药物	口服糖尿病药物	磺酰脲类	格列美脲	1mg，每日1次/6mg/口服	适用于控制饮食、运动疗法及减轻体重均不能满意控制血糖的2型糖尿病	不良反应：全身性紊乱、血液和淋巴系统紊乱、代谢和营养素紊乱、胃肠道紊乱、眼部异常、低血糖等 注意事项： 禁用于：对本品、其他磺酰脲类、其他磺胺类药物中任何成分过敏者；妊娠期和哺乳期妇女；1型糖尿病、糖尿病病性昏迷或酮症酸中毒的患者
		氨基甲酰甲基苯甲酸衍生物	瑞格列奈	0.5mg，每日1次/16mg/口服	用于饮食控制、减轻体重及运动锻炼不能有效控制其高血糖的2型糖尿病（非胰岛素依赖型）患者。当单独使用二甲双胍不能有效控制血糖时，瑞格列奈片可与二甲双胍合用	不良反应：低血糖（但轻微）、胃肠道反应、皮疹、肝药酶升高 注意事项：孕妇及哺乳期妇女禁用
		苯丙氨酸衍生物	那格列奈	60mg，每日3次/360mg/口服	本品可以单独用于高血糖不能有效控制高血糖的2型糖尿病患者。也可用于使用二甲双胍不能有效控制高血糖的2型糖尿病患者，采用与二甲双胍联合应用，但不能替代二甲双胍	不良反应：低血糖、肝药酶升高、皮疹、胃肠道反应、上呼吸道感染及反流感冒症状 注意事项：孕妇及哺乳期妇女禁用
	双胍类		二甲双胍	500mg，每日2次/2 550mg/口服	本品首选用于单纯饮食控制及体育锻炼治疗无效的2型糖尿病，特别是肥胖的2型糖尿病	不良反应：低血糖、急性发热、胃肠道反应 注意事项：孕妇及哺乳期妇女禁用

种类		药物名称	起始使用剂量/日最大剂量/使用方法	主要适应证	不良反应及注意事项
糖尿病药物	口服糖尿病药物	糖苷酶抑制剂	阿卡波糖	50mg，每日3次/300mg/口服	配合饮食控制治疗糖尿病	不良反应：胃肠道反应、皮疹、肝药酶升高、贫血（缺铁性）注意事项：孕妇及哺乳妇女禁用
			伏格列波糖	0.2mg，每日3次/0.9mg/口服	改善糖尿病病餐后高血糖	不良反应：低血糖、胃肠道反应、肝药酶升高、头痛、蹒跚、膀胱炎（罕见）注意事项：孕妇及哺乳妇女禁用
		胰岛素增敏剂	罗格列酮	4mg，每日1次/8mg/口服	适用于2型糖尿病	不良反应：上呼吸道感染、外伤、头痛、水肿、鼻窦炎、低血糖（很低，0.6%）注意事项：孕妇及哺乳妇女禁用
		DPP4抑制剂	西格列汀	100mg，每日1次/口服	适用于2型糖尿病	不良反应：超敏反应、急性胰腺炎、上呼吸道感染、肝药、酶升高注意事项：对本品中任何成分过敏者禁用；1型糖尿病患者或糖尿病酮症酸中毒患者禁用；孕妇、哺乳期妇女及18岁以下儿童患者不建议使用

续表

种类			药物名称	起始使用剂量/日最大剂量/使用方法	主要适应证	不良反应及注意事项
糖尿病药物	口服糖尿病药物	DPP4抑制剂	维格列汀	与二甲双胍合用时维格列汀的每日推荐给药剂量为100mg，早晚各给药1次，每次50mg	治疗2型糖尿病，当二甲双胍作为单药治疗用至最大耐受剂量仍不能有效控制血糖时，本品可与二甲双胍联合使用	不良反应：极少数患者出现了血管性水肿了；极少数患者报告了肝功能障碍注意事项：①本品不能作为胰岛素的替代品用于需要补充胰岛素的患者；②肾功能损伤，因此不推荐此类患者使用本品；③肝功能不全：肝功能不全患者，ALT或AST大于正常值上限3倍的者不能使用
			沙格列汀	2.5mg，维持5mg/次，每次1片	①单药治疗：本品可作为单药治疗，在饮食和运动基础上改善血糖控制；②联合治疗：当单独使用盐酸二甲双胍血糖控制不佳时，可与盐酸二甲双胍联合使用，在饮食和运动基础上改善血糖控制	不良反应：①鼻咽炎，头痛，腹痛、胃肠炎，呕吐；②过敏反应和低血糖。注意事项：①如果疑有严重超敏反应，则停止使用本品，评估是否还存在其他可能别的原因，并改用别的方案治疗糖尿病；②在糖尿病患者的日常治疗中，建议观察皮肤是否存在水疱、皮疹和溃疡

种类			药物名称	起始使用剂量/日最大剂量/使用方法	主要适应证	不良反应及注意事项
糖尿病药物	口服糖尿病药物	SGLT2抑制剂	达格列净	推荐起始剂量为5mg，每日1次；晨5mg，每日1次；剂量可增加至10mg，每日1次 急性肾损伤和肾功能损害：达格列净可导致血容量下降，并导致肾损害	在饮食和运动基础上，本品可作为单药治疗用于2型糖尿病成人患者改善血糖控制	不良反应：低血压、酮症酸中毒、急性肾损伤和肾功能损害、尿脓毒症和肾盂肾炎、与胰岛素促泌剂合用引起低血糖、生殖器真菌感染、低密度脂蛋白胆固醇（LDL-C）升高、膀胱癌 注意事项：①低血压：可导致血管内体积收缩，治疗期间应监测低血压体征和症状；②可升高血清肌酐和降低eGFR3；③可增加尿路感染的风险
			恩格列净	早晨10mg，每日1次，空腹或进食后给药；在剂耐受本品的患者中，剂量可以增加至25mg	①单药治疗：本品配合饮食控制和运动，用于改善2型糖尿病患者的血糖控制。②与盐酸二甲双胍联合使用：当单独使用盐酸二甲双胍仍不能有效控制血糖时，本品可与盐酸二甲双胍联合使用，在饮食和运动基础上改善2型糖尿病患者的血糖控制	不良反应：①低血压；②酮症酸中毒；③急性肾损伤及肾功能损害；④尿脓毒症和肾盂肾炎；⑤合用胰岛素和胰岛素分泌促进剂相关低血糖；⑥生殖器真菌感染；⑦低密度脂蛋白胆固醇（LDL-C）升高 注意事项：①开始使用本品前，应评估血容量下降情况，如有血容量下降，应纠正容量状态；②须考虑可能使患者容易出现急性肾损伤的因素，应及时评价尿路感染体征和症状；③应评价尿路感染体征和症状，及时治疗

第七章 相关医学药物

续表

种类		药物名称	起始使用剂量/日最大剂量/使用方法	主要适应证	不良反应及注意事项
糖尿病药物	注射糖尿病药物 GLP1	利拉鲁肽	0.6mg，每日1次/1.8mg/皮下注射	适用于成人2型糖尿病患者	不良反应：胃肠道不适、恶心和腹泻非常常见；呕吐、便秘、腹痛和消化不良常见注意事项：不得用于1型糖尿病患者或用于治疗糖尿病酮症酸中毒
	胰岛素	常规胰岛素	短效，根据血糖确定，餐前30分钟皮下注射。通常起始剂量0.3~0.6U/（kg·d）	适用于1型糖尿病	不良反应：低血糖、过敏、水肿、屈光不正。注意事项：低血糖患者禁用
		诺和灵30R	预混：即30%常规人胰岛素（短效），70%精蛋白锌人胰岛素（中效）。每日2次，早晚餐前30分钟皮下注射	适用于治疗糖尿病	
		诺和灵50R	预混：50%常规人胰岛素（短效），50%精蛋白锌人胰岛素（中效）；每日2次，早晚餐前30分钟皮下注射	用于治疗糖尿病	低血糖，局部过敏反应注意事项：出现低血糖症状时，应进行处理

种类		药物名称	起始使用剂量／日最大剂量／使用方法	主要适应证	不良反应及注意事项
糖尿病药物	注射糖尿病药物 胰岛素	优泌林70/30	预混：70%精蛋白锌人胰岛素（中效），30%常规人胰岛素（短效）；每日2次，早晚餐前30分钟皮下注射	适用于需要采用胰岛素来维持血糖水平的糖尿病患者。也适用于早期糖尿病患者的早期治疗以及妊娠期间糖尿病患者的治疗	不良反应：低血糖（胰岛素反应），注射部位也会出现诸如红肿或者瘙痒等局部过敏反应；全身性过敏注意事项：禁用低血糖，对本品组成成分过敏者
	胰岛素类似物	门冬胰岛素	速效，每日多次，餐前10分钟、餐中或餐后10分钟内皮下注射	用于治疗糖尿病	低血糖、屈光不正、水肿和注射部位反应注意事项：禁用于：①对门冬胰岛素或本品中所含任何其他成份过敏；②低血糖发作时
		赖脯胰岛素	速效，每日多次，餐前10分钟、餐中或餐后10分钟内皮下注射	适用于治疗需要胰岛素来维持正常血糖态的成人糖尿病患者	低血糖、局部过敏偶有发生
		地特胰岛素	长效，每晚1次或早晚各餐次皮下注射	治疗糖尿病	注射部位反应、全身超敏反应、低血糖、脂肪代谢障碍
		甘精胰岛素	长效，每晚1次皮下注射	需用胰岛素治疗的糖尿病	低血糖、过敏注意事项：糖尿病酮症酸中毒的治疗不可选用甘精胰岛素
		诺和锐30	预混：30%门冬胰岛素（速效），70%精蛋白门冬胰岛素（中效）；每日2次，早晚餐前30分钟皮下注射	用于治疗糖尿病	低血糖、注射局部反应

种类		药物名称	起始使用剂量/日最大剂量/使用方法	主要适应证	不良反应及注意事项
糖尿病药物	注射糖尿病药物 胰岛素类似物	优泌乐25	预混：25%赖脯胰岛素（速效），75%精蛋白锌赖脯胰岛素（中效）；每日2次，早晚餐前30分钟皮下注射	适用于需要胰岛素治疗的糖尿病患者	低血糖，注射局部反应
		优泌林50	预混：50%赖脯胰岛素（速效），50%精蛋白锌赖脯胰岛素（中效）；每日2次，早晚餐前30分钟皮下注射	用于治疗糖尿病	低血糖，注射局部反应
降脂药物	烟酸类	阿普莫司	250mg，每日2次/1 200mg/口服	按照Fredrickson分类法诊断的原发性和继发性高脂血症即高甘油三酯血症（Ⅳ型高脂蛋白血症）；高胆固醇血症（a型高脂蛋白血症）；高甘油三酯和高胆固醇血症（b型）型及Ⅲ型高脂蛋白血症）	不良反应：治疗初期可引起皮肤血管扩张，提高对热的敏感性，偶有中度胃肠道反应及头痛，极少数患者有局部或全身过敏反应 注意事项：对本品过敏及消化道溃疡者、孕妇、哺乳期妇女、儿童禁用
	贝特类	苯扎贝特	200mg，每日3次/1 200mg/口服	用于治疗高甘油三酯血症、高胆固醇血症、混合型高脂血症	不良反应：最常见的为胃肠道不适，如消化不良、厌食、恶心、呕吐、饱胀感、胃部不适等 注意事项：禁用于对本品过敏者，患胆囊疾病、胆石症者、肝功能不全或原发性胆汁性肝硬化的患者，严重肝肾功能障碍者

种类	药物名称	起始使用剂量/日最大剂量/使用方法	主要适应证	不良反应及注意事项
降脂药物	贝特类 非诺贝特	200mg，每日1次/口服	用于治疗成人饮食控制疗法效果不理想的高胆固醇血症（Ⅱa型）、内源性高甘油三酯血症、单纯型（Ⅳ型）和混合型（Ⅱb和Ⅲ型）	不良反应：常见不良反应为肝功能检测异常 注意事项：孕妇及哺乳期妇女禁用，肝肾功能不全者慎用
	他汀类 洛伐他汀	20mg，每日1次/80mg/晚餐时服用	用于治疗高胆固醇血症和混合型高脂血症	不良反应：白细胞减少、肝功能异常、横纹肌溶解 注意事项：孕妇及哺乳期妇女禁用
	他汀类 瑞舒伐他汀	5mg，每日1次20mg/口服	本品适用于经饮食控制和其他非药物治疗（如：运动治疗、减轻体重）仍不能适当控制血脂异常的原发性高胆固醇血症（a型，包括杂合子家族性高胆固醇血症）或混合型血脂异常症	不良反应：常见：内分泌失调（糖尿病），神经系统异常（头痛，头晕），胃肠道异常（便秘、恶心、腹痛、骨骼肌、关节和骨骼异常（肌肉），全身异常（无力） 注意事项：本品禁用于：对瑞舒伐他汀或本品中任何成分过敏者，活动性肝病患者，妊娠期间、哺乳期以及有可能怀孕而未采用适当避孕措施的妇女

种类		药物名称	起始使用剂量 / 日最大剂量 / 使用方法	主要适应证	不良反应及注意事项
降脂药物	他汀类	阿托伐他汀	10mg,每日 1 次 /80mg/口服	用于降低原发性高胆固醇血症和混合性高脂血症患者的总胆固醇升高、LDLC升高、载脂蛋白B升高和甘油三酯升高	不良反应:最常见的包括肌痛、腹泻、恶心、ALT升高注意事项:禁用于活动性肝病或原因不明的转氨酶持续升高,对该药的任何成分过敏者,孕妇,哺乳期妇女及任何未采取适当避孕措施的育龄女女
		辛伐他汀	10mg,每日 1 次 /40mg/晚间顿服	对于原发性高胆固醇血症患者,当饮食控制及其他非药物治疗不理想时,可予辛伐他汀治疗	不良反应:腹痛、便秘、胃肠胀气、无力、头痛、罕见肌病注意事项:禁用于对本品过敏者,活动性肝炎或无法解释的持续血清氨基转移酶升高者,孕妇,哺乳期妇女
		普伐他汀	10mg,每日 1 次 /40mg/口服	高脂血症、家族性高胆固醇血症	不良反应:皮疹、腹泻、腹部不适等注意事项:禁用于对本品过敏者及活动性肝炎或肝功能试验持续升高者
	非他汀类	依折麦布	10mg,每日 1 次 /口服	原发性高胆固醇血症,抑制肠道对胆固醇的吸收	不良反应轻微:血小板减少、感觉异常、便秘、腹腺炎、多形性红斑、肌痛、肌病、横纹肌溶解症、无力注意事项:与他汀类联合应用时,治疗前应进行肝功能测定

种类		药物名称	起始使用剂量/日最大剂量/使用方法	主要适应证	不良反应及注意事项
降脂药物	非他汀类	血脂康	2片 每日1次/2片 每日2次/口服	高脂血症及动脉粥样硬化引起的心脑血管疾病的辅助治疗	不良反应：胃肠道不适，如胃痛、腹胀、胃部灼热等。偶可引起血清氨基转移酶和肌酸磷酸激酶 注意事项：用药期间应定期检查血脂、血清氨基转移酶和肌酸磷酸激酶，有肝病史者服用本品尤其要注意肝功能的监测
抗甲状腺药物		丙硫氧嘧啶	300mg，每日3次/600mg/口服	抑制甲状腺激素的合成，用于各种类型的甲状腺功能亢进症	不良反应：皮疹，肝药酶升高，白细胞减少、粒细胞缺乏，胃肠道反应（甲巯咪唑他巴唑比卡比马唑不严重）应率和严重程度大于丙硫氧嘧啶 注意事项：严重肝功能损害，白细胞严重缺乏，对本药物过敏者禁用
		甲巯咪唑（他巴唑）	20mg，每日1次/40mg/口服	①甲状腺功能亢进症的药物治疗，尤其适用于不伴有或伴有轻度甲状腺肿的患者及年轻患者；②用于各种类型的甲状腺功能亢进症的手术前准备；③甲状腺功能亢进患者拟采用放射性碘治疗时的准备用药，以预防治疗后甲状腺毒性危象的发生；④放射碘治疗后同期歇期的治疗	
		卡比马唑	30mg/［60mg/（min·次）］/口服	适用于各种类型的甲状腺功能亢进症	

第七章　相关医学药物

续表

种类	药物名称	起始使用剂量 / 日最大剂量 / 使用方法	主要适应证	不良反应及注意事项
甲状腺激素类	甲状腺片	10mg，每日 1 次 /120mg/ 口服	能促进新陈代谢，提高机体对交感神经介质的感受性，促进机体生长发育，参与体温调节，降低血中胆固醇含量。用于呆小病、黏液性水肿及其他甲状腺功能减退症等	不良反应：甲状腺功能亢进临床表现，诱发心绞痛和心肌梗死注意事项：动脉硬化、心功能不全、糖尿病、高血压患者慎用
	三碘甲状原氨酸	开始每日 10~25g，分 2~3 次口服，每 1~2 周增加 15~20g，至甲状腺功能正常	适用于各种原因引起的甲状腺功能减退症	
	左甲状腺素	开始每日 50~100g，1 次口服，每 2~4 周增加 50g，直至达到完全代替剂量	治疗非毒性的甲状腺肿（甲状腺功能正常）；甲状腺肿切除术后，预防甲状腺肿复发；甲状腺功能减退的替代治疗；抗甲状腺药物治疗甲状腺功能亢进症的辅助治疗；甲状腺癌术后的抑制治疗；甲状腺抑制试验	

表 7-4-1 消化系统用药

药物种类	通用名	用法用量	主要适应证	不良反应和注意事项
抗酸药	复方氢氧化铝	每次 2~4 片，每日 3~4 次，餐前半小时或胃痛发作时嚼碎后服用	胃酸过多，胃及十二指肠溃疡，反流性食管炎	不良反应：便秘，肠梗阻；长期服用能引起低磷血症导致骨软化，骨质疏松；铝中毒。注意事项：①肾功能不全，妊娠及哺乳期妇女长期便秘、低磷血症者慎用；②阑尾炎、急腹症、早产儿和婴幼儿禁用
抑酸药	雷尼替丁	成人常规剂量：口服，每次 150mg，每日 2 次，或 300mg 睡前顿服；佐林格埃利森综合征宜用大量，每日 600~1 200mg。肌内注射，每次 25~50mg，每 4~8 小时 1 次。缓慢静脉注射（超过 2 分钟），每次 25~50mg，每 4~8 小时 1 次。静脉滴注，消化性溃疡出血以每小时 25mg 的速率同歇性静脉滴注 2 小时，每日 2 次或每 6~8 小时 1 次	胃及十二指肠溃疡，吻合口溃疡，应激性溃疡，反流性食管炎，佐林格埃利森综合征，上消化道出血	不良反应：皮疹，荨麻疹；头痛，头晕，乏力，幻觉；口干，恶心，呕吐，便秘，腹泻，轻度 AST 及 ALT 增高。注意事项：严重肾功能不全者，妊娠及哺乳期妇女，8 岁以下儿童，苯丙酮尿症者，急性间歇性血卟啉病等禁用

药物种类	通用名	用法用量	主要适应证	不良反应和注意事项
抑酸药	法莫替丁	成人常规剂量： 口服，每次20mg，每日2次，早晚服用，或睡前每次服用40mg，疗程4~6周；佐林格埃利森综合征初始剂量每次20mg，以后可根据病情相应调整剂量 缓慢静脉注射（至少2分钟），消化性溃疡出血或应激性溃疡出血，每次20mg，每12小时1次，每次不能超过20mg 静脉滴注，剂量同静脉注射 肾功能不全者酌情减量或延长用药间隔时间	同雷尼替丁	不良反应：皮疹、荨麻疹；头痛、头晕、乏力、幻觉；口干、恶心、呕吐、便秘、腹泻、腹胀 轻度AST及ALT增高 注意事项：胃溃疡患者应先排除胃癌后才使用；用药期间可能出现中性粒细胞和血小板计数减少；严重肾功能不全者、妊娠及哺乳期妇女禁用
	奥美拉唑	成人常规剂量： 口服：①每次20mg，清晨顿服；②难治性消化性溃疡，每次20mg，每日2次，或40mg，每日1次；③反流性食管炎，每日20~60mg，晨起顿服或早晚各每次，④佐林格埃利森综合征，初始剂量为每次60mg，每日1次，以后酌情调整为每日20~120mg，剂量大于每日80mg，则应分2次给药 静脉注射：每次40mg，每12小时1次，连续3日；首次剂量可加倍 静脉滴注：出血量大时可用首剂80mg，之后改为每小时8mg维持，至出血停止。对严重肝功能不全者慎用，必要时剂量减半	胃及十二指肠溃疡、反流性食管炎、佐林格埃利森综合征、消化性溃疡急性出血、急性胃黏膜病变出血，与抗生素联合用于幽门螺杆菌根除治疗	不良反应：口干、轻度恶心、呕吐、腹胀、便秘、腹泻、腹痛，ALT及AST升高、胆红素升高、萎缩性胃炎、感觉异常、头晕、头痛、嗜睡、失眠、外周神经炎；维生素B缺乏；致癌性；皮疹；男性乳房发育、溶血性贫血 注意事项：①首先排除癌症的可能后才能使用本品，不宜再服用其他抗酸药或抑酸药；②妊娠及哺乳期妇女尽可能不用；③严重肾功能不全者、婴幼儿禁用

续表

药物种类	通用名	用法用量	主要适应证	不良反应和注意事项
抑酸药	兰索拉唑	通常成人口服每次30mg，每日1次。胃溃疡、十二指肠溃疡、吻合口溃疡、反流性食管炎连续服药8周；十二指肠溃疡需连续服药6周。对反复发作和复发性反流性食管炎的维持治疗，15mg/次，每日2次，疗程不超过7日	胃溃疡、十二指肠溃疡、反流性食管炎、佐林格埃利森综合征、吻合口部溃疡	不良反应：过敏反应如皮疹、瘙痒等，可见ALT、AST、ALP、LDH、rGTP升高，贫血、白细胞减少、嗜酸性细胞最多，便秘或腹泻、口干、腹胀、头痛、困倦、失眠、发热等 注意事项：①正在使用硫酸阿扎那韦的患者禁用；②有药物过敏史者、肝功能障碍又高龄者须慎用；③哺乳期妇女必须用药时，应停止哺乳；④与茶碱类、他克莫司、地高辛、伊曲康唑、吉非替尼、苯妥英、地西泮有相互作用；⑤治疗过程中应注意观察，因长期服用的经验不足，暂不推荐用于维持治疗；⑥本品服用时请不要嚼碎，应整片用水吞服；⑦使用本品治疗会掩盖肿瘤的症状，应排除恶性肿瘤后方可给药

第七章 相关医学药物

药物种类	通用名	用法用量	主要适应证	不良反应和注意事项
抑酸药	泮托拉唑	口服：每日早晨餐前 40mg。十二指肠溃疡疗程 2~4 周；胃溃疡、反流性食管炎疗程为 4~8 周	适用于十二指肠溃疡、胃溃疡、急性胃黏膜病变、复合型胃溃疡等引起的急性上消化道出血	不良反应：偶见头痛、头晕、恶心、呕吐、腹泻和便秘、腹胀、皮疹、睡眠紊乱、肝药酶升高等症状注意事项：①治疗胃溃疡前，应首先排除胃与食管的恶性病变；②严重肝功能受损患者每日剂量不应超过 20mg；③肾功能受损患者无须调整剂量；④对本品过敏者禁用；⑤哺乳期妇女及孕妇慎用；⑥老年患者无须调整剂量
	雷贝拉唑	口服：①活动性十二指肠溃疡和活动性良性胃溃疡患者，20mg（2 片），晨服，每日 1 次；②侵蚀性或溃疡性的胃食管返流病：20mg，每日 1 次，晨服，疗程为 4~8 周。③胃食管反流病维持治疗方案为 10mg 或 20mg，每日 1 次，疗程为 12 个月	通过抑制 HKATP 酶来抑制胃酸分泌，抗溃疡，用于胃溃疡、十二指肠溃疡、反流性食管炎等	不良反应：头痛、腹泻等，偶见过敏、红、白细胞减少，AST、ALT、ALP、LDH 升高等注意事项：①对本品过敏者孕妇和哺乳期妇女禁用；②肝功能障碍患者、高龄患者、有药物过敏史者慎用；③本品为肠溶片，服用时不要嚼或咬碎；④禁与硫酸阿扎布那韦配伍；⑤由于雷贝拉唑钠产生抑制胃酸分泌作用，与地高辛、尹曲康唑、吉非替尼、含氢氧化铝凝胶/氢氧化镁的抑酸剂合并用药时应予以注意

药物种类	通用名	用法用量	主要适应证	不良反应和注意事项
抑酸药	埃索美拉唑	注射用埃索美拉唑钠：40mg；埃索美拉唑镁肠溶片：20mg、40mg	胃食管反流性疾病，联合用药根除幽门螺杆菌；消化性溃疡	不良反应：偶见视力模糊，眩晕，皮炎，瘙痒，皮疹，荨麻疹、关节痛、肌痛等 注意事项：对于严重肾功能不全的患者，治疗时应慎重。于严重肝功能损害的患者，剂量不应超过20mg
胃黏膜保护剂	枸橼酸铋钾	口服，每次0.3g，每日4次，前3次于三餐的餐前半小时服用，第4次于晚餐后2小时服用；或每日2次，早晚各服0.6g	胃及十二指肠溃疡，急慢性胃炎，幽门螺杆菌感染的根除治疗	不良反应：口中氨味、舌苔及大便呈灰黑色、恶心、呕吐、便秘、食欲减退、腹泻、头痛、头晕、失眠、长期大剂量服用可导致铋性脑病；肾毒性，铋性脑病相关的肾关节病；皮疹 注意事项：①不得服用其他铋制剂，连续用药不宜超过2个月；②服药时不得同时食用高蛋白饮食；③妊娠及哺乳期妇女，严重肾功能不全者禁用
	胶体果胶铋	口服，每次1~2粒，每日3次，餐前半小时服用，严重患者睡前加服每晚次。治疗消化道出血时，可将囊内药物倒出，用水冲开搅匀后服用	①适用于胃及十二指肠溃疡、慢性胃炎；②与生素联合，用于胃幽门螺杆菌的根除治疗	不良反应：①服用期间大便可呈黑褐色属正常现象，停药后1~2日粪便色泽可转为正常；②严重肾功能不全者及孕妇禁用；③不得与牛奶同服

药物种类	通用名	用法用量	主要适应证	不良反应和注意事项
胃黏膜保护剂	铝碳酸镁	嚼服：500～1 000mg/次，每日3～4次。治疗胃和十二指肠溃疡，1 000mg/次，每日4次，在症状缓解后至少维持4周。本品应在饭后1～2小时内服用，睡前或胃部不适时嚼服	适用于急、慢性胃炎，胃及十二指肠溃疡病，食管炎，非溃疡性消化不良，胆汁反流性胃炎。预防非甾体类药物的胃黏膜损伤	不良反应：大剂量服用可导致软糊状便和大便次数增多，偶见便秘，口干和食欲缺乏。长期服用可导致血清电解质变化 注意事项：①严重肾损伤者禁用。严重心肾功能不全、高镁、高钙血症者慎用；②可能影响某些药物的吸收，如四环素、铁制剂、地高辛法莫替丁、雷尼替丁、西咪替丁等吸收，应提前或推后1～2小时服用；③当药品外观状发生改变时，禁止使用；④每日服用铝碳酸镁的总剂量不应超过6g；⑤服用时，至少应提前或推迟1～2小时方可服用酸性食物
	L-谷氨酰胺呱仑酸钠	成人每次1袋，每日3次。可根据年龄、症状在医生指导下酌情增减	用于胃炎，胃溃疡和十二指肠溃疡	不良反应：有时会有恶心、呕吐、腹泻、腹痛、饱胀感及面部潮红、便秘 注意事项：①建议直接吞服，避免用水冲服；②孕妇及哺乳期妇女慎用
	瑞巴派特	胃溃疡：通常成人每次0.1g（1片），每日3次，早、晚及睡前口服 急性胃炎，慢性胃炎的急性加重期胃黏膜病变（糜烂、出血、充血、水肿）的改善通常成人每次0.1g（1片），每日3次，口服	①胃溃疡；②急性胃炎、慢性胃炎的急性加重期胃黏膜病变（糜烂、出血、充血、水肿）的改善	不良反应：①严重不良反应：白细胞减少（0.1%以下）、血小板减少（频度不明）；②肝功能障碍（0.1%以下）、黄疸，应中止给药，做适当处理；③一般不良反应：过敏症，皮疹、瘙痒

药物种类	通用名	用法用量	主要适应证	不良反应和注意事项
胃黏膜保护剂	替普瑞酮	口服: 50mg/次, 每日3次, 饭后服用	①急性胃炎、慢性胃炎急性加重期, 胃黏膜病变(糜烂、出血、潮红、水肿)的改善; ②胃溃疡	不良反应: 头痛, 便秘, 腹胀, 转氨酶值轻度上升, 总胆固醇值升高, 皮疹等 注意事项: 尚未确定妊娠期妇女使用本品的安全性。对妊娠期或可能妊娠的妇女应慎重权衡获益和风险。尚未确定儿童使用本品的安全性
助消化药	乳酶生	口服: 成人每次0.3~1.0g, 每日3次, 餐前服用。1岁以下儿童每次0.1g; 5岁以上儿童每次0.2~0.3g; 5岁以下儿童每次0.3~0.6g, 均为每日3次, 餐前服用	消化不良, 肠内过度发酵, 肠炎、腹泻等	未见明显不良反应; 本品应在冷暗处保存
	米曲菌胰酶	成人和12岁以上的儿童于饭中或饭后服用1片	补充人体所需消化酶, 用于消化酶减少引起的消化不良	不良反应: 罕见过敏性呼吸道反应和皮肤反应 注意事项: ①服用时不要咬碎; ②急性胰腺炎和已知对米曲菌提取物及胰酶过敏者禁用
	复方消化酶	口服, 每次1~2粒, 每日3次, 饭后服	用于食欲缺乏、消化不良, 也可用于胆囊炎和胆结石以及胆囊切除患者的消化不良	不良反应: 偶有呕吐, 腹泻, 软便。可能发生口内不适感 注意事项: ①可打开胶囊分服, 但不能嚼碎药片; ②对本品过敏, 急性肝炎患者, 胆道完全闭锁患者禁用

第七章 相关医学药物

药物种类	通用名	用法用量	主要适应证	不良反应和注意事项
解痉药	颠茄	口服：颠茄酊剂，每次0.3~1.0ml，极量每次1.5ml，每日3次。颠茄浸膏，每次8~16mg；极量每次50mg。颠茄片，成人每次10mg，必要时每4小时可重复每次	胃及十二指肠溃疡、轻度胃肠平滑肌痉挛等；胆绞痛、输尿管结石腹痛、胃炎及胃痉挛引起的呕吐和腹泻	不良反应：可见口干、少汗、瞳孔轻度扩大、排尿困难、皮肤潮红、干燥、呼吸道分泌物减少、痰黏、腹胀、便秘、心悸、视力模糊、头晕、神志不清、谵妄、躁动、幻觉 注意事项：不能和促动力药合用。酊剂浓度剂量不可过大，以免发生阿托品化现象。青光眼、前列腺增生、心动过速患者禁用
	山莨菪碱	口服：每次5~10mg，每日3次 肌内注射：每次5~10mg，小儿0.1~0.2mg/kg	解除平滑肌痉挛、胃肠绞痛、胆道痉挛	不良反应：口干、面部潮红、轻度扩瞳、视近物模糊、心率加快、排尿困难；阿托品样中毒症状 注意事项：颅内压增高、脑出血急性期、青光眼、前列腺增生、新鲜眼底出血、幽门梗阻、肠梗阻、恶性肿瘤者禁用。不宜与地西泮在同一注射器中应用，为配伍禁忌
	阿托品	成人：①口服，每次0.3~0.6mg，每日3次，极量每次1mg或每日3mg；②皮下注射、肌内注射、静脉注射，一般用药，每次0.3~0.5mg，每日0.5~3.0mg，极量每次2mg 儿童：口服给药按体重0.01mg/kg，每4~6小时1次	各种内脏绞痛	不良反应：便秘、出汗减少、口鼻咽喉干燥、视物模糊、皮肤潮红、排尿困难、胃肠动力低下、胃食管反流 注意事项：①青光眼及前列腺增生者、高热者禁用；②抑制哺乳期妇女泌乳的作用，静脉注射本品可使胎儿心动过速

药物种类	通用名	用法用量	主要适应证	不良反应和注意事项
解痉药	丁溴东莨菪碱	胶囊剂：口服，成人每次1~2粒，每日3次；小儿0.4mg/（kg·d），分4次口服	①用于胃、十二指肠、结肠内镜检查的术前准备，内镜逆行胰胆管造影，和胃、十二指肠、结肠的气钡低张造影或腹部CT扫描的术前准备，可减少或抑制胃肠道蠕动；②用于各种病因引起的胃肠道痉挛、胆绞痛、肾绞痛或胃肠道蠕动亢进等	不良反应：可出现口渴、视力调节障碍、嗜睡、心悸、面部潮红、恶心、呕吐、眩晕、头痛等反应。注意事项：①禁用于对本品过敏者；严重心脏病、器质性幽门狭窄或梗阻性肠梗阻患者；②慎用于：青光眼、前列腺肥大患者，婴幼儿、小儿；③对于血压偏低者应用本品时，应注意防止产生体位性低血压；④皮下或肌内注射时要注意避开神经与血管，如需反复注射应不在同一部位，宜左右交替注射；⑤禁与碱、碘及鞣酸配伍
	匹维溴铵	口服：成人，常用推荐量每日3~4片，少数情况下，如有必要可增至每日6片。为钡灌肠做准备时，应于检查前3日开始用药，剂量为每日4片。切勿咀嚼或掰碎药片，宜在进餐时用水吞服。不要在卧位时或临睡前服用	选择性胃肠钙通道阻滞剂，对肠平滑肌组织有特别亲和力的解痉药。用于对症治疗与胃肠道功能紊乱有关的疼痛、排便异常和胃肠不适，对症治疗与胆道功能紊乱有关的疼痛和钡灌肠前准备	不良反应：极少数人中观察到轻微的胃肠不适。偶见皮疹样过敏反应。注意事项：孕妇、哺乳期妇女及儿童不建议使用本品

药物种类	通用名	用法用量	主要适应证	不良反应和注意事项
胃动力药	多潘立酮	口服：成人每次10mg或10ml，每日3～4次；儿童按体重每次0.3mg/kg；均为餐前15～30分钟服用	消化不良；功能性、器质性、感染性、饮食性、反射性治疗及化疗引起的恶心和呕吐	不良反应：头痛、头晕、倦怠、嗜睡、罕见张力障碍性反应、神经过敏；癫痫发作；非哺乳期泌乳、更年期后妇女及男性乳房胀痛、月经失调。注意事项：对本品过敏者、嗜铬细胞瘤、分泌催乳素的垂体肿瘤（催乳素瘤）、乳腺癌、机械性肠梗阻、胃肠道出血、穿孔者禁用
	莫沙必利	成人通常用量为每日3次，每次1片（5mg），饭前或饭后口服	用于缓解慢性胃炎伴有的消化系统症状（胃灼热、上腹胀、上腹痛、早饱、恶心、呕吐）	不良反应：腹泻、腹痛、口感、疲倦、倦怠、头晕、心悸、嗜酸性细胞增多、甘油三酯上升、ALT升高等。注意事项：①对本品过敏禁用。②持续服药2周后，应评价继续服药的必要性。③严重肝功能障碍者，不能长期盲目服用本品。④孕妇和极有可能怀孕的妇女，只有在治疗上利大于弊时才可用，哺乳期妇女应避免使用本品；老年患者应慎用，发生不良反应时减少剂量（如7.5mg/d）。⑤与抗胆碱药物合用能减弱本品的作用，并用时应分开间隔使用

药物种类	通用名	用法用量	主要适应证	不良反应和注意事项
胃动力药	伊托必利	成人常用剂量为每次50mg，每日3次，餐前口服。根据患者年龄和症状可相应调整剂量，可将药片分切后口服。若用药2周后症状改善不明显，宜停药	本品适用于因胃肠动力减慢（如功能性消化不良、慢性胃炎等所致）引起的消化不良症状，包括上腹部饱胀感、上腹痛、食欲缺乏、恶心和呕吐等	不良反应：可能出现过敏、肝功能异常和黄疸，偶尔出现皮疹、发热、瘙痒感、腹泻、腹痛、便秘、睡液增多、头痛、刺痛、睡眠障碍等。偶见白细胞减少、胸背部疼痛、疲劳等 注意事项：①因胃肠动力增加可能加重胃肠道出血、机械性肠梗阻或穿孔的损害，故此类患者禁用本品；对本品过敏者禁用。②本品能增强乙酰胆碱的作用，需慎用。本品使用中若出现心电图QTC间期延长，应停药。③孕妇慎用，哺乳期妇女避免使用
	甲氧氯普胺	口服：每次5~10mg，每日10~30mg，餐前30分钟服用 肌内注射：每次10~20mg，每日剂量不宜超过0.5mg/kg 静脉滴注：每次10~20mg，用于不能口服者或治疗急性呕吐。严重肾功能不全患者剂量至少需减少60%	慢性胃炎、胃下垂伴胃动力低下、功能性消化不良，胰疾病等引起的腹胀、腹痛、嗳气、胃灼热及食欲缺乏等	不良反应：常见昏睡、烦躁不安、倦怠无力 注意事项：①禁用于对普鲁卡因或普鲁卡因胺过敏者、癫痫患者、胃肠道出血、机械性肠梗阻或穿孔、嗜铬细胞瘤、放疗或化疗的乳癌患者、抗精神病药致迟发性运动障碍史者；②妊娠期妇女不宜使用；③哺乳期妇女在用药期间应停止哺乳

第七章 相关医学药物

药物种类	通用名	用法用量	主要适应证	不良反应和注意事项
胃动力药	马来酸曲美布汀	慢性胃炎：口服每次1粒（0.1g），每日3次；肠道易激综合征：口服每次1~2粒（0.1~0.2g），每日3次或遵医嘱	胃肠道功能紊乱引起的食欲不振、恶心、呕吐、嗳气、腹胀、腹痛、腹泻、便秘等症状的改善。亦可用于肠道易激惹综合征	严重不良反应：肝功能损伤；一般不良反应：偶有口渴、口内麻木、恶心、呕吐、腹泻、肠鸣、便秘和心动过速等。注意事项：①出现皮疹等反应应停药观察；②治疗前需明确诊断，其他器质性、占位性消化道疾病慎用；③孕妇及哺乳期妇女用药
泻药及止泻药 泻药	酚酞	口服：成人每日50~200mg，根据患者情况而增减；1.0~2.5岁儿童，每日15~20mg，2.6岁以上儿童，每日30~60mg。一般应睡前顿服，服药后约8小时排便	便秘	不良反应：偶见肠绞痛、出血倾向；罕见过敏反应。注意事项：禁用于：①对本品过敏者；②阑尾炎、肠梗阻、直肠出血未明确诊断的患者、充血性力衰竭和高血压、粪块阻塞者；③婴儿和哺乳期妇女
	开塞露	1支/次，用时将特制容器的尖端剪开，将药液挤入直肠，引起排便。成人用量：20ml，小儿酌减	便秘	注意事项：剪开处应光滑，以免损伤肛门和直肠黏膜

药物种类	通用名	用法用量	主要适应证	不良反应和注意事项
泻药及止泻药	乳果糖	口服：便秘和临床需要维持软便的情况可根据个人需要进行调节，一般成人起始剂量每日30ml，维持剂量每日10~25ml，宜在早餐时1次服用。儿童剂量详见说明书。肝性脑病期，起始剂量30~50ml/次，每日3次，维持剂量应调至每日最多2~3次软便，大便pH 5.0~5.5	①慢性或习惯性便秘：调节结肠的生理节律。②肝性脑病：用于治疗和预防肝性脑病或昏迷前状态	不良反应：治疗初始几天可能会有腹胀，通常继续治疗即可消失，当剂量高于推荐治疗剂量时，可能会出现腹痛和腹泻，此时应减少使用剂量。如果长期大剂量服用（通常仅见于肝性脑病的治疗），患者可能会因腹泻出现电解质紊乱 注意事项：①对乳果糖及其成分过敏者、半乳糖血症、肠梗阻、急腹痛及与其他导泻剂同时使用者禁用；②治疗便秘常用剂量下，糖尿病患者可服用本品。治疗肝性脑病时，采用高剂量，糖尿病患者则应慎服；③推荐剂量的本品可用于妊娠期和哺乳期
	聚乙二醇	成人和8岁以上儿童（包括8岁）每日1~2次；或每日2袋，每次顿服。每袋内容物溶于一杯水中后服用	成人及8岁以上儿童（包括8岁）便秘的症状治疗。儿童应为短期治疗，最长疗程不应超过3个月	不良反应：腹痛、腹胀、腹泻、恶心等 注意事项：①严重的炎症性肠病或中毒的巨结肠，伴有狭窄症状，消化道穿孔或消化道穿孔危险，肠梗阻或疑有肠梗阻，不明原因的腹痛症状，已知对本品过敏者，果糖不耐受者禁用；②建议在治疗便秘时不要长期使用；③可以给糖尿病患者使用；④孕妇、哺乳期可用半乳糖食物和禁食

第七章 相关医学药物

续表

药物种类	通用名	用法用量	主要适应证	不良反应和注意事项
泻药及止泻药	蒙脱石散	口服：成人 每次3g，每日3次，将3g倒入50ml温水中，摇匀吞服用。1岁以下幼儿，每日3g，分2次服用。1～2岁幼儿，每次3g。2岁以上幼儿每次3g，每日1～2次。急性腹泻者首饮剂量加倍	急、慢性腹泻	不良反应：极少数患者可出现轻微便秘 注意事项：①本品可能影响其他药物的吸收，必须合用时在服用本品之前1小时服用其他药物；②治疗急性腹泻应注意纠正脱水
肝胆疾病用药	联苯双酯	口服：25mg，每日3次	迁延性肝炎及长期单项丙氨酸转移酶异常者	不良反应轻微，偶见口干、轻度恶心、皮疹。注意事项：肝硬化患者禁用，妊娠期及哺乳期妇女禁用。少数患者在用药过程中ALT可回升
	熊去氧胆酸	口服：成人按体重每日8～10mg/kg，早、晚进餐时分次给予	胆固醇型胆结石及胆汁缺乏性脂肪泻，预防及治疗脂肪痢形成及治疗脂肪痢（回肠切除术后）	不良反应：常见腹泻；偶见便秘、过敏、头痛、头晕，胰腺炎和心动过速等 注意事项：禁用于：①严重肝功能减退者；②胆道完全梗阻、急性胆囊炎、胆管炎；③妊娠及哺乳期妇女；④胆结石钙化患者，出现胆绞痛或胆绞痛时
	水飞蓟素	口服：2片/次，每日3次，饭前服用。维持剂量与中等程度肝病患者：1片/次，每日3次。或遵医嘱	中毒性肝脏损害；慢性肝炎及肝硬化的支持治疗	不良反应：偶尔发现有轻度泻腹现象。药物治疗不能替代对导致肝损伤（例如酒精）因素的排除。对于出现黄疸的病例（皮肤浅黄或眼现巩膜黄染），应咨询医生 注意事项：此药不适用于治疗急性中毒。孕妇和哺乳期妇女应慎用

药物种类	通用名	用法用量	主要适应证	不良反应和注意事项
肝胆疾病用药	多烯磷脂酰胆碱胶囊	每日3次，每次1~2粒	改善中毒性肝损伤（如药物、毒物、化学物质和酒精引起的肝损伤等）以及脂肪肝和肝炎患者的食欲不振，右上腹压迫感	偶出现胃肠道紊乱，例如胃部不适的主诉、软便和腹泻。极少见过敏反应，如皮疹、荨麻疹、瘙痒等。注意事项：同时避免有害物质（如酒精等）的摄入，以预防出现更严重的损害
	双环醇片	口服：成人常用剂量每次25mg，必要时可增至50mg，每日3次	于治疗慢性肝炎所致的氨基转移酶升高	偶见皮疹、头晕、腹胀、恶心、极个别头痛、血清氨基转移酶升高、睡眠障碍、胃部不适等。注意事项：最少服用6个月或遵医嘱，应逐渐减量
中成药	气滞胃痛颗粒	开水冲服：每次5g，每日3次	用于肝郁气滞，胸痞胀满，胃脘疼痛	尚不明确。注意事项：孕妇慎用
	胃苏颗粒	开水冲服：每次1袋，每日3次。15日为一个疗程	气滞型胃脘痛，症见胃脘胀痛，窜及两胁，得嗳气或矢气则舒，情绪郁怒则加重，胸闷食少，排便不畅及慢性胃炎	偶有口干、嘈杂。注意事项：孕妇忌用少吃生冷及油腻难消化的食品
	养胃冲剂	饭前温开水冲服：每次1袋，每日3~4次或遵医嘱	本品用于胃痛灼热，嘈杂似饥，口咽干燥，大便干结；浅表性胃炎，胃阴不足型慢性胃炎及各种胃部不适症	不良反应和禁忌证尚不明确

药物种类	通用名	用法用量	主要适应证	不良反应和注意事项
中成药	胃复春	口服：每次4片，每日3次	本品用于胃癌前期病变及胃癌手术后辅助治疗、慢性浅表性胃炎属脾虚弱症者	不良反应和禁忌证尚不明确
	克痢痧	口服：每次2粒，每日3~4次，儿童酌减	本品用于泄泻、痢疾和痧气（中暑）	不良反应：尚不明确 禁忌：婴幼儿、孕妇，哺乳期妇女及肝肾功能不全者禁用
	麻仁丸	口服：水蜜丸每次6g，小蜜丸每次9g，大蜜丸每次1丸；每日1~2次	用于肠热津亏所致的便秘，症见大便干结难下、腹部胀满不舒及习惯性便秘见上述证候者	不良反应和禁忌证尚不明确 注意事项：①饮食宜清淡，忌酒及辛辣食物；②不宜在服药期间同时服用滋补性中药
其他	小檗碱	口服：每次0.1~0.3g，每日3次	志贺菌、霍乱弧菌等敏感病原菌感染所致的胃肠炎、细菌性痢疾等肠道感染	不良反应：偶见呕吐、恶心、皮疹、药物热，停药后可消失 注意事项：①可引起严重溶血性贫血；②对葡萄糖-6-磷酸脱氢酶缺乏儿童禁用

注：AST，天冬氨酸转氨酶；ALT，丙氨酸转氨酶；ALP，碱性磷酸酶；LDH，乳酸脱氢酶；rGTP，血清总胆红素。

第五节　常用非甾体抗炎药物

非甾体抗炎药是一类具有解热、镇痛，多数还有抗炎、抗风湿作用的药物。本章节主要介绍临床常用非甾体抗炎药物，根据对环氧合酶（COX）1、COX2抑制的活性分三类，包括非选择性非甾体抗炎药、选择性COX2抑制剂、特异性COX2抑制剂，见表7-5-1。

表7-5-1　常用非甾体抗炎药物

药物种类	药物名称	用法用量	适应证	不良反应和注意事项
非甾体抗炎药	布洛芬	口服：0.3g/次，每日2次	①消炎、镇痛、解热作用较强，用于缓解轻至中度疼痛如头痛、偏头痛等；②也用于普通感冒及流感引起的发热	①胃肠道反应：恶心、呕吐、腹痛、腹泻、腹胀、食欲不佳等；②外周血细胞减少；③肝功损害等 注意事项：孕妇及哺乳期妇女慎用
	萘丁美酮	1g/次，每日1次，睡前服	骨关节炎和类风湿性关节炎及需抗感染治疗的类似症状	同上
	对乙酰氨基酚	口服：成人每次1~2片，12~18岁儿童每次1片；若持续发热或疼痛，每8小时1次，24小时不超过3次	用于普通感冒或流行感冒引起的发热，也用于缓解轻中度疼痛如头痛、关节痛、偏头痛、牙痛、肌肉痛、神经痛、痛经	不良反应：偶见皮疹、荨麻疹、药热及粒细胞减少。长期大量用药会导致肝肾功能异常 注意事项：①缓释片不推荐12岁以下儿童使用本品；②应整片服用，不得碾碎或溶解后服用；③本品为对症治疗药，用于解热连续使用不得超过3日，用于止痛不得超过5日，症状未缓解请咨询医生或药师；④对阿司匹林过敏者慎用；⑤不能同时服用其他解热镇痛药的药品（如某些复方抗感冒药）；⑥肝肾功能不全者慎用；⑦孕妇及哺乳期妇女慎用；⑧服用本品期间不得饮酒或含有酒精的饮料；⑨对本品过敏者禁用，过敏体质者慎用；⑩当本品性状发生改变时禁用。请将本品放在儿童不能接触的地方

药物种类	药物名称	用法用量	适应证	不良反应和注意事项
非甾体抗炎药	双氯芬酸钠	每日1次，每次75mg（1片）；最大剂量为150mg（2片），分2次服用或遵医嘱	①缓解类风湿关节炎、骨关节炎、脊柱关节病、痛风性关节炎、风湿性关节炎等各种关节炎的关节肿痛症状；②治疗非关节性的各种软组织风湿性疼痛，如肩痛、腱鞘炎、滑囊炎、肌痛及运动后损伤性疼痛等；③急性的轻、中度疼痛如手术后、创伤后、劳损后、痛经、牙痛、头痛等；④对成人和儿童的发热有解热作用；⑤痛风急性发作	常见胃部不适、皮疹、头痛、头晕、眩晕、转氨酶升高，罕见哮喘、荨麻疹、肝炎、黄疸、肝功能紊乱、胃炎、胃肠道出血、嗜睡、水肿及过敏
	美洛昔康	①类风湿：成人15mg/次，每日1次；②骨关节炎：7.5mg/次，每日1次	①类风湿和强直性脊柱炎的长期对症治疗；②疼痛性骨关节炎（关节痛、退行性骨关节病）的短期对症治疗	消化道不适、短暂的肝功能异常、潮红、肾功能异常等注意事项：①同上；②对使用乙酰水杨酸或其他非甾体抗炎药后出现哮喘/鼻息肉/血管水肿或荨麻疹等症状的患者不宜使用本药
	塞来昔布	①骨关节炎：200mg/次，每日1次；②类风湿关节炎：100~200mg，每日2次；③急性疼痛：首剂400mg，随后同类风湿用量	①治疗急性期或慢性期骨关节炎和类风湿；②成人急性疼痛	①可使严重心血管血栓事件、心肌梗死、脑卒中的发生风险增加；②可使胃肠道不良反应（胃或肠道出血、溃疡、穿孔）发生的风险增加注意事项：①本药所致的危险较其他非甾体抗炎药低；②冠脉搭桥术围术期、孕妇及哺乳期妇女禁用

（朱文华）

第六节 多重用药管理

多重用药（polypharmacy）是最常见、最重要的老年综合征之一，可增加老年人失能的发生率和病死率，已成为全球严重的公共卫生问题。因此合理、有效地评估老年人多重用药，进而予以适当干预，在老龄化社会势在必行。

一、多重用药的定义

老年人普遍存在多种慢性疾病，其多病共存的特点面临着多重用药的问题，常产生药物不良反应（ADR）。目前，老年人多重用药的定义尚未完全统一，国内常将患者的用药数目，即同时使用≥5种药物视为多重用药。美国对多重用药的定义是指老年人应用比临床需要更多的药物或药物方案中含有≥1种潜在不恰当用药（potentially inappropriate medication，PIM），强调临床应用不需要/不必要药物为多重用药。同时有研究认为多重用药应包含使用了有明显指征、有指征但剂量不适当或目前尚无证据证明为有效的、超过临床实际需求的药物等情况，其定义强调不需要和/或不必要的用药。

二、多重用药的常见原因

1. 多病共存，需多种药物 慢性疾病共病患者于多科就诊，多名医生参与开药，而无用药协调者（药师、老年病医生及全科医生）；以往就诊医生开的对症药物未及时停药，一直应用至今；患者自行购买非处方药，如非甾体抗炎药、泻药等。

2. 处方瀑布（处方极联） 由于ADR临床表现与疾病极其相似，极易误诊，一旦ADR被误认为新的医疗问题而开具新药，新药又导致ADR；再开新药，以致用药越来越多，如同瀑布一样启动一系列ADR。

3. 多重用药的危险因素 包括患者、医生、制度等方面。就患者而言，高龄、低体重、患有6种及以上慢性疾病、肌酐清除率（Ccr）涉及9种药物、每日服药≥12剂、高危药物、有ADR史，均增加多重用药的风险。

4. 就医生而言，老年药理学知识缺乏、乐意开新药、不愿意停药均为危险因素。

5. 就制度而言，保健医疗提供者增加访问次数、药房数量增加、药物种类增加、药物市场快速增长均为危险因素。

三、多重用药的后果

1. 资源浪费 老年人使用一些不必要的药物不仅导致资源浪费，而且还会启动处方瀑布，引起一系列药物不良反应（ADR），造成更大浪费。

2. 依从性下降 由于用药种类多、用量用法不同以及老年人自身原因，多重用药易导致老年人不按医嘱用药，表现为漏服、借服或重服，最终治疗无效和发生ADR；因此减少用药种类和简化方案是提高患者依从性的重要措施。

3. 发病率/病死率增加　多重用药通过药物相互作用而引起ADR，不仅使老年人各种疾病的发病率增加，而且使老年人病死率增加。目前，ADR已成为老年人住院的第三大原因，且药源性死亡占住院死亡的11%~20%，占所有药源性死亡的51%。因此，药物是老年人最危险的"朋友"。

四、评价工具

老年患者PIM评估标准主要由欧美各国制定，其中Beers标准、老年人不适当处方筛查工具（screening tool of older persons' prescriptions，STOPP）、老年人处方遗漏筛查工具（screening tool to alert to right treatment，START）常用。Beers标准、STOPP和START的优点是标准明确具体，不受评估者的影响，可操作，用于大样本；缺点是忽视个体化。老年人用药评价工具见表7-6-1。

五、多重用药的评估流程

通过多学科团队采用综合评估的方法，对用药适当性进行评估，使患者的用药与用药指南、功能、老年综合征和预期寿命等相匹配。具体评估流程如下。

1. 筛查问题　"您每日用药是否>5种？"，回答"是"者应做初筛试验。

2. 初筛试验　①要求老年人在就诊时将所用药物带来（处方药、非处方药、中成药、局部用药）；②将所用药物与疾病相匹配，记录患者用药清单；③指出是否是多重用药（未匹配的药物、无指征的药物）、用药不足（有指征而未用药）及滥用药物（有指征但需调整药物、调整剂量）。

3. 进一步处理　①用药过多做减法；②用药不足做加法；③滥用药物要调整。

老年人多重用药的评估流程见图7-6-1。

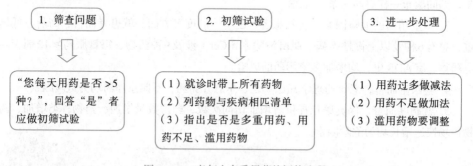

图7-6-1　老年人多重用药的评估流程

六、多重用药的评估方法

1. 基于国内外标准进行评估　专家组共同制定老年人用药指南（如Beers标准、STOPP和START）及中国标准，以明确具体标准进行评价；同时结合隐性标准（基于判断），制定一套适用于评估所有药物的规范，逐一评估每种药物是否符合条件，其优点是

表 7-6-1 老年人用药评价工具

评价工具	制定组织	修订时间	主要内容	主要优势
Beers 标准	由美国老年医学会在 1991 年组织医学会、精神药理学、公共卫生及药物流行病学和老年临床药理学等专家共同制定的老年 PIM 列表	1997 年、2003 年、2012 年、2015 年和 2019 年进行了 5 次修订	包括一般情形下和在某些疾病状态下的老年人应避免使用的药物、需要降低剂量的药物、慎用或需密切监测的药物	在调查老年患者的药物应用、识别老年 PIM 及降低不合理用药等相关方面具有积极作用
不适当处方筛查工具（STOPP）	2008 年爱尔兰科克大学组织专家通过德尔菲法达成共识而制定	2014 年更新	按生理系统分 10 大类，共包括 65 条 PIM 标准	按系统分类，包括临床常用药用于评估老年人 PIM，该标准在欧洲应用广泛
处方遗漏筛查工具 START	2008 年爱尔兰科克大学组织专家通过德尔菲法达成共识而制定	2014 年更新	与 STOPP 同时发布，包含 7 类 23 条可能被忽略的需考虑应用的药物治疗的条目	优点是按系统分类，包括临床常用药，在欧洲广泛应用
中国老年人潜在不适当用药判断标准	2017 年推出了《中国老年人潜在不适当用药判断标准（2017 年版）》以用于我国老年人 PIM 评估和干预	待更新	第一部分共纳入 13 大类 72 种药物；第二部分《中国老年人疾病状态下潜在不适当用药判断标准》共纳入 27 种疾病状态下 44 种药物	与国外研究相同，其中 A 级和 B 级警示药物中的高风险药物

依患者病情对用药适当性能作出较精准评估，缺点是评估者的临床知识影响结果，不适合于大样本。多重用药的评估方法见图7-6-2。

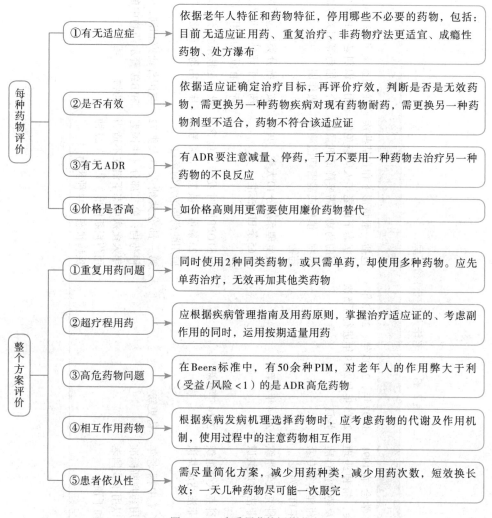

图7-6-2 多重用药的评估方法

2. 指南 即显性标准（基于标准）。

（1）Beers标准（Beerscriteria）：由美国老年医学会于1991年发布，于1997年、2003年、2012年、2015年和2019年进行了5次修订，在美国应用广泛，适用于不同医疗机构。但过时药物较多，排列混乱。我国于2015年发表《中国老年人潜在不适当用药判断标准（2017年版）》，包括13大类72种药物。其中有35种药物为高风险药物、37种为低风险药物；A级24种为优先警示药物，B级48种为常规警示药物。

（2）老年人不适当处方筛查工具（STOPP）：由爱尔兰于2008年发布，2014年更新，包含13类81个条目。优点是按系统分类，包括临床常用药，在欧洲应用广泛；缺点是并非都属于禁用药物（例如慢性阻塞性肺疾病应用 β_1 受体阻滞剂）。

（3）老年人处方遗漏筛查工具（START）：与STOPP同时发布，包含7类23个条目，在欧洲广泛应用。

七、多重用药的风险管理原则

医生、药师、患者及其家属均应提高对安全用药的认识，最大限度减少多药联合治疗的药源性损害。

（一）医生方面

1. 联合用药应注意剂量个体化。老年人用药反应的个体差异比年轻人更为突出，用药要遵循从小剂量开始，逐渐达到适宜的个体最佳剂量。

2. 联合用药应"少而精"。能单药治疗不联合用药；在保证疗效的情况下，尽量减少用药数量并优先选择相互作用少的药物。

3. 根据各种药物时间生物学和时辰药理学的原理，选择药物各自最佳服药剂量和时间，延长联合用药时间间隔，在保证疗效同时，降低ADR风险。

4. 告知患者所处方药物的不良反应及发生ADR的可能性。

（二）药师方面

1. 推广由药师和临床医生共同参与临床治疗团队模式，鼓励药师参与临床查房、会诊和药物治疗工作。药师在充分知晓患者病情前提下，参与药物治疗方案的制定，监测疗效与安全性及进行患者教育。

2. 强化药师为用药安全共同负责的理念，认真审核处方或医嘱，识别潜在的用药风险或错误，减少老年患者的药源性损害。

3. 向患者讲解如何发现药物的严重不良反应。

（三）患者及家属方面

1. 鼓励老年患者按时到门诊随访，知晓自己健康状况，一旦出现药物治疗相关不良事件及时就诊。有条件者设立个人的用药物记录本，以记录用药情况及不良反应/事件。

2. 家属要协助患者提高用药依从性。老年人由于记忆力减退，容易漏服、多服、误服药物，以致难以获得疗效或加重病情。家属必须定时检查老年患者用药情况，做到按时、按规定剂量服药。

3. 教育老年人及其家属避免随意自我治疗。不宜凭自己经验随便联合用药，包括处方药、非处方药、中草药、食品添加剂和各类保健品。不轻信民间"偏方""秘方"，以免造成ADR。

八、老年人多重用药的干预

1. 去除可改变的危险因素　了解危险因素、关注高危患者，采取早期评估、及时干预，始终坚持防重于治。

2. 用药过多做减法　根据Beers标准、STOPP、药物相关常识，结合患者和药物特性，停用那些不必要的药物，包括无指征用药、对症用药（缓和医疗除外）、重复用药（使用2种同类药物）、疗效不确定或无效药物、治疗ADR的药物（处方瀑布）、难以耐受不良反应的药物、高危药物（PIM、低治疗指数药物）、相互作用药物（尤其酶抑制剂或酶诱导剂）。

3. 用药不足做加法　近半数老年人可同时存在用药过多和用药不足，如只对多重用药进行干预不可能做到合理用药，还要对存在的用药不足进行干预。用药不足的干预应遵循START指南，需要增加药物治疗的情况包括：需要给予预防性药物治疗，以减少患新病的风险（预防性治疗）；一种疾病需要开始药物治疗（存在未治疗的疾病），一种疾病需要增加药物治疗，以获得协同作用（协同增效治疗）。

4. 滥用药物要调整　调整可从两方面进行：

（1）调整药物：如有可能，应用更安全、更经济的药物进行替代。

（2）调整剂量：80%ADR与剂量相关，使用药物最低有效量治疗，可以减少ADR发生的风险，在对所用药物进行剂量调整时，必须牢记老年人用药剂量准则：低起点、慢增量、最低有效剂量；经肾脏排泄的药物，应根据内生肌酐清除率调整剂量；临床用药应尽可能避免给药剂量过低或过高。

中英文名词对照索引

S

T

X

Y

Z